北京大学预防医学核心教材
普通高等教育本科规划教材

供公共卫生与预防医学类及相关专业用

妇幼卫生学教程

主　编　王海俊　陶芳标
副主编　周　虹　蒋　泓
编　委　（按姓名汉语拼音排序）

安　琳　北京大学公共卫生学院妇幼卫生学系
蒋　泓　复旦大学公共卫生学院妇幼与儿少卫生教研室
刘　峥　北京大学公共卫生学院妇幼卫生学系
罗树生　北京大学公共卫生学院妇幼卫生学系
陶芳标　安徽医科大学公共卫生学院儿少卫生与妇幼保健学系
王海俊　北京大学公共卫生学院妇幼卫生学系
王　辉　北京大学公共卫生学院妇幼卫生学系
张敬旭　北京大学公共卫生学院妇幼卫生学系
周　虹　北京大学公共卫生学院妇幼卫生学系
周　敏　北京大学妇儿保健中心
周倩龄　北京大学公共卫生学院妇幼卫生学系

编写秘书　王　辉　北京大学公共卫生学院妇幼卫生学系

北京大学医学出版社

FUYOU WEISHENGXUE JIAOCHENG

图书在版编目（CIP）数据

妇幼卫生学教程 / 王海俊，陶芳标主编. —北京：
北京大学医学出版社，2021.9（2025.4 重印）
ISBN 978-7-5659-2480-4

Ⅰ. ①妇… Ⅱ. ①王… ②陶… Ⅲ. ①妇幼卫生－医
学院校－教材 Ⅳ. ① R17

中国版本图书馆 CIP 数据核字（2021）第 157486 号

妇幼卫生学教程

主　　编：王海俊　陶芳标
出版发行：北京大学医学出版社
地　　址：(100191) 北京市海淀区学院路 38 号　北京大学医学部院内
电　　话：发行部 010-82802230；图书邮购 010-82802495
网　　址：http://www.pumpress.com.cn
E-mail：booksale@bjmu.edu.cn
印　　刷：北京瑞达方舟印务有限公司
经　　销：新华书店
责任编辑：刘云涛　　责任校对：靳新强　　责任印制：李　啸
开　　本：850 mm×1168 mm　1/16　印张：11　字数：307 千字
版　　次：2021 年 9 月第 1 版　2025 年 4 月第 3 次印刷
书　　号：ISBN 978-7-5659-2480-4
定　　价：30.00 元

前言

妇女儿童健康是全民健康的重要基石，是人类可持续发展的基础和前提，关乎民族的兴旺发达。妇幼卫生学是保障和促进妇女儿童健康的学科。妇幼卫生工作是社会保障体系的重要组成部分，对于促进和保障社会经济发展起着重要作用。妇幼卫生是以妇女和儿童群体为对象，通过社会、家庭和个人的共同努力来保护和促进妇女儿童健康。

本教材作为北京大学预防医学核心教材、普通高等教育本科规划教材，主要适用于公共卫生与预防医学类专业本科生，目的是培养高级公共卫生人才。本教材根据预防医学专业本科生培养方案，涵盖妇幼卫生学的基本理论和知识，关注妇幼健康领域的热点问题和学科前沿，纳入妇幼健康的全球战略与健康指标等内容，拓宽学生的视野。

本教材包括绪论、妇女儿童生存与发展状况及其影响因素、儿童保健、妇女保健和妇幼卫生信息管理5章内容。本教材中关于我国妇幼卫生事业的进展和妇幼卫生信息管理的内容，翔实地介绍了我国的妇幼卫生工作成就，增强学生的文化自信。此外，教材中的案例内容，有助于培养学生以问题为导向的科学研究兴趣和解决问题的实践能力。由于教材篇幅有限，部分内容可通过微信二维码扫码扩展阅读。本教材亦可作为从事妇女保健、儿童保健、妇幼信息系统管理人员和相关专业教学科研人员的参考用书。

本教材主要由北京大学公共卫生学院妇幼卫生学系的教学团队编写，特邀安徽医科大学陶芳标教授团队、复旦大学蒋泓教授团队参编。本书的编写得到北京大学公共卫生学院、北京大学医学出版社各位领导和编辑的大力支持，特别是参与编写的各位专家的鼎力支持，在此表示衷心的感谢！为了进一步提高本教材的质量，敬请读者提出宝贵意见和建议，以期再版时修正。

本书由北京大学医学出版基金资助出版。

主编

2021.5

二维码资源索引

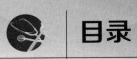

目录

第一章 | 绪论

妇女儿童健康是全民健康的重要基石，是人类可持续发展的基础和前提。妇女儿童健康指标不仅是国际上公认最基础的健康指标，更是衡量社会经济发展和人类发展的重要综合性指标。妇幼卫生旨在保障和促进妇女儿童健康，妇幼卫生工作是社会保障体系的重要组成部分，对于促进和保障社会经济发展起着重要作用。妇幼卫生在全球取得长足的发展，中国妇幼卫生也取得了举世瞩目的成就。要全面保障妇女和儿童健康、实现联合国可持续发展目标，妇幼卫生还面临诸多挑战。

第一节　妇幼卫生概述

妇幼卫生（maternal and child health，MCH）是以妇女和儿童群体为对象，通过社会、家庭和个人的共同努力来保护和促进妇女和儿童健康的科学和艺术。针对影响妇女儿童生理、心理和社会适应能力的危险因素，综合运用公共卫生、临床医学、心理学、社会学、经济学、环境学、管理学等多学科的知识与方法，研究危害妇女和儿童健康的疾病早期筛查、预防控制策略和适宜技术。

一、妇幼卫生的特点

妇幼卫生是在妇产科和儿科这些临床医学的基础上发展起来的，是公共卫生的组成部分。虽然妇幼卫生与妇产科、儿科密不可分，但是与妇产科和儿科有明显的区别，具有以下公共卫生的特点：对象不是个体而是群体，内容主要关注的不是患者的治疗而是人群的疾病预防和健康促进，分析方法不是个案分析而是统计学分析。

（一）妇幼卫生的对象

妇幼卫生的对象从开始关注的孕产期妇女和 5 岁以下儿童健康，发展到现在关注的女性生命全程和儿童各年龄阶段的健康。妇幼卫生主要关注的不是某个妇女或儿童，而是妇女和儿童群体。妇女和儿童在生理、心理和社会各方面具有特殊性，属于脆弱人群。

妇女一生中生殖系统和生殖功能变化与男性相比更复杂，青春期和更年期是两个重大变化时期，在生理、心理和社会适应能力方面都发生巨大的变化，如不重视保健，将会导致青春期的发育异常和更年期的提前。在青春期和更年期之间的生育期大约有 30 年，包括结婚、妊娠、分娩、产褥、哺乳和生育调节等特殊的过程，如果这些过程发生问题，不仅影响妇女的生命安全和健康状况，而且会影响其儿童的生命安全和健康状况。

儿童期根据生长发育特点，从受精卵开始到生长发育完成，分为胎儿期、婴儿期、幼儿期、学龄前期、学龄期及青春期。各国妇幼卫生工作针对的儿童年龄范围不同，因为不同国家的经济、文化、卫生及教育等情况不同。我国妇幼卫生现阶段主要是针对入小学前 0 ~ 6 岁儿童，而 7 ~ 18 岁儿童是儿童少年卫生的对象。因此，本书之后的部分都是针对 0 ~ 6 岁儿童。

胎儿期：自精子和卵子结合到胎儿娩出为胎儿期，也是母亲的孕期，时长约 40 周。

婴儿期：胎儿娩出到未满 1 周岁为婴儿期，是生后体格生长最为迅速的时期。自胎儿娩出到 28 天为新生儿期。由于胎儿娩出后生理调节和适应能力很差，所以新生儿发病率和死亡率均较高，新生儿期是非常重要的特殊时期。

幼儿期：满 1 周岁到未满 3 周岁为幼儿期。此阶段儿童体格生长速度减慢，但是神经心理发展加速。

学龄前期：满 3 周岁到 6 岁入小学前为学龄前期。此阶段儿童的生长发育较幼儿期缓慢，但神经心理发展仍较快，动作、语言、思维快速发展。

（二）妇幼卫生的内容

妇幼卫生是为了保障和促进妇女和儿童健康，其内容主要关注的不是患者的治疗而是人群的疾病预防和健康促进。

1. 妇女保健（woman health care） 妇女保健主要研究女性生命全程中不同时期的生殖系统变化、生殖生理及心理行为特点和保健需求，研究影响妇女健康的生理、心理、社会适应能力等方面的危险因素，研究危害妇女健康的各种常见病、多发病的流行特征、早期筛查、预防控制策略和适宜技术，研究妇女保健服务的管理、监督与评价等。从发展历史看，以前妇女保健重点关注孕产期保健，现在发展为关注女童期、青春期、孕产期、更年期和老年期的保健。下面将各时期的保健内容简述如下。

（1）女童期保健：女童的生殖器官娇嫩，外生殖器常直接暴露在外环境，容易受到感染和损伤。其中感染以外阴的感染较为常见，损伤包括直接的损伤和性侵犯损伤。在非洲一些地区还存在女性割礼，使女童的生殖健康受到极大的损伤。同时生殖器官的发育异常和畸形也常在女童期发现。随着生活水平的不断提高，女童营养过度、肥胖及性早熟问题较为多见。在边远贫穷地区也存在女童营养不良引起的贫血和佝偻病等，对后期妊娠和分娩均会造成影响。此外，女童生殖道肿瘤虽不多见，但是恶性程度高。所以女童期的卫生指导、营养指导、健康教育和健康促进是女童保健的主要内容，通过有效的保健服务保障女童的正常生长发育。

（2）青春期保健：青春期少女内分泌功能发生变化，体格与功能迅速发育，表现为体重、身高迅速增加，生殖器官发育趋于成熟，第二性征出现；独立意识增强，精力充沛，性格活泼，情感复杂而热烈，处于性萌动期，出现青春幻想。如果得不到正确的性教育、得不到家庭和学校的正确引导，容易在心理和行为上出现扭曲和错误尝试，出现不良嗜好、意外伤害乃至少女妊娠等。因此对青春期少女进行青春期保健应包括营养卫生、个人卫生、心理卫生和健康行为指导、月经期卫生指导和青春期性健康教育等内容。

（3）育龄期保健：育龄期是指 15 ~ 49 岁之间的时期。在此期内的绝大多数妇女要经历结婚、妊娠、分娩、哺育后代和生育调节等事件。女性不单承担着孕育下一代和照顾家庭的任务，还要和男性一样参加社会生产劳动，育龄期妇女的健康更容易受到各种不良因素的影响。育龄期保健主要包括婚前保健、孕产期保健、哺乳期保健和节育期保健。

婚前保健包括婚前卫生指导、婚前医学检查、性保健和婚前卫生咨询。对传染病、性传播疾病、严重遗传性疾病、精神疾病、女性生殖系统疾病、男性生殖系统疾病及主要脏器疾病提出婚前医学指导意见。

孕产期保健包括孕前保健、妊娠期保健、分娩期保健和产褥期保健。其后还涉及母乳喂养与哺乳期保健，包括泌乳生理及其影响因素、母乳喂养指导和哺乳期营养、哺乳期用药、哺乳期避孕、哺乳期常见乳房疾病防治等哺乳保健内容。

节育期保健包括节育相关的政策、节育技术、节育方法的指导和咨询、节育手术并发症的防治及人工流产对妇女健康的影响等保健内容。

（4）更年期和老年期保健：随着寿命的延长，妇女一生有 1/3～1/2 的时间是在绝经后度过的，这个年龄组的妇女在人口中的比例正在逐渐增加。更年期妇女处于生殖功能从旺盛走向衰退的过渡时期，由于内分泌变化及其对机体带来的影响，同时由于更年期妇女的心理及社会特点，可出现更年期综合征、更年期功能失调性子宫出血、更年期骨质疏松症、泌尿生殖系统疾病、心血管疾病、精神障碍和妇科肿瘤等。开展更年期保健，保护她们顺利地度过更年期，不仅有利于促进更年期妇女的身心健康，而且为预防老年期多种代谢性疾病打下基础。

2．儿童保健（child health care）　儿童保健主要研究儿童在不同年龄阶段的生长发育规律、生理和心理特点及其影响因素，研究促进儿童健康和预防疾病危险因素的干预措施，研究儿童疾病的预防技术及康复手段，研究环境污染对儿童健康的影响，研究儿童保健的管理模式与机制等。生长发育是儿童期的基本特征，它是一个连续而有阶段性的过程。根据儿童的解剖和生理等特点，从受精卵到生长发育停止，儿童期可分为胎儿期、婴儿期、幼儿期、学龄前期、学龄期和青春期。本书的儿童保健部分重点关注前四个时期，即胎儿期、婴儿期、幼儿期和学龄前期。下面简述不同年龄阶段的儿童保健内容。

（1）胎儿期保健：胎儿期是儿童保健的第一个关键阶段。孕期危险因素，如胎儿缺氧、感染和不良理化因素、孕期妇女营养不良、吸烟、酗酒、精神和心理创伤等，均可导致胎儿生长发育障碍，严重者可致死胎、死产、流产、早产、低出生体重或先天畸形。胎儿期保健对于保护胎儿正常生长发育，降低围产儿死亡率和出生缺陷至关重要。孕期妇女应定期进行孕期检查，了解胎儿的生长发育状况；必要时应做产前诊断，如有问题及早采取干预措施。

（2）婴儿期保健：婴儿期是生后体格生长最为迅速的时期，其中新生儿期是一个重要的特殊阶段。胎儿娩出后，身体的内外环境发生了很大变化，但其生理调节和适应能力还很差，新生儿的死亡率较高，约占婴儿死亡的一半。因此，新生儿期应采取特殊的保健措施，如定期进行访视，指导早开奶、科学护理，指导母亲观察新生儿的疾病症状和体征，预防和治疗疾病，以降低新生儿的死亡率。

婴儿对营养素和能量的需要量相对较大，而其消化和吸收功能尚未发育成熟，婴儿期容易发生消化功能紊乱和营养不良；出生 6 个月以后，由于从母体所获得的被动免疫逐渐消失，而自身免疫功能尚未发育成熟，所以抗感染的能力较弱，易患各种感染性疾病和传染病。因此，婴儿期保健要做好喂养咨询和指导工作，定期进行体格检查，做好计划免疫和常见病、多发病、传染病的防治工作。

（3）幼儿期保健：幼儿期儿童体格生长速度渐缓，而神经心理发育加速，活动范围增大，接触周围事物也增多，故语言、思维和人际交往能力日趋增强，但对各种危险的识别能力和自我保护能力不足，易发生各种伤害。幼儿期保健要重视儿童的早期综合发展，采取适应幼儿特点的保健措施及服务，预防伤害的发生。由于幼儿的自身免疫力尚不健全，这一时期仍需注意防治传染病。

（4）学龄前期保健：学龄前期儿童的生长发育速度较婴幼儿期缓慢，但神经精神、动作、语言和思维的发育和发展仍较快。这一时期的儿童好奇、多问，模仿性强，可塑性较高，因此要注意培养其良好的道德品质和生活习惯，为入学做准备。

（三）妇幼卫生的分析方法

妇幼卫生必须坚持问题导向，通过分析妇女儿童健康状况及分布特征，发现妇女儿童存在的健康问题，分析环境等危险因素对妇女儿童健康的影响，制定促进妇女儿童健康的政策和干预措施，以达到解决问题的目标。妇幼卫生的分析方法主要包括流行病学研究方法、社会学研究方法和心理行为学研究方法等。与临床医学加以区分的是，妇幼卫生的分析方法不是个案分析而是统计学分析。

二、妇幼卫生的重要性

妇女是人类的母亲，儿童是世界的未来。妇女和儿童健康是全民健康的基石，是衡量社会文明进步的标尺，是人类可持续发展的基础和前提。妇幼卫生旨在保障和促进妇女和儿童健康，是社会保障体系的重要组成部分，对于推动国家经济与社会可持续发展，构建社会主义和谐社会具有全局性和战略性意义。

1. 妇女和儿童在生殖生理、心理行为和生长发育等方面具有特殊性，属于脆弱人群，必须加以保护。

2. 妇幼卫生是从生命开始（甚至提前至生命准备阶段）即对母婴进行的保健，其中，妇女健康与子代健康关系密切，人类生命早期的健康状况对成年期疾病发生有重要影响，因而妇幼卫生对每个人一生的健康都是非常重要的。

3. 妇女、儿童约占人口总数的 2/3，妇女、儿童健康水平的提高直接影响到整个人群的健康水平。妇女和儿童健康指标是社会综合发展水平的重要标志，其中，孕产妇死亡率、5 岁以下儿童死亡率和人均期望寿命是反映一个国家人民健康水平的主要指标。

三、妇幼卫生的目标与策略

妇幼卫生是通过社会、家庭和个人的共同努力来保障和促进妇女和儿童健康的科学。因此，卫生系统以及全社会需围绕妇女、儿童保健的主要目标，落实促进妇女儿童健康的策略，采取有效的干预措施，多方参与和协作，实现妇女儿童生存和健康权利。以下阐述的是目前妇幼卫生的全球目标与策略。

（一）妇女儿童健康与联合国可持续发展目标

联合国千年发展目标（Millennium Development Goals，MDGs）在 2015 年到期之后，联合国通过了 17 项可持续发展目标（Sustainable Development Goals，SDGs），以继续指导 2015—2030 年的全球发展工作。可持续发展目标 3 "良好的健康与福祉"强调孕产妇和儿童健康，与其他可持续发展目标息息相关。

1. 联合国 SDGs 与妇女健康　2017 年全球每天约有 810 名妇女死于与妊娠和分娩有关的可预防疾病。绝大多数（94%）孕产妇死亡发生在低收入和中低收入国家，发展中地区的孕产妇死亡率比发达地区高 14 倍。产前保健是预防孕产妇死亡的主要措施。发展中地区接受产前保健的妇女比例从 1990 年的 65% 上升至 2012 年的 83%，但不容忽视的是，仅有一半的妇女接受了所需的、达到建议次数的保健服务。联合国可持续发展目标 3 要求确保所有孕产妇健康的生活方式并促进其福祉。具体目标 3.1 指出，"到 2030 年，全球孕产妇每 10 万例活产的死亡人数降至 70 人以下"。

除了妊娠与分娩，联合国在消除贫困（目标 1）、消除饥饿和改善营养状况（目标 2）、确保教育（目标 4）、实现性别平等（目标 5）、提供水和环境卫生（目标 6）等方面指出了与妇女健康密切相关的具体目标。例如，具体目标 5.1 指出，"在全球消除对妇女和女童一切形式的歧视"；具体目标 5.2 指出，"消除公共和私营部门针对妇女和女童一切形式的暴力行为"。

2. 联合国 SDGs 与儿童健康　2019 年约有 520 万 5 岁以下儿童死于大多可预防或治疗的疾病，这些疾病可通过简单易行、负担得起的干预措施（例如免疫接种、适当的营养、安全的水和食物，以及在需要时由训练有素的卫生人员提供良好服务）来预防或治疗。联合国可持续发展目标 3 要求确保所有儿童的健康生活方式并促进其福祉。具体目标 3.2 指出，"到 2030

年，消除新生儿和 5 岁以下儿童可预防的死亡"。两项具体目标是：①在每个国家将新生儿死亡率至少降至每千名活产婴儿死亡 12 例；②在每个国家将 5 岁以下儿童死亡率至少降至每千名活产婴儿死亡 25 例。营养不良和由水和环境卫生问题引起的腹泻疾病是 5 岁以下儿童的常见死亡原因。因此，实现消除儿童死亡这一目标与其他目标密切相关。例如，具体目标 2.2 指出，"到 2030 年，消除一切形式的营养不良，包括到 2025 年实现 5 岁以下儿童发育迟缓和消瘦问题相关国际目标"；具体目标 6.1 指出，"到 2030 年，人人普遍和公平获得安全和负担得起的饮用水"；具体目标 6.2 指出，"到 2030 年，人人享有适当和公平的环境卫生和个人卫生"。

（二）妇女儿童健康的全球策略

2010 年联合国发布了《促进妇女儿童健康全球战略》。从 2010 年到 2015 年，该全球战略在增加获得避孕手段和基本干预措施、减少孕产妇和儿童死亡和营养不良以及遏制艾滋病、疟疾和结核病等领域取得巨大进展。但是，全世界仍有很多妇女、儿童和青少年只能有限获得或不能获得高质量的基本卫生服务、清洁空气和水、适当环境卫生设施和良好营养。这些造成了每年的孕产妇和儿童死亡数量过高，还有更多人患病或残疾，无法实现自己的全部潜能，给各国的当代和未来造成巨大损失和费用。因此，全世界迫切需要一份更新的全球战略完成尚未完成的工作，并帮助各国立即开始实施 2030 年可持续发展议程。

2015 年联合国发布的《妇女、儿童和青少年健康全球战略（2016—2030）》跨越可持续发展目标的 15 年时间，其愿景是到 2030 年每一位妇女、儿童和青少年均能实现其身体和心理健康及幸福的权利，拥有社会和经济机会，并且能够参与建设繁荣、可持续的社会。该全球战略的总目标包括三个：生存（终结可预防的死亡）、繁荣（确保健康和福祉）和变革（扩展促进性环境）。在每个总体目标之下，全球战略的具体目标均来自可持续发展目标。要达到这些目标，联合国倡导各国必须在 9 个相互关联、相互依存的领域同时采取行动。这 9 个领域是：国家领导作用、卫生供资、卫生系统的恢复能力、个人潜能、社区参与、多部门行动、人道主义和脆弱环境、研究和创新以及问责。

（刘　峥、王海俊）

第二节　妇幼卫生的理论基础

健康与疾病的发育起源学说和生命历程理论是妇幼卫生的重要理论基础，为我们进一步保障和促进妇女和儿童健康提供了重要的科学依据。

一、健康与疾病的发育起源学说

健康与疾病的发育起源（developmental origins of health and disease，DOHaD）学说是指人类在发育过程的早期（包括胎儿、婴幼儿时期）经历不利因素（营养不良、营养过剩、激素暴露等），将会影响成年期糖尿病、心血管疾病、哮喘、肿瘤、骨质疏松、神经精神疾病的发生发展。

健康与疾病的发育起源学说的研究证据最初来自对低出生体重和缺血性心脏病关联的流行病学观察，开始被称为成人疾病的胎儿起源（fetal origins of adult disease，FOAD）假说，随着研究的深入和拓展，2003 年国际上统称为健康与疾病的发育起源学说。

（一）从流行病学观察提出成人疾病的胎儿起源假说

20 世纪 80 年代，英国南安普顿大学流行病学家 Barker 教授对 20 世纪出生于英国死于心血管疾病的男性患者开展调查，发现低出生体重和 1 岁时体重低于正常标准的男性死于缺血性心脏病的人数较多。后续许多流行病学调查显示，胎儿宫内生长发育状况与某些成人疾病的发生存在一定关联，根据这些研究结果，Barker 在 1995 年提出"成人疾病的胎儿起源"假说，又称"Barker 假说"。这一假说认为胎儿期营养不良增加成年后冠心病的发病风险。为完善该假说，Barker 教授领衔的研究小组全面研究了"妊娠不同阶段营养不良如何影响出生表型"这一问题，并指出妊娠期营养不良持续影响身体结构、功能和代谢，继而增加后期冠心病的发病风险。

（二）从"成人疾病的胎儿起源"假说到"健康与疾病的发育起源"学说

成人疾病的胎儿起源假说解释了宫内环境在成年慢性疾病发生发展中的作用。随着研究的深入，研究者发现生命早期暴露与成年期疾病的关联不仅特异性地发生在胎儿阶段，而且发生在整个发育的可塑期（包括出生后的婴幼儿期）。此外，成人疾病的胎儿起源假说中的"成人疾病"强调疾病概念，而该研究领域不仅关注疾病，还关注健康促进。基于这些共识，早期的"成人疾病的胎儿起源"假说逐渐发展为"健康与疾病的发育起源"学说。

（三）健康与疾病的发育起源学说的拓展

虽然这一领域的早期研究集中在代谢性疾病或心血管疾病，新的研究方向已拓展到其他慢性疾病，如骨质疏松、认知能力下降、行为异常、肿瘤等，这为慢性疾病的研究提供了一个新视角，成为研究健康促进与疾病早期干预的重要基础。此外，在众多研究的推动下，这一领域的内涵更加丰富，涌现了大量相关的理论或假说。例如，由 Hales 和 Barker 提出的"节俭表型"（thrifty phenotype）假说认为，在营养供应匮乏时，胎儿为保证生存以适应宫内不良环境，可能会导致某些组织和器官在发育和功能方面的永久性改变。由 Hanson 和 Gluckman 提出的"预测适应性应答"（predictive adaptive responses）假说认为，在宫内环境中，胎儿期编程将以最短时间达到最优体格和器官功能（适应性应答），但如果这些适应性应答与出生后环境不匹配，会使个体在童年期及成年期面临较大的疾病风险。表观遗传机制假说部分解释了"预测适应性应答"的生理基础，这一假说认为在基因没有发生改变的情况下，基因转录的微环境变化可以改变基因的活性，并最终导致了表型的变化。例如，父母的饮食和其他危险因素能影响胎儿基因的甲基化，并对其以后的健康产生永久性影响。

二、生命历程理论

人体生长与发育的每一阶段都是以前一阶段为基础，同时又影响着下一阶段，如果某一阶段的保健工作有了疏忽，或某一阶段的生理、心理、社会需求得不到满足，不良影响将在下一阶段表现出来，所造成的损失和不良后果往往难以弥补。妇幼卫生是从生命开始（甚至在生命准备阶段）即对母婴进行的保健，其对每个人一生的健康都会产生影响。因此，生命历程理论为妇幼卫生的实践、教育和研究提供了重要的理论依据。

（一）生命历程理论简介

生命历程理论（life course theory）是用于解释健康与疾病模式的一种概念框架，这一理论认为在人生的不同阶段，生物和社会因素以独立的、积累的或交互作用的方式影响人的健康状况。Kuh 和 Benshlomo 等将现代流行病学与其他学科交叉融合，提出并发展了生命历程流行病学的理论模型。生命历程流行病学理论模型主要包括两类：第一类是累积模型，指危险或损伤等因素在生命周期中通过疾病或伤害、不良社会环境、环境毒物暴露和不健康行为等方式积累，最终可导致长期健康状况和功能的下降；第二类是关键期模型，又叫早期编程模型，是指生命早期危险因素的暴露可影响个体的终身健康。

（二）生命历程理论与妇幼健康的关系

与妇幼健康相关的生命历程理论主要包括以下 4 个关键概念。

1. 路径 / 轨迹　健康路径或轨迹的形成或减弱是基于整个生命过程的。虽然每个人的轨迹不同，但不同人群或社区的健康轨迹都可以根据其社会、经济、环境的暴露和经历来预测。组成生命历程的不是独立的、离散的事件，而是一系列连续的、有相互作用的事件。

2. 早期编程　生命早期经历会影响一个人未来的健康，又称为"早期编程"，这一概念与 DOHaD 学说密切相关。

3. 关键期 / 敏感期　虽然生命历程中任何时间点的不良事件或危险因素均会对个体产生影响，但在特定的关键期 / 敏感期（如儿童早期），这种影响会更大。这一概念也与 DOHaD 学说密切相关。

4. 累积效应　暴露因素的长期累积可能影响个体未来的健康状况。例如，一次紧张应激对个人健康状况产生的影响可能较小，但长期累积的紧张应激将会对个体健康产生深刻的影响。

（刘　峥　王海俊）

第三节　妇幼卫生的发展

妇女儿童的健康状况是反映一个国家社会经济发展水平和居民健康水平的重要指标。因此，妇幼卫生工作历来是各国政府卫生工作的重点内容。国际组织多次呼吁全世界关注改善妇女儿童和青少年的健康状况以及提高其卫生服务可及性和公平性。中国政府一贯高度重视妇女儿童健康，将保障妇幼健康作为保护妇女儿童权益，促进妇女儿童全面发展的重要基础性工作。这一系列举措促进了国际与我国妇幼卫生事业的发展。

一、国际妇幼卫生发展的里程碑

自 20 世纪 70 年代以来，为保障妇女儿童的健康，全球已多次召开国际会议，颁布了一系列重要宣言和行动纲领，其在一定程度上推动了全球妇幼卫生事业的发展并成为具有里程碑意义的事件。

（一）国际妇女年及第一届世界妇女大会

1972 年联合国大会通过决议，将 1975 年定为"国际妇女年"。作为"国际妇女年"的重要活动之一，第一届世界妇女大会（World Women Conference）于 1975 年 6 月 19 日至 7 月 2 日在墨西哥首都墨西哥城召开。本次会议由来自 133 个国家和地区的代表团、联合国专门机构和有关组织的 1000 多名代表（70% 为女性）出席了会议，会议通过了《关于妇女的平等地位和她们对发展与和平的贡献的墨西哥宣言》（简称《墨西哥宣言》）和《实现国际妇女年目标世界行动计划》（简称《世界行动计划》）。《墨西哥宣言》首次明确了男女平等的基本定义，即男女作为人的尊严和价值的平等以及男女权利、机会和责任的平等。《世界行动计划》提出了到 1980 年联合国妇女十年中期时应实现的最低目标，包括妇女应获得各级教育和培训的平等机会以及就业机会；要求各国政府设立专门处理妇女事务的国家机构；敦促各国政府尤其要注意改善处于最不利地位的妇女状况，特别是农村妇女的状况。

（二）国际母亲安全会议

1987 年世界首次国际母亲安全会议（International Safe Motherhood Conference）在肯尼亚首都内罗比召开。会议引发了全球对发展中国家孕产妇死亡率的关注，并提出"母亲安全行动"倡议。其目标是通过增加产前护理和培训传统助产士，以期在 2000 年将孕产妇的死亡率降低 50%。

（三）世界儿童问题首脑会议

世界儿童问题首脑会议（The World Summit for Children）是历史上首次有关儿童问题的国际首脑会议，1990 年 9 月 30 日在纽约联合国总部召开。联合国 159 个成员国均派代表团参加会议，其中包括 71 位国家元首或政府首脑。会议由联合国儿童基金会首倡，加拿大、巴基斯坦等 6 国首脑发起。会议通过的《儿童生存、保护和发展世界宣言》和《执行九十年代儿童生存、保护和发展世界宣言行动计划》（简称《行动计划》）是世界政治领袖对解决世界儿童问题做出的承诺。宣言提出到 2000 年之前世界所有国家在儿童生存、保护和发展方面的 7 项主要目标：① 5 岁以下儿童死亡率降低 1/3，或降到 70‰以下，以两个数字中较低的为准；②孕产妇死亡率降低一半；③ 5 岁以下儿童重度及中度营养不良患病人数减少一半；④所有家庭享有安全饮用水和卫生环境；⑤所有儿童受到基础教育，至少 80% 的儿童完成初级教育；⑥成人文盲率降低一半，男女享有平等的教育机会；⑦对处于特别不利环境中的儿童予以保护，对受战争影响的儿童给予特殊保护。《行动计划》提出与实现这 7 项主要目标密切相关的 26 项辅助性、部门性目标，并督促各国政府在签署宣言之后迅速拟定国家方案，重新审查国家预算，以有效的后续行动保证实现宣言中的承诺。

（四）第三次国际人口与发展大会

1994 年 9 月 5 日至 13 日，在埃及首都开罗召开了第三次国际人口与发展大会（International Conference on Population and Development），有包括中国在内的 179 个国家参加。会议通过的《国际人口与发展会议行动纲领》（简称《行动纲领》）全面阐述了人口与可持续发展之间的关系，还提出了"生殖健康"（reproductive health）这一国际健康新概念。《行动纲领》提出所有国家应不迟于 2015 年致力于尽早通过初级保健制度，为所有适龄人群提供生殖保健。生殖保健包括通过预防和解决生殖健康问题而促进生殖健康的各种方法、技术和服务。

（五）第四届世界妇女大会

第四届世界妇女大会于 1995 年 9 月 4 日至 15 日在中国北京召开。会议主题为"以行动谋求平等、发展与和平"，次主题为"健康、教育和就业"。189 个国家的政府代表、联合国系统各组织和专门机构，政府间组织及非政府组织的代表 15 000 多人出席了会议。会议通过了《北京宣言》和《行动纲领》，旨在加速执行《提高妇女地位内罗毕前瞻性战略》，并消除妨碍妇女充分而平等地参加经济、社会、文化和政治决策的障碍，使男女在家庭、工作场所和在更广泛的国家及国际社会中共同分担权力和责任。

（六）联合国 MDGs

联合国 MDGs 是在 2000 年 9 月联合国首脑会议上由 189 个国家签署的《联合国千年宣言》中一致通过的一项行动计划，该计划共分 8 项目标，旨在将全球贫困水平在 2015 年之前降低一半。其中 MDG4（5 岁以下儿童的死亡率降低 2/3）和 MDG5（5a：孕产妇死亡率降低 3/4，5b：到 2015 年实现普遍享有生殖保健）是直接与妇幼健康相关的全球目标。

（七）2005 年世界卫生报告：重视每个母亲和儿童的健康

儿童是社会的未来，而母亲则是这个未来的保护伞。2005 年 4 月 7 日（世界卫生日），世界卫生组织发布主题为孕产妇和儿童健康的《2005 年世界卫生报告》（World Health Report）。2005 年大约有 1100 万 5 岁以下儿童死于大部分可以预防的因素；其中有 400 万活不过 1 个月，330 万婴儿胎死腹中。同时大约有 50 万妇女在怀孕期、分娩期或分娩后的短期内死亡。本报告就母子大规模死亡原因及降低年死亡人数的措施进行调查分析，提出了新的战略：①更新技术，分配任务，重新定义责任；②孕产妇和新生儿保健的关键有赖于提供专业的保健服务；③使每个地区都能开展持续的全程保健（怀孕—分娩，新生儿—儿童）；④使每个地区都能开展持续的全程保健；⑤依靠卫生系统的发展来重建孕产妇和新生儿保健项目。

（八）妇女、儿童和青少年健康全球战略

2015 年联合国发布《妇女、儿童和青少年健康全球战略》，这个新的全球战略主要目标是让全世界的妇女、儿童和青少年获得高质量的基本卫生服务以及教育、清洁空气和水、适当环境卫生设施和良好的营养。因此，本战略旨在助力完成千年发展目标未完成的工作，处理各国内部和各国之间的不平等。在跨越可持续发展目标的 15 年时间，为加快提高妇女、儿童和青少年获得的健康服务质量提供支持。

（九）联合国 SDGs

继 MDGs 之后，联合国 193 个成员国于 2015 年 9 月 25 日在可持续发展峰会上正式通过 SDGs。SDGs 由 17 个内在相互联系的全球目标构成，旨在建设一个"为所有人实现更美好，更持续发展的未来蓝图"。SDGs 是联合国在发展议程中制定的未来全球发展框架，以赓续于 2015 年结束的 MDGs。 SDGs 目标 3 中提及的"降低孕产妇死亡率、消除所有可预防的 5 岁以下儿童死亡，普及性及生殖保健、计划生育知识"和目标 5 指出的"实现性别平等并赋予所有妇女和女孩权利"与妇幼健康息息相关，其他目标（目标 1、2、4、6）也在妇幼健康发展中起到重要作用。

二、中国妇幼卫生的发展历史

在人类漫长的繁衍生殖的历史长河中，中华民族数千年来在女性分娩和养育儿童的防治疾病方面积累了丰富经验。本文将我国妇幼卫生分为古代妇幼卫生、近代妇幼卫生和现代妇幼卫生三个阶段。

（一）古代妇幼卫生

自远古至南北朝，即公元 581 年前是我国古代妇幼卫生的萌芽期。古人在认识、适应和改造自然的生产生活中，发现了一些与"种子"和"避孕"有关的天然药物，并对难产、流产和胎教有了初步的认识。

自公元 581 年至 961 年为古代妇幼卫生的形成期。隋唐时期已开始重视医学教育，在太医署内设置了少小科。宋朝时期妇产科已发展为独立专科。

公元 961 年至清朝年间，是我国古代妇幼卫生的发展期。公元 961 年至 1368 年间，太医局专设"小方脉科"，为九科之一，并倾向于 14 岁为小儿内科与成人内科的年龄分界。在金元时代，名医辈出，医学流派逐渐形成，对经、孕、产、乳的特殊生理时期开展研究，对痘、

麻、惊、疳、痢的诊治做出贡献，对妇幼卫生的发展起到了重要作用。明代开创了"免疫学"先河，1741年张琰提出接种人痘预防天花的方法，比英国爱德华·琴纳的牛痘接种至少早半个世纪。清代则将妇产科统称为女科。其中亟斋居士编著《达生编》提出临产时产妇需要牢记"六字真言"，即"睡、忍痛、慢临盆"，以保证母婴安全。

（二）近代妇幼卫生

中华民国至新中国成立的1949年为近代妇幼卫生阶段。由于西方医学的传入形成了新的格局，呈现出新的特点，对妇幼卫生事业的发展有深刻的影响。此时的社会经济发展迟缓，人民生活贫穷落后，卫生条件差，其发展极为艰难、曲折。大多数地区采用的是旧法接生，导致婴儿死亡率和产妇死亡率比当时的英国高4～5倍，且分娩后遗留各种产后疾病。孕期营养和胎儿护理无法涉及，婴儿先天不足和后天缺乏合理的营养和护理，导致婴儿夭折率较高。随着西医妇产科新法接生的推广、我国助产医学的创建，有效地降低了孕产妇死亡率。同时，在北京、上海、南京和武汉等地创立了公办、民办育儿所和外国教会办的育婴堂。1915年出版的《婴儿保育法》中，讲述孕产期保健，母乳及人工喂养哺育婴儿方法，婴儿出生70日种牛痘制度等。北京协和医院杨崇瑞教授致力于妇女、儿童保健，她不仅从事医疗工作，更关注妇女、儿童疾病的预防，提出训练助产士的建议。1928年北京市卫生局组织了助产士委员会，负责训练旧式产婆，努力提倡节制生育、优生优育的工作。1929年11月第一国立助产学校在北京建立，并建立附属产院。1930年卫生部在全国范围内设置了妇幼保健机构，杨崇瑞教授几经筹措，创立了"妇幼卫生委员会"，推行计划生育，推广现代医药卫生知识。1934年北京市政府与学校合作，设立了第一个儿童保健站，开展妇幼卫生调查、咨询工作。1940年《妇幼卫生纲要》出版，1943年诸福棠教授主编的《实用儿科学》成为我国第一部大型的儿科医学参考书，其中叙述了儿童保健的重要内容。1945年出版的《妇婴卫生学》篇幅虽然不长，内容却包括孕产期保健、婚前保健和节制生育等。总体来看，上述工作主要在少数城市中开展，其作用和效果是非常有限的，而全国广大的城镇乡村妇幼卫生工作依然相当落后。由于社会的动荡和经济萧条，妇幼卫生事业发展缓慢。

（三）现代妇幼卫生

1949年10月1日，新中国成立。妇幼卫生工作在党和政府的领导下，充分发挥社会主义的优越性，有计划逐步地开展。

1. 中国现代妇幼卫生发展阶段　70多年来，随着全国政治和经济发展，妇幼卫生事业蓬勃发展，大致可分为三个阶段。

（1）1949年至1978年为成长期。1949年9月中国人民政治协商会议审议通过了具有临时宪法性质的《中国人民政治协商会议共同纲领》第48条，明确提出"注意保护母亲、婴儿和儿童的健康"。10月底卫生部成立，内设妇幼卫生局，地方各级卫生部门内设妇幼卫生处（科），建立了自上而下完整的妇幼健康行政管理体系。1950年开始探索设立妇幼保健专业机构，加强人才队伍建设，逐步在全国建立起覆盖城乡的具有中国特色的妇幼健康服务网络，构筑起了保障妇女儿童健康的专业服务阵地，也为妇幼健康事业可持续发展打下了坚实的制度基础。

（2）1978年至2012年是成熟期。此期间我国不断加强与相关国际组织合作，吸收国际先进经验，引进资金和技术，结合实际加强政策转化，逐步建立起较为完善的妇幼健康信息统计制度和人员队伍。国家持续推进妇幼健康法制化建设，颁布《中华人民共和国母婴保健法》及其实施办法，形成了"以保健为中心，以保障生殖健康为目的，实现保健和临床相结合，面向群体、面向基层和预防为主"的妇幼卫生工作方针，标志着妇幼健康工作制度更加成熟。同时，中国政府连续制定三轮"中国妇女发展纲要"、"中国儿童发展纲要"，指导妇幼卫生工作。2009 年启动深化医药卫生体制改革，对妇女儿童健康投入力度不断加大，妇幼健康服务公平性和可及性持续提高。

（3）2012 年以来是跃升期。党的十八大以来，妇幼健康事业迎来了新的历史时期。世界卫生组织宣布中国消除新生儿破伤风，标志着我国妇幼健康服务质量和可及性达到新水平，妇幼健康工作由"保生存"向"促发展"转变。习近平总书记提出，人民对美好生活的向往就是我们的奋斗目标，并在 2016 年全国卫生与健康大会上强调，要关注和重视重点人群健康，保障妇幼健康。妇幼健康工作积极顺应时代要求和人民呼声，在全力保障母婴安全基础上，加强政策和服务资源整合，积极推进妇幼健康全程服务，加强儿童早期发展，创新出生缺陷综合防治，积极参与妇幼健康全球治理，有效保障了妇女儿童健康和发展。

2. 中国现代妇幼卫生发展经验 七十多年来，中国坚持以人民为中心的发展思想，在保障妇幼健康方面付出了巨大努力，中国孕产妇死亡率和 5 岁以下儿童死亡率显著下降。此外中国妇女和儿童的生存权、健康权和发展权得到了充分保障，也为促进经济社会可持续发展做出了重要贡献。根据《中国妇幼健康事业发展报告（2019）》，这些成就的取得得益于中国妇幼卫生事业的全面发展，下面介绍几个主要经验。

（1）健全妇幼健康的法制和政策体系：《中华人民共和国宪法》第四十九条规定，"婚姻、家庭、母亲和儿童受国家的保护"。国家陆续颁布实施《中华人民共和国母婴保健法》《中华人民共和国人口与计划生育法》《中华人民共和国妇女权益保障法》《中华人民共和国未成年人保护法》，保障妇女儿童合法权益。国务院制定《中华人民共和国母婴保健法实施办法》《计划生育技术服务管理条例》《女职工劳动保护特别规定》等法规，细化措施，推进各级政府部门和全社会支持、保障妇幼健康。

将妇女和儿童健康纳入党和国家重要政策和规划，在《中国妇女发展纲要》《中国儿童发展纲要》《国民经济与社会发展"十三五"纲要》《"健康中国 2030"规划纲要》《中共中央国务院关于打赢脱贫攻坚战的决定》等重要文件中，提出明确的目标要求和政策措施，将妇幼健康核心指标和重点政策措施纳入各级政府目标考核，加强考核督促，推动各级政府重视妇幼健康工作，加大投入。国家卫生健康行政部门持续制定完善妇幼健康相关工作规范、技术标准和管理规定，加强全行业管理，逐步形成系统完备的妇幼健康政策体系。党的十八大以来，为保障生育政策落实，国家卫生健康行政部门及时总结前期工作经验和地方做法，在全国推行母婴安全五项制度，即妊娠风险筛查与评估、高危孕产妇专案管理、危急重症救治、孕产妇死亡个案报告和约谈通报制度。

（2）加大妇幼健康投入保障力度：2009 年起实施国家基本公共卫生服务项目，人均补助经费逐步提高，由最初 15 元提高到 2020 年的 74 元，免费向全体居民提供包括建立健康档案、健康教育、预防接种、孕产妇健康管理和 0～6 岁儿童健康管理等在内的 14 类 55 项基本公共卫生服务，基本公共卫生服务均等化水平明显提升。2020 年中央财政投入 603.3 亿元，地方各级财政足额安排补助资金，有效保障了项目落地，是中国政府保障人民健康的重要举措。

针对不同发展阶段影响妇女儿童健康的主要问题，设立妇幼重大公共卫生项目，加大人力、物力和财力保障，持续加大干预力度，推动相关问题解决。2000 年以来，陆续设立降低孕产妇死亡率消除新生儿破伤风项目、农村孕产妇住院分娩补助项目、预防艾滋病梅毒乙肝母婴传播项目、农村妇女"两癌"检查项目、增补叶酸预防神经管缺陷项目、免费孕前优生健康检查项目、贫困地区儿童营养改善项目、新生儿疾病筛查项目、地中海贫血防控项目等一系列重大项目。对于降低孕产妇死亡率，防治妇女儿童重大疾病，提高出生人口素质发挥了重要作用。

推进妇幼重大公共卫生服务项目优先保障贫困地区妇女儿童，实现了贫困地区儿童营养改善项目、新生儿疾病筛查项目、农村妇女"两癌"检查项目覆盖所有贫困地区。加强贫困地区出生缺陷防治，启动实施遗传代谢病救助项目和先天性结构畸形救助项目。加强对农村贫困家庭患有儿童白血病、先天性心脏病等大病进行集中救治，并逐步扩大救治病种。加强贫困地区妇幼健康教育，不断提高贫困地区妇女儿童健康素养，阻断贫困代际传递。

基本建立了覆盖全民的医疗保险制度，形成居民看病就医保障的"安全网"。中国基本医保覆盖率稳定在95%以上，基本医保参保人数超过13亿。各级政府逐年提高对城乡居民基本医保补助标准，居民支付比例逐年下降。

（3）完善妇幼健康信息统计：改革开放以前，妇幼健康统计主要通过局部调查和抽样调查等方式获得，不能全面反映妇幼健康状况。改革开放后，不断健全妇幼健康信息统计制度，20世纪80年代初开始建立全国妇幼卫生年报制度，由县级妇幼保健机构负责报告，重点反映全国妇幼健康服务基本情况，覆盖全国所有省（自治区、直辖市）。1989年逐步建立了包括孕产妇死亡、5岁以下儿童死亡和出生缺陷监测网，截至目前，监测点328个，覆盖人口1.4亿，是世界上最大的妇幼卫生监测网络。同时，加强各级妇幼健康信息统计人才队伍建设，不断完善工作机制和信息报告网络，为制定妇幼健康政策，开展考核评估提供了重要依据。

党的十八大以来，国家积极推进妇幼健康信息化建设，加强妇幼健康信息整合，优化信息采集和服务流程，减轻基层医务人员工作负担。持续推进信息互联共享，以出生医学证明信息为例，2015年全面推进出生医学证明管理信息系统建设，2017年实现了所有省（自治区、直辖市）与国家级平台联通，2018年开始接入国家政务信息平台，实现了与公安、税务等部门信息共享，进一步方便了群众办事，有效保障了儿童权益。

（4）在政府主导下共享共建：新中国成立以来，在党的领导下各政府部门和社会团体积极开展妇幼健康工作，对妇女和儿童健康水平提高有巨大贡献，如扫盲运动、改水改厕、提高女性地位等。1990年我国成立国务院妇女儿童工作委员会，是国务院负责妇女儿童工作的协调议事机构，由30多个党政部门、社会团体组成，负责协调和推动政府有关部门执行妇女儿童的各项法律法规和政策措施。在这些成员单位共同努力下，我国妇幼健康事业得以顺利发展。

（5）积极开展国际合作：我国在改革开放后加强与世界卫生组织、联合国儿童基金、联合国人口基金、世界银行等国际组织合作，将国际理念转化为中国经验，将项目转化为政策，提高妇女儿童健康水平。20世纪90年代影响较大的是"加强中国基层妇幼卫生、计划生育服务"项目，覆盖300多个贫困县，改善贫困地区基层妇幼卫生服务；与世界卫生组织合作开展"儿童急性呼吸道感染防治"项目，对降低5岁以下儿童肺炎的死亡率有重要作用。

对外卫生援助是中国对外援助和外交政策的重要组成部分。新中国成立以来，我国对外卫生援助的规模不断扩大，援助方式也日趋多样化。近年来我国通过资金、项目、人员和技术援助，在"一带一路"和"南南合作"中将妇幼卫生领域的经验进行总结与推广。

三、中国妇幼卫生组织机构管理

中国妇幼卫生组织机构管理具有特色，也是妇幼卫生发展的必要条件。建立健全妇幼卫生组织的主要目的是使这个组织能够高效运转并满足人民群众日益增长的卫生服务需求。以组织目标为导向，把各种业务活动进行组合分类，并授予各类管理者相应的职责，同时协调好不同层次之间上下左右的关系。根据这样的工作需求，我国妇幼卫生组织机构的管理可分为三大类：妇幼卫生行政组织管理、妇幼卫生业务组织管理及基层妇幼卫生三级保健网的管理。

（一）妇幼卫生行政组织管理

1.妇幼卫生行政组织　国家卫生健康委员会设妇幼健康司（分设综合处、妇女卫生处、儿童卫生处、出生缺陷防治处）。各省、直辖市、自治区卫生健康委员会均设妇幼健康服务相关的处室；地（市、州、盟）级卫生健康委员会设妇幼健康处（科）；县（旗、自治县、区）级卫生健康委员会设妇幼健康科（股）。乡政府内设分管卫生的官员，全面负责乡内的妇幼保健、防疫和医疗工作（图1-1）。

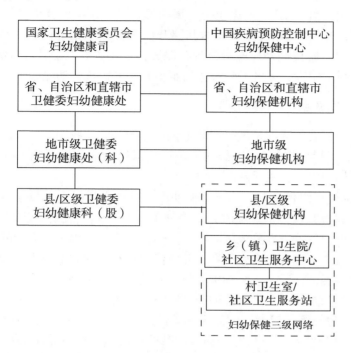

图 1-1 中国妇幼卫生组织机构示意图

2．妇幼卫生行政管理 妇幼卫生行政管理指根据宪法和相关法律规定组建的国家妇幼卫生行政机构，贯彻党和政府的有关妇女儿童保健与保护的方针、政策，指导国家和各地方妇幼卫生工作，制定妇幼卫生发展计划，监督妇幼卫生法律、法规的实施情况，对妇幼卫生其他工作进行监督管理。

各级妇幼卫生行政机构业务上都受上一级领导，同时在各级政府卫生行政部门的统一领导下，负责本地区妇幼保健工作组织领导。主要职责如下：

（1）研究制定妇幼卫生与生殖健康、社区卫生、健康促进/健康教育及卫生科普等相关法律、法规和政策。

（2）制定并实施有关妇幼卫生与生殖健康，提高出生人口素质，社区卫生、健康教育改革和发展目标、规划。

（3）依法对母婴保健工作进行管理、指导和监督。

（4）制定妇幼卫生、社区卫生、健康教育机构建设规范、人员培训规划、专项技术标准等。

（5）负责妇幼卫生与生殖健康、社区卫生、健康教育信息管理。

（6）会同有关部门制定并发布计划生育技术规范。

（7）综合协调健康促进/健康教育工作。

（二）妇幼卫生业务组织管理

从新中国成立开始，我国不断加强城乡妇幼卫生业务机构建设，逐步形成以妇幼保健机构为核心、以基层医疗卫生机构为基础、以大中型综合医院医疗机构和相关科研教学机构为技术支持的妇幼卫生业务组织。这些机构受同级卫生行政部门领导和上级妇幼保健业务机构的业务指导。妇幼保健专业机构主要由省（直辖市）、市、县（区）妇幼保健院（所、站）组成。省级妇幼保健机构作为全省妇幼卫生工作的业务指导中心，在推动我国妇幼卫生事业发展中起到了至关重要的作用。根据《妇幼卫生工作条例（试行草案）》中规定：凡设有正式床位的妇幼保健机构，统称为"院"；凡不设床位但开展门诊业务（包括设置少量观察床位）的统称为"所"；凡既不设床位，又不开展门诊而对基层开展业务技术指导的统称为"站"。街道社区卫生服务中心或乡卫生院设妇幼保健科或预防保健科，在业务上受县或区级妇幼保健院（所、站）的领导。每个村卫生室或社区卫生服务站至少有一名负责妇幼保健工作的人员。

（三）基层妇幼卫生三级保健网

建立健全的基层妇幼保健网是做好妇幼卫生工作的基础，我国基层妇幼保健网一般由三级组成（图1-1）。因为城乡差异，我国妇幼卫生三级保健网根据是否城乡，分为城市妇幼卫生三级保健网和农村妇幼卫生三级保健网。

1．城市妇幼卫生三级保健网　由区级妇幼保健机构、社区卫生服务中心妇幼保健科、社区卫生服务站妇幼保健人员构成。随着妇幼保健工作的开展，城市三级妇幼保健网逐渐健全，各级功能也有所侧重。目前大部分地区的区级妇幼保健机构还承担着大量的产科任务，在另外一些地区则主要开展产前检查、产后访视、儿童保健及本区的妇幼卫生管理工作。近年来，随着社区卫生事业的发展，社区卫生服务中心作为基层的综合性医疗机构，开展一些基本的妇女儿童保健工作，例如儿童体检、疫苗接种和产后防疫等工作。

2．农村妇幼卫生三级保健网　由县级妇幼保健机构、乡（镇）卫生院妇幼保健科、村卫生室妇幼保健人员（妇幼专干或村医）构成。县级妇幼保健机构是全县妇幼保健工作指导中心，也是县-乡-村三级妇幼保健网的领导力量；乡（镇）卫生院的妇幼保健科，是三级妇幼保健网的重要一环，具有承上启下的使命。乡（镇）卫生院是住院分娩和转诊的第一级医院，同时妇幼保健人员经常深入农村，开展各种妇幼保健工作，包括产前检查、帮助村卫生室妇幼保健人员（妇幼专干或村医）提高业务能力。村卫生室妇幼保健人员（妇幼专干或村医）开展一些基本的妇女儿童保健工作，例如统计村出生人数，孕产妇、围产儿，新生儿死亡人数以及进行产后访视等。

四、中国妇幼卫生发展面临的挑战

中国作为世界上最大的发展中国家，有着世界上最大的妇女儿童群体，要全面保障好妇幼健康还面临不少挑战，如城乡和区域差别没有完全消除，妇幼健康服务体系能力和效率有待提高，妇女儿童主要疾病谱发生变化，老龄化进程加快等等。同时，与世界主要发达国家相比，中国还有较大的差距。

1．妇幼卫生事业发展与社会经济发展不相适应。随着社会经济的发展，广大妇女儿童的医疗保健需求日益增长，妇女儿童健康问题依然突出。妇女乳腺癌、宫颈癌和艾滋病、梅毒等重大疾病严重威胁着广大妇女的身心健康；早产、肺炎、先天性心脏病等仍是儿童死亡主要原因；随着儿童死亡率的下降，出生缺陷作为公共卫生问题越来越突显出来；不孕不育亦成为现代社会新问题；老龄化进程加快。

2．卫生服务的可及性与公平性有待提高。我国幅员辽阔，存在地域文化差异。虽然在2015年，我国孕产妇死亡率已经达到了千年目标，但是在边远山区和少数民族地区进一步降低孕产妇死亡率和婴幼儿死亡率仍面临严峻挑战，需做出艰苦努力。需要培养有专业素养的妇幼卫生队伍，扎根偏远地区，解决卫生服务可及性与公平性的问题。

3．构筑具有中国特色的妇幼卫生。用系统的观点和复杂性的角度探索生命现象，已经成为国际生命科学领域的前沿和热点。中医作为整体观医学研究的代表，在妇幼健康领域具有独特优势，在女性孕前、孕期、产后的养生保健以及儿童保健方面，具有深厚的理论基础和广泛的实践应用。中国妇幼卫生需要挖掘和开创中医药保健的新思路和新方法。

（王　辉　王海俊）

参考文献

1．钱序，陶芳标．妇幼卫生概论．北京：人民卫生出版社，2014.

2．World Health Organization．Packages of Interventions for Family Planning，Safe Abortion Care，Maternal，Newborn and Child Health．Geneva：World Health Organization，2010.

3．Boekelheide K，Blumberg B，Chapin R E，et al．Predicting Later-Life Outcomes of Early-Life Exposures．Environmental Health Perspectives，2012，120（10）：1353-1361.

4．杜玉开，张静．妇幼保健学．北京：人民卫生出版社，2009.

5．United Nations. The global strategy for women's，children's and adolescents' health（2016—2030）．New York：United Nations，2015.

第二章　妇女儿童生存与发展状况及其影响因素

妇女儿童生存和发展的良好状态是社会文明的重要标志，关乎民族兴旺发达。健康的母亲才能孕育健康的儿童，健康的儿童带来家庭生活质量的提高，母婴健康相互作用。从全球卫生看，妇女儿童的生存和发展状况及其健康问题的严重性和不平衡/不公平性仍需世界各国的共同努力加以解决。环境和社会因素均在一定程度上影响妇幼健康。环境因素不仅对妇女儿童的健康产生短期影响，亦可通过宫内和生命早期的发育编程效应、生命历程中的累积效应造成长期影响，反映了妇幼保健的重要性和面临的新挑战。社会因素中的教育因素、宗教因素和社会习俗均对妇女儿童的健康造成极大的影响。

第一节　妇女儿童生存与发展状况

妇女儿童生存与发展状况是全民健康的基石，是衡量社会文明进步的标尺，是人类可持续发展的前提和基础。其现状可以通过孕产妇死亡率（maternal mortality rate，MMR），婴儿死亡率（infant mortality rate，IMR），5岁以下儿童死亡率（under-5 mortality rate，U5MR）和人均期望寿命（life expectancy）等国际指标来反映。自联合国千年发展目标（Millennium Development Goals，MDGs）和可持续发展目标（Sustainable Development Goals，SDGs）提出以来，许多国家和地区在改善妇女儿童生存与发展方面做出了重大举措并取得了瞩目的成绩，但是各个国家和地区之间妇女儿童生存与发展状况的差异仍然不容小觑，提示仍有许多与妇女儿童健康相关的公共卫生问题亟待解决。

一、妇女生存与发展状况

（一）妇女生存状况

1. 全球妇女生存状况　据世界卫生组织（World Health Organization，WHO）估计，2017年全球每天约有810名妇女死于与妊娠和分娩有关的可预防疾病，且94%孕产妇死亡发生在低收入和中低收入国家。2019年，WHO发布《2000—2017年孕产妇死亡率趋势：由世界卫生组织、联合国儿童基金会、联合国人口基金、世界银行和联合国人口司估计》报告，该报告涵盖全球185个国家和地区，报告指出2017年全球孕产妇死亡人数约为295 000名，总体MMR为211/10万，孕产妇死亡的终生风险即1名15岁妇女最终死于妊娠和分娩的可能性估计为1/190，孕产妇死亡占比（proportion maternal，PM）即妇女中因妊娠和分娩造成的死亡占所有15～49岁育龄期妇女死亡人数的比例约为9.2%。

（1）MMR分布特征：不同地区和国家之间MMR差异显著。2017年，全球最不发达地区MMR高达415/10万，比欧洲地区MMR（10/10万）高出40多倍。北非、大洋洲（澳大利亚和新西兰除外）、东南亚、南亚和小岛屿等地区 MMR 均处于中等水平（100/10 万～299/10 万）；澳大利亚、新西兰、中亚、东亚、西亚、拉丁美洲和加勒比以及欧洲和北美洲等国家与地区 MMR 较低（＜ 100/10 万）。南苏丹、乍得、塞拉利昂等撒哈拉以南非洲国家 MMR 极高，均超过 1000/10 万，仅毛里求斯、佛得角和塞舌尔等国家 MMR 较低，而全球约有 90 个国家 MMR 在 50/10 万以下。同时，尼日利亚和印度孕产妇死亡人数最多，分别约为 67 000 人和 35 000 人，共占 2017 年全球孕产妇死亡人数的 1/3，而全球有 61 个国家的孕产妇死亡人数不超过 10 人 / 国家。2017 年撒哈拉以南非洲地区和南亚地区孕产妇死亡人数约占全球孕产妇死亡人数的 86%，东南亚地区孕产妇死亡人数占比为 5% 以上，而全球其他地区孕产妇死亡人数占比为 8.5%。

不同地区和国家之间孕产妇死亡终生风险和 PM 也差异明显。据 WHO 估计，2017 年低收入国家孕产妇死亡终生风险约是高收入国家的 120 倍，其中，孕产妇死亡终生风险最高的国家是乍得（1/15）和南苏丹（1/18），而澳大利亚和新西兰仅为 1/7800。除撒哈拉以南非洲地区 PM 高达 18.2% 外，全球所有地区和亚地区 PM 均低于 10%，但内陆发展中国家和最不发达国家 PM 较高，分别为 17.4% 和 17.5%。全球共有 59 个国家 PM 不高于 1%，除日本、土库曼斯坦和阿拉伯联合酋长国以外，PM 低于 1% 的国家均在欧洲（表 2-1）。

表2-1　2017年联合国可持续发展目标地区孕产妇死亡相关指标估计值

可持续发展目标地区	孕产妇死亡率 （1/10万）	孕产妇死亡人数 （人）	孕产妇死亡终生风险	孕产妇死亡占比 （%）
全球	211	295 000	1/190	9.2
撒哈拉以南非洲地区	542	196 000	1/37	18.2
北非和西亚	84	9 700	1/380	5.9
中亚和南亚	151	58 000	1/260	6.6
东亚和东南亚	69	21 000	1/790	3.3
拉丁美洲和加勒比	74	7 800	1/630	3.8
大洋洲	60	400	1/690	4.1
欧洲和北美洲	12	1 500	1/4800	0.6
内陆发展中国家	408	65 000	1/57	17.4
最不发达国家	415	130 000	1/56	17.5
小岛屿发展中国家	210	2 600	1/190	8.5

引自：World Health Organization. Trends in maternal mortality 2000 to 2017: estimates by WHO, UNICEF, UNFPA, World Bank Group and the United Nations Population Division. Geneva: World Health Organization，2019.

（2）孕产妇死亡原因：孕产妇死亡是由妊娠与分娩相关的并发症引起，且绝大多数并发症是可以预防和治疗的。Say 等于 2014 年在《柳叶刀·全球卫生》发表的一篇文章表明，引起近 75% 孕产妇死亡的主要并发症是严重的产后出血、产后感染、先兆子痫和子痫、分娩时并发症以及不安全流产，其他原因包括疟疾、疟疾引发的感染以及心脏病 / 糖尿病等慢性疾病（图 2-1）。其中，产后出血是北非地区孕产妇第一顺位死因，比例高达 36.9%。

（3）MMR 下降趋势：2000—2017 年全球 MMR 下降了 38.4%，年均下降率为 2.9%。与此同时，孕产妇死亡终生风险由 2000 年的 1/100 下降至 2017 年的 1/190，PM 也下降了 26.3%。不同地区之间 MMR 下降幅度不同。总体来说，南亚地区 MMR 下降幅度最大，下降了 59%，相当于年均减少 5.3%。此外，中亚、东亚、欧洲和北非等四个地区 MMR 下降均超过 50%。内陆发展中国家和最不发达国家 MMR 也降低了近一半，分别为 48% 和 46%。在 MMR 已经非

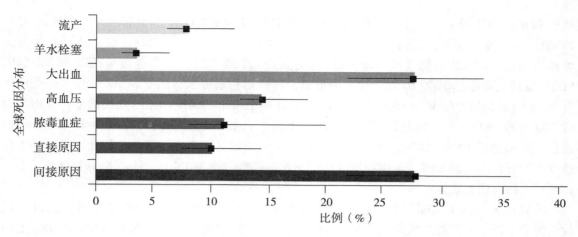

图 2-1　全球孕产妇死亡原因估计值

常低的地区，下降幅度较小，如澳大利亚和新西兰仅下降 11%（表 2-2）。然而，值得注意的是，北美的 MMR 自 2000 年的 12/10 万上升至 2017 年的 18/10 万，增加了近 52%。可能的原因是北美的 MMR 已处于很低的水平，数据收集技术的改进，孕妇怀孕年龄的推迟以及人群之间的差异。

表 2-2　2000—2017 年联合国可持续发展目标地区孕产妇死亡率和孕产妇死亡人数的变化

可持续发展目标地区	2000年		2000—2017年孕产妇死亡率的总体变化率（%）	2000—2017年孕产妇死亡率年均减少率（%）
	孕产妇死亡率（1/10万）	孕产妇死亡人数（人）		
全球	342	451 000	38.4	2.9
撒哈拉以南非洲地区	878	234 000	38.3	2.8
北非和西亚	158	15 000	46.6	3.7
中亚和南亚	375	153 000	59.7	5.3
东亚和东南亚	114	36 000	39.3	2.9
拉丁美洲和加勒比	96	11 000	22.6	1.5
大洋洲	106	590	43.0	3.3
欧洲和北美洲	17	2 000	27.5	1.9
内陆发展中国家	788	98 000	48.2	3.9
最不发达国家	763	19 4000	45.6	3.6
小岛屿发展中国家	249	3 100	15.7	1.0

引自：World Health Organization. Trends in maternal mortality 2000 to 2017: estimates by WHO, UNICEF, UNFPA, World Bank Group and the United Nations Population Division. Geneva: World Health Organization，2019.

　　（4）MDGs 和 SDGs 中关于 MMR 的完成情况：尽管全球 MMR 在 1990—2015 年下降幅度明显，高达 44%，但仍未达到千年发展目标 5a（MDG 5a）的要求，即自 1990—2015 年全球 MMR 降低 75%。据统计，仅有 9 个国家在这 25 年里实现了 MDG 5a，39 个国家 MMR 下降幅度超过 50%，21 个国家 MMR 下降幅度超过 25%，26 个国家 MMR 下降幅度仍不足 25%。

　　可持续发展目标 3.1（SDG 3.1）旨在呼吁加速目前的进展，以期在 2030 年实现全球 MMR 降至每 10 万活产中孕产妇死亡人数不超过 70 人。为实现这一目标，要求各个国家在

2016—2030 年 MMR 年均下降率至少达到 6.1%。若该目标如期实现，将挽救全球超过 140 万妇女的生命。

2．我国妇女生存状况　中国国家卫生健康委员会发布的《中国妇幼健康事业发展报告（2019）》指出，2018 年全国 MMR 下降至 18.3/10 万，与 1990 年 88.8/10 万相比，下降了 79.4%。中国已于 2014 年提前实现 MDG 5a，是全球为数不多实现这一目标的国家之一。

（1）我国与其他国家 MMR 之间的比较：联合国孕产妇死亡率估计跨机构间小组（The United Nations Maternal Mortality Estimation Inter-Agency Group，UNMMEIG）指出，我国 2000—2017 年 MMR 年下降率为 4.2%，其中以 2005—2015 年 MMR 年下降率最高，为 5.8%。尽管我国妇女健康状况得到极大改善，但是与发达国家相比，我国 MMR 仍然较高。2000 年我国 MMR 明显高于美国、日本和韩国，但至 2017 年，MMR 大幅下降，与发达国家之间的差距逐渐缩小。与"金砖国家"相比，2017 年我国 MMR 明显低于巴西、印度和南非，但高于俄罗斯（表 2-3）。

表2-3　部分国家孕产妇死亡率

国家	孕产妇死亡率（1/10万）	
	2000年	**2017年**
美国	12	19
日本	9	5
韩国	17	11
巴西	71	60
印度	370	145
俄罗斯	56	17
南非	160	119
中国	59	29

引自：World Health Organization. Trends in maternal mortality 2000 to 2017: estimates by WHO, UNICEF, UNFPA, World Bank Group and the United Nations Population Division. Geneva: World Health Organization, 2019.

（2）城乡与地区之间 MMR 的差异：自 1990 年以来，我国城乡和地区 MMR 差距明显缩小。2018 年，农村和城市 MMR 分别为 19.9/10 万和 15.5/10 万，与 1990 年相比分别下降了 81.2% 和 67.2%。东部、中部和西部地区 MMR 分别为 10.9/10 万、20.0/10 万和 25.2/10 万，与 1996 年相比，分别下降了 61.9%、70.5%、81.2%。1996 年西部地区 MMR 是东部地区的 4.7 倍，2018 年已降至 2.3 倍（图 2-2）。

（3）产科出血死因别死亡率变化：因产科出血导致孕产妇死亡人数大幅减少。2000 年全国产科出血死因别死亡率为 20.8/10 万，2017 年下降至 5.7/10 万，下降幅度为 72.6%，对全国 MMR 下降的贡献比例达 45.2%。尤其是农村地区下降更为明显，2000—2017 年间下降幅度达 80.9%，对农村地区 MMR 下降的贡献比例达 52.4%。由于经济、医疗、环境等条件的改善，可避免的孕产妇死亡比例逐年下降。

（二）妇女疾病状况

妇女疾病包括妊娠相关疾病、艾滋病、宫颈疾病、乳腺疾病、生殖道感染及其他生殖系统疾病，以下重点论述前两种主要的妇女疾病状况。

1．妊娠相关疾病　妊娠相关疾病（pregnancy-related diseases）指与妊娠相关的发生在妊

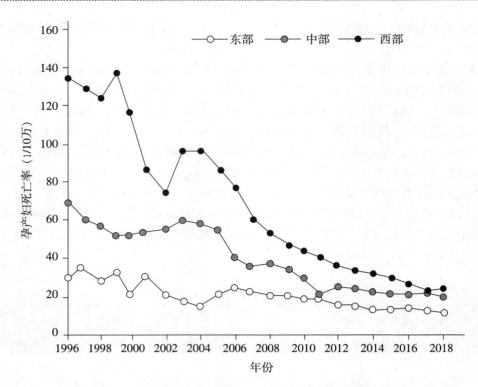

图 2-2 1996—2018 年全国不同地区孕产妇死亡率变化趋势
引自：《中国妇幼健康事业发展报告（2019）》

娠前、妊娠时或妊娠后的病理过程，包括妇女妊娠期间出现的疾病，也包括患有疾病妇女的妊娠过程。例如自发性流产、死产、异位妊娠、妊娠滋养细胞疾病、妊娠剧吐、妊娠期糖尿病、妊娠期高血压疾病、分娩并发症（胎盘早剥、胎盘前置等）、产褥期疾病（产后出血、产后抑郁、产褥感染、乳腺炎等）。

据 WHO 报告，2017 年全球每天约有 810 名妇女因妊娠和分娩并发症而死亡。这些死亡几乎都发生在资源匮乏的环境中，且大多数死因都可以预防。在所有孕产妇死亡中占近 75% 的主要并发症是严重出血（大多数是分娩后出血）、感染（通常在分娩后）、妊娠期高血压（先兆子痫和子痫）、分娩并发症、不安全流产，其余包括妊娠期间的疟疾和艾滋病或与之相关的疾病。此外，发展中国家妇女平均妊娠次数明显高于发达国家妇女妊娠次数，且其死于妊娠相关疾病的风险比发达国家的妇女高约 33 倍。同时，妊娠和分娩并发症也是发展中国家青少年妊娠死亡的主要原因。

2. 艾滋病（acquired immunodeficiency syndrome，AIDS） AIDS 仍然是世界上最重要的公共卫生挑战之一，到目前为止已有超过 3 500 万人丧生，特别是在低收入和中等收入国家。2017 年，全球有 94 万人死于人类免疫缺陷病毒（human immunodeficiency virus，HIV）感染相关疾病，有 3 690 万人感染 HIV，其中有 2 170 万人得到治疗，有 180 万人新发感染 HIV，3/4 的 HIV 感染者知道自身携带 HIV，4/5 知道自己是 HIV 感染者并努力获得治疗。

2017 年，全球共有 2 090 万 HIV 感染者接受了抗反转录病毒治疗。然而，2018 年 3 790 万 HIV 感染者中只有 62% 接受抗反转录病毒治疗。其中，近 2 150 万人生活在低收入和中等收入国家。在缺乏干预的情况下，HIV 通过母婴途径传播的概率为 15% ~ 45%，因此目前世界上携带 HIV 的儿童有 90% 以上是通过母婴途径传播的。为了改善这一现状，2018 年，全球每 10 名 HIV 感染的孕妇中就有 8 名（即 110 万名妇女）接受了抗反转录病毒药物治疗。各个国家和地区之间母婴阻断 HIV 传播成果不一。2015 年，古巴是 WHO 宣布的第一个消除母婴传播 HIV 和梅毒的国家。到 2018 年底，8 个 WHO 成员国被证实可以消除母婴传播 HIV。从 2005 至 2018 年，我国 AIDS 母婴传播率从干预前的 34.8% 下降到 4.5%。

2015 年，全球已实现千年发展目标 6（MDG 6）即终止并开始扭转 HIV/AIDS 的蔓延。为实现 2030 年控制 AIDS 的目标，应加快 HIV 检测和药物获取进程。由于部分地区 HIV 检测范围有限，预估有 21% 的 HIV 感染者即 810 万人仍未确诊或不知道自身 HIV 感染状况。

（三）妇女健康的其他问题

妇女健康还有其他方面的问题，如针对妇女的暴力、青少年妊娠和不安全流产等。

1. 针对妇女的暴力 针对妇女的暴力行为包括许多形式的暴力，如亲密伴侣间的暴力行为（亲密伴侣暴力）、强奸／性侵犯、伴侣以外的其他人的性暴力（非伴侣性暴力），以及切割女性生殖器官和损害女性生殖器官。其中，以亲密伴侣暴力和非伴侣性暴力最广泛，这些对女性的身体、性和生殖以及心理健康都有不利的影响。

暴力侵害女性是一个公共卫生问题，根源在于性别不平等。WHO 于 2019 年发布的《尊重妇女：保护妇女远离暴力》报告指出，全球约 35% 妇女都经历过亲密伴侣的身体和（或）性暴力或非伴侣性暴力，不包括性骚扰；其中 30% 的妇女经历过亲密伴侣的身体和（或）性暴力。

此外，少女、年轻妇女、少数民族妇女和其他少数群体妇女、变性人和残疾妇女面临不同形式暴力的风险更高。受教育程度低、童年期经历暴力、亲密关系中的不平等权利以及接受暴力和性别不平等的态度增加了亲密伴侣暴力和性暴力的风险。据估计，目前有 2 亿妇女和女童经历过割礼，随着人口增长，除非加快为杜绝这种做法作出努力的进展，否则受害女童的绝对数量将不断增加。

2. 青少年妊娠（adolescent/teenager pregnancy） 指女性年龄在 10 ～ 19 岁时发生的妊娠。在发展中国家，每年约有 2 100 万 15 ～ 19 岁青少年和 200 万 15 岁以下青少年妊娠，约有 1 200 万 15 ～ 19 岁的青少年和 77 万 15 岁以下青少年分娩。妊娠和分娩并发症是 15 ～ 19 岁青少年妊娠死亡的主要原因。2018 年，15 ～ 19 岁青少年约分娩 1 280 万新生儿，即每 1 000 名青少年中就有 44 名分娩。高收入国家的青少年分娩率最低，为 12‰；低收入国家的青少年分娩率最高，达 97‰。从地区来看，WHO 西太平洋地区的青少年分娩率最低，仅为 14‰，非洲青少年分娩率高至 99‰。

针对该问题，WHO 于 2011 年与联合国人口基金共同发布了关于预防早孕和减少不良生殖结局的指南。最近的数据显示，全球青少年分娩率从 1990 年 65‰ 下降至 2015 年 47‰。尽管取得了这一全面进展，但由于全球青少年人口持续增长，预计 2030 年全球青少年妊娠人数将增加，西非和中非以及非洲东部和南部的比例增幅最大。此外，区域之间的差异显示出进展不均衡：青少年分娩率从西非的 115‰ 到拉丁美洲和加勒比地区的 64‰，再到东南亚 45‰，最后到东亚地区 7‰。同时，农村和外来人口的青少年妊娠率是城市人口的 3 倍。

青少年妊娠是一个全球性问题，不仅发生在中、低收入国家，也会发生在高收入国家。在世界各地，青少年妊娠更可能发生在边缘化社区，通常因贫困、缺乏教育和就业机会引起。青少年在分娩时面临子痫、全身感染和并发症的风险均高于 20 ～ 24 岁的女性。过早生育也可能对新生儿的健康以及青少年本身的健康产生负面影响，她们可能会遭遇欺凌和压力，从而不太可能完成学业，放弃终生学习机会，甚至对未来生活失去信心。对于许多青少年来说，妊娠和分娩既不是有计划也不是本人意愿的。在发展中国家，有 2 300 万 15 ～ 19 岁的青少年对现代避孕方法的需求未得到满足。因此，预计发展中国家 15 ～ 19 岁青少年中有一半的妊娠是非本人意愿的。

3. 不安全流产 在 2010—2014 年期间，全世界每年平均发生 5 600 万次（安全和不安全）流产，其中 45% 是不安全流产。当妊娠终止是由缺乏专业技能的人实施或处于未达到最低医疗标准的环境或上述两种情况均存在就会发生不安全流产。每年有 4.7% ～ 13.2% 的孕产妇死亡可归因于不安全流产。根据 2010—2014 年的数据，每年约有 2 500 万次不安全流产，其中 1/3 约 800 万人是在最不安全的条件下由未经训练的人使用危险和侵入性方法进行的。发展中国家每年约有 700 万名妇女因不安全流产引起入院，最终发生死亡的风险在非洲最高。

二、儿童生存与发展状况

（一）儿童生存状况

1. 全球范围内儿童生存状况 尽管在过去 30 年里，儿童死亡率急剧下降，但是全球儿童死亡负担仍然巨大。2020 年，联合国儿童死亡率估计跨机构小组（The United Nations Interagency Group for Child Mortality Estimation，UN IGME）发布《儿童死亡率水平和趋势报告》，该报告指出 2019 年共有 740 万名儿童、青少年和青年死亡，5 岁以下儿童死亡人数高达 520 万，包括 240 万女童和 280 万男童（图 2-3）。对 5 岁以下儿童死亡年龄进一步分组，发现 33% 发生在新生儿期（0 ～ 27 天），20% 发生在婴儿期（1 月 ～ 11 月龄），以及 17% 发生在 1 ～ 4 岁。

（1）全球儿童死亡率、死因和死亡谱：儿童生存状况仍存在广泛的地区和国家差异。

2019 年，撒哈拉以南非洲仍然是世界上 U5MR 最高的地区，死亡率高达 76‰，相当于每 13 名儿童中就有 1 名儿童在 5 岁之前死亡，中亚和南亚紧随其后，U5MR 为 38‰，而澳大利亚和新西兰 U5MR 仅为 4‰。同年撒哈拉以南非洲以及中亚和南亚等地区 5 岁以下儿童死亡人数占全球 80% 以上，但是这些地区 5 岁以下儿童人数仅占全球 5 岁以下儿童人数的 52%。不同收入水平的国家，U5MR 也呈现显著差异。低收入水平国家 U5MR 最高，是高收入国家 U5MR 的 16 倍。2019 年，5 岁以下儿童死亡人数中将近一半（49%）发生在尼日利亚、印度、巴基斯坦、刚果民主共和国和埃塞俄比亚等 5 个国家，尼日利亚和印度就占近 1/3。

在全球范围内，肺炎、腹泻和疟疾等在内的传染性疾病和早产以及产时相关并发症仍然是造成 5 岁以下儿童死亡的主要原因。此外，营养不良的儿童，特别是那些患有严重急性营养不良的儿童，因上述常见的疾病而导致死亡的风险更高。采用基本的救生干预措施如分娩护理、产后护理、疫苗接种以及儿童早期保健和治疗服务，是降低 U5MR 的关键。

自 2000 年以来，全球在降低儿童死亡率方面取得了实质性的进展。U5MR 从 2000 年的 76‰ 下降至 2019 年的 38‰，降幅达 50%（图 2-4）；新生儿死亡率（neonatal mortality rate，NMR）也从 2000 年的 30‰ 下降至 2019 年的 17‰，降幅为 43%。2019 年全球约有 240 万新生儿死亡，5 岁以

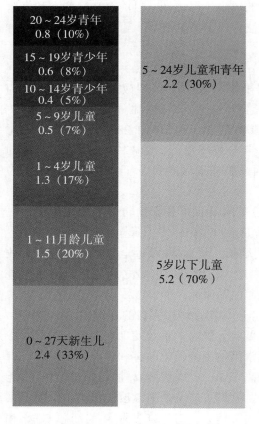

死亡人数
（百万，占比）

20 ～ 24岁青年
0.8（10%）

15 ～ 19岁青少年
0.6（8%）

10 ～ 14岁青少年
0.4（5%）

5 ～ 9岁儿童
0.5（7%）

1 ～ 4岁儿童
1.3（17%）

1 ～ 11月龄儿童
1.5（20%）

0 ～ 27天新生儿
2.4（33%）

5 ～ 24岁儿童和青年
2.2（30%）

5岁以下儿童
5.2（70%）

图2-3 2019年全球儿童青少年按年龄分组死亡人数

（引自：United Nations Children's Fund. Levels & trends in child mortality report 2020: estimates developed by the UN inter-agency group for child mortality estimation. New York: Unital Natims children's Fund，2020.）

下儿童死亡人数的 47%，比 2000 年（41%）有所增加，可能的原因是全球 1～4 岁儿童死亡率下降速度比 NMR 下降速度更快，即到 2030 年每 1 000 名活产儿中新生儿死亡人数低于 12 人，每 1 000 名活产儿中 5 岁以下儿童死亡人数低于 25 人，终止新生儿和 5 岁以下儿童的可预防死亡。

为如期实现 SDG 3.2（即每 1 000 名活产儿中死亡人数低于 25 人），全球做出的努力有目共睹。2019 年，UN IGME 在对 195 个国家进行调查分析中发现，122 个国家已经实现 SDG 3.2，20 个国家按照目前趋势发展有望在 2030 年实现 SDG 3.2，剩余 53 个国家（近 3/4 在撒哈拉以南非洲）需要加快进展以在 2030 年实现 SDG 3.2。在这 53 个国家中，有 35 个国家需要将目前的下降率提高 1 倍以上，23 个国家需要将目前的下降率提高 3 倍以上，才能按时实现 SDG 3.2。对于那些已经实现 SDG 3.2 的国家，可以通过消除家庭收入、种族和族裔以及地区等不平等现象来进一步降低死亡率。按照目前的发展趋势，2020—2030 年约有 4 800 万 5 岁以下的儿童死亡，其中一半是新生儿。如果所有国家到 2030 年均实现 SDG 3.2，将挽救 1 100 万 5 岁以下儿童的生命，其中一半以上在撒哈拉以南非洲。

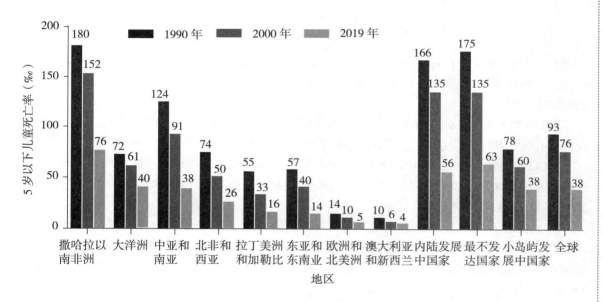

图 2-4　1990 年、2000 年和 2019 年可持续发展目标地区 5 岁以下儿童死亡率

引自：United Nations Children's Fund. Levels & trends in child mortality report 2020: estimates developed by the UN inter-agency group for child mortality estimation. New York: United Nations Children's Fund, 2020.

（2）平均期望寿命：平均期望寿命（life expectancy）反映了人群的总体死亡率水平，它整合了特定年份下所有年龄组（包括儿童、青少年、成人和老年人）的死亡率而推算得出。2016 年全球人均期望寿命是 72.0 岁，其中女性为 74.2 岁，男性为 69.8 岁。2000—2016 年，全球人口出生期望寿命增加了 5.5 岁，从 2000 年的 66.5 岁到 2016 年的 72.0 岁。

不同国家和地区以及不同收入水平国家之间人均期望寿命差异显著。非洲地区人均期望寿命是 61.2 岁，欧洲地区平均期望寿命是 77.5 岁，两个地区的差值为 16.3 岁；高收入国家出生期望寿命（80.8 岁）比低收入国家（62.7 岁）高 18.1 岁。在高收入国家，死亡人群大多数都是老年人，然而，在低收入国家，几乎 1/3 死亡人群是 5 岁以下儿童。

2．我国儿童生存状况　《中国妇幼健康事业发展报告（2019）》指出，NMR、IMR 和 U5MR 分别从 1991 年的 33.1‰、50.2‰和 61.0‰，下降至 2018 年的 3.9‰、6.1‰和 8.4‰，分别下降了 88.2%、87.8% 和 86.2%。

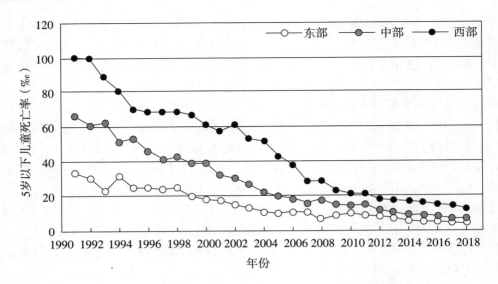

图 2-5 1990—2018 年不同地区 5 岁以下儿童死亡率变化趋势

（数据来源：全国妇幼卫生监测系统）

（1）我国儿童死亡率、死因：城乡和地区差距明显缩小。1991 年城乡 U5MR 之比为 1∶3.4，2018 年缩小到 1∶2.3，东、西部 U5MR 差值由 1991 年的 66.5‰缩小到 2018 年的 8.5‰（图 2-5）。

2017 年，导致 5 岁以下儿童死亡的前 5 位死因是早产或低出生体重、肺炎、出生窒息、先天性心脏病和意外窒息，占全部死因的 55.7%，与 2000 年相比下降了 79.1%。

MDG 4 要求到 2015 年 U5MR 要在 1990 年基础上下降 2/3，我国已于 2007 年提前 8 年实现该目标。SDG 3.2 要求到 2030 年将 NMR 和 U5MR 分别降至 12‰和 25‰，我国已分别于 2006 年和 2004 年提前实现该目标。

（2）我国人均期望寿命的变化：我国人均期望寿命由 1990 年的 68.5 岁提高到 2021 年的 78.2 岁，其中男性由 66.8 岁提高到 75.6 岁，女性由 70.5 岁提高到 81.4 岁。U5MR 的下降对我国人均期望寿命延长作出了重要贡献。据估计，2000—2015 年，中国人均预期寿命提高的 4.9 岁中，有 23.5% 归因于 U5MR 的下降。

（二）儿童疾病状况

儿童疾病主要包括先天性疾病、呼吸系统疾病、消化系统疾病、传染性疾病以及儿童生长发育迟缓，以下将列举代表性疾病阐述儿童疾病状况。

1. 出生缺陷 出生缺陷（birth defect）也称为先天性缺陷，指在宫内发生的结构或功能异常（例如代谢紊乱），由单基因缺陷、染色体异常、多基因遗传、环境致畸物和微量营养素缺乏引起，可在出生前、出生时或者出生后识别。

出生缺陷是婴儿和儿童死亡、患慢性疾病和残疾的重要原因。据估计，由于出生缺陷，全球每年有 303 000 名新生儿死亡。美国疾病预防控制中心指出，出生缺陷是全美婴儿死亡的主要原因，占全部婴儿死亡人数的 20%。出生缺陷可能导致长期残疾，对个人、家庭、医疗保健系统和社会产生重大影响。最常见且严重的出生缺陷是先天性心脏病、神经管缺陷和唐氏综合征。虽然出生缺陷可能是由一种或多种遗传、传染性、营养或环境因素造成，但通常很难确定其确切原因。通过强化主食或补充剂、免疫接种、摄入足够的叶酸或碘，以及进行适当的产前保健可以预防某些出生缺陷。

根据《中国妇幼健康事业发展报告（2019）》，我国因出生缺陷导致的儿童死亡人数明显下降。与 2007 年相比，2017 年因出生缺陷导致 U5MR 由 3.5‰ 降至 1.6‰，对全国 U5MR 下降的贡献超过 17%，为提高出生人口素质和儿童健康水平发挥了重要作用。部分重大出生缺陷发生率呈下降趋势。全国围生期神经管缺陷发生率由 1987 年的 27.4/ 万下降至 2017 年的 1.5/ 万，降幅达 94.5%，已从围生期重点监测的 23 个出生缺陷病种的第 1 位下降至第 12 位。地中海贫血防治成效明显，广东、广西胎儿水肿综合征（重型 α 地中海贫血）发生率由 2006 年的 21.7/ 万和 44.6/ 万分别下降至 2017 年的 1.93/ 万和 3.15/ 万，降幅分别达 91% 和 93%。

2．HIV/AIDS　目前 AIDS 是非洲青少年（10 ~ 19 岁）死亡的主要原因，也是全球青少年死亡的第二大常见原因。世界在防治 AIDS 流行方面取得了令人瞩目的进展，特别是在 15 岁以下儿童中。2000—2016 年，新增 HIV 感染率在 15 岁以下儿童中下降了 66%，15 ~ 19 岁青少年中下降了 45%；在 15 ~ 19 岁的青少年中，男性 HIV 感染率为 0.30%，女性 HIV 感染率为 0.59%，5 岁以下儿童 HIV 感染率为 0.29%。2017 年，全球 HIV 感染儿童的治疗率上升到 52%。

然而，每年仍然有成千上万的新增 HIV 感染者，仅在 2016 年，全球有 16 万名 5 岁以下儿童新增感染 HIV 和 26 万名青少年新增感染 HIV。27% 的国家 5 岁以下儿童新增 HIV 感染者占全球 5 岁以下儿童新增 HIV 感染的 98%。世界各地的 HIV 感染负担差异较大，撒哈拉以南非洲地区 5 岁以下儿童新增 HIV 感染率占全球近 90%，青少年新增 HIV 感染率约占 1/4。每年有数十万新生儿感染 HIV，这对实现 SDG 3.3，即终止 AIDS 流行构成了重大挑战。尽管如此，全球超过一半的国家已经走向正轨或实现该目标，但仍有 27% 的国家需要加快进程即 5 岁以下儿童新增感染的平均下降率必须加倍，即每年接近 20%，以到 2030 年实现该目标，因为这些国家是世界上人口最多的国家，几乎 3/4 的儿童都生活在这里。

一项来自中国国家监测数据的研究指出，2008—2017 年间，中国 14 ~ 22 岁青少年 HIV/AIDS 发病率迅速增加，已成为中国儿童青少年尤其是男性的主要法定传染病死因。HIV 感染率的上升似乎与高风险的性行为以及对 HIV/AIDS 预防意识不强有关。到 2018 年底，中国已有 149 000 例新近诊断的 HIV/AIDS，其中 95% 是经性传播。15 ~ 24 岁人群中 HIV/AIDS 病例高达 16 000 例，而大学生 HIV/AIDS 病例超过 3 000 例，其中，80% 是通过男男性行为传播。在全球范围内，与 AIDS 相关的死亡人数中有 1/6 是 15 岁以下的儿童，而新发 HIV 感染者中有 1/7 是 15 岁以下的儿童，其中 90% 是由母婴传播引起的。中国的 HIV 母婴传播率为 4.4%，远高于美国和欧洲（< 1%），但低于撒哈拉以南非洲的某些中低收入国家（11.0%）。

3．肺炎　肺炎是一种影响肺部的急性呼吸道感染疾病，可由细菌、病毒、真菌引起。肺部由称为肺泡的小囊组成，当健康人呼吸时，肺囊充满空气。当患有肺炎时，肺泡充满了脓液等液体，这会使呼吸疼痛并限制氧气摄入量。

肺炎是全世界儿童死亡最主要的单一感染因素。2017 年，肺炎导致 808 694 名 5 岁以下儿童死亡，占 5 岁以下儿童死亡总数的 15%。肺炎影响世界各地的儿童和家庭，以南亚和撒哈拉以南非洲地区最为普遍。可以通过简单的干预措施如免疫接种、充足的营养和良好的环境预防肺炎，并采用低成本、低价格的药物和护理进行治疗，保护儿童免受肺炎的侵害。

预防儿童肺炎是降低儿童死亡率战略的重要组成部分。针对侵袭性 b 型流感嗜血杆菌，肺炎球菌、麻疹和百日咳的免疫接种是预防肺炎的最有效方法。从出生后头 6 个月的纯母乳喂养开始，充足的营养是改善儿童免疫防御的关键。除了有效预防肺炎外，母乳喂养还有助于减少疾病的持续时间。良好的环境是通过提供价格合理的清洁室内炉灶，解决室内空气污染，以及在拥挤的家中保持良好卫生环境，也减少了肺炎儿童的数量。此外，在感染 HIV 的儿童中，每天服用抗生素复方新诺明，可以降低患肺炎的风险。

4．腹泻　腹泻是 5 岁以下儿童死亡的第二大原因。每年因腹泻导致约 525 000 名 5 岁以下儿童死亡。在全球范围内，每年有近 17 亿儿童腹泻病例。同时，腹泻也是 5 岁以下儿童营养不良的主要原因。腹泻既可以预防也可以治疗。通过饮用安全水资源和适当改善卫生条件，可以有效预防腹泻发生。但截至目前，全世界有 7.8 亿人仍无法获得干净的饮用水，25 亿人缺乏良好的卫生条件，由感染引起的腹泻在发展中国家很普遍。

获得安全的饮用水、改善卫生条件、用肥皂洗手、生命最初 6 个月的纯母乳喂养、良好的个人和食品卫生、关于腹泻如何传播的健康教育以及轮状病毒疫苗接种，可以降低腹泻患病风险。此外，腹泻可以采用口服补液盐疗法，即氯化钠、枸橼酸钠、氯化钾、葡萄糖溶液治疗。

5. 营养不足 营养不足（undernutrition）是营养不良（malnutrition）的一种类型，主要包括消瘦、生长迟缓、低体重等形式。

2018 年，全球 5 岁以下儿童中有 21.9% 的儿童生长迟缓、7.3% 的儿童消瘦和 5.9% 的儿童超重。其中，非洲地区儿童生长迟缓率高达 33.1%，远远高于美洲地区（6.5%）；低收入和中低收入国家儿童生长迟缓率是中高收入国家 5 倍，是高收入国家 10 倍。总体来看，世界范围内儿童生长迟缓率在不断下降。中国 5 岁以下儿童生长迟缓率持续下降，2017 年中国 5 岁以下儿童生长迟缓率和低体重率分别为 4.8% 和 1.9%。

营养不足的儿童，尤其是严重营养不足的儿童，死于肺炎、腹泻、疟疾等常见儿童疾病的风险更高。营养不足造成儿童发病与死亡风险增加、学习能力不足和生命后期的非传染性疾病增加，且高水平的生长迟缓率也对国家的未来发展产生了负面影响。世界上将近一半的 5 岁以下儿童生活在低收入和中低收入国家，除非这些国家加快进度，否则不能在 2030 年实现 SDG 2.2，即终止一切形式的营养不良。

6. 超重与肥胖 超重与肥胖是与营养不足相对的营养不良。对于 5 岁以下的儿童，根据 WHO 标准，超重是指身高体重超过儿童生长参考值中位数的 2 个标准差，肥胖是指身高体重超过儿童生长参考值中位数的 3 个标准差。2018 年我国制定了 6 ~ 18 岁儿童青少年超重、肥胖筛查卫生行业标准。

在全球范围内，2000—2018 年，5 岁以下儿童超重的比例增加了 20%；2018 年，每 17 名儿童中就有 1 名儿童超重。中高收入国家儿童超重比例最高，达到 1/14，而在低收入国家，超重儿童比例为 1/32。在欧洲地区，儿童超重和肥胖流行率最高的是地中海地区国家，即 1/2 儿童超重，1/5 儿童肥胖。在非洲，自 2000 年以来，5 岁以下的超重儿童人数增加了近 50%。超重或肥胖的 5 岁以下儿童中有近一半生活在亚洲。中国儿童青少年超重肥胖问题不断突显。根据《中国居民营养与慢性病状况报告（2020 年）》，中国 6 ~ 17 岁儿童青少年超重率和肥胖率分别为 11.1% 和 7.9%，6 岁以下儿童超重率和肥胖率分别为 6.8% 和 3.6%，6 岁以下和 6 ~ 17 岁儿童青少年超重肥胖率分别达到 10.4% 和 19.0%。

许多低收入和中等收入国家现在面临疾病的"双重负担"。虽然这些国家还在继续处理传染病和营养不足问题，但它们也正在经历超重和肥胖等非传染性疾病危险因素的迅速增加，特别在城市环境中。在同一国家、同一社区和同一家庭中同时发现营养不足和肥胖并不罕见。低收入和中等收入国家的儿童更容易受到产前、婴儿期和幼儿期营养不足的影响。与此同时，这些儿童也更易暴露于高脂肪、高糖、高盐、能量密集和微量营养素贫乏的食物环境中，这些食物往往成本较低，但营养质量也较低。这些膳食模式与较低的身体活动水平相结合，导致肥胖儿童急剧增加，而营养不足问题仍未得到解决。

（三）儿童健康的其他问题

儿童健康还有其他方面问题，如针对儿童的暴力、儿童青少年婚育情况、儿童免疫接种覆盖率等问题。

1. 针对儿童的暴力 暴力侵害儿童指对 18 岁以下人群的一切形式的暴力行为，无论是父母还是其他照顾者、同伴、亲密伴侣或陌生人。大多数针对儿童的暴力行为至少涉及 6 种主要类型的人际暴力中的一种，这种暴力往往发生在儿童发展的不同阶段，包括虐待、欺凌、青少年暴力、亲密伴侣暴力、性暴力、情感或心理暴力。

WHO 发布的《儿童虐待（2017）》报告显示，既往 1 年内儿童遭受不同形式虐待的发生率分别是身体虐待占 23%，情感虐待占 36%，身体忽视占 16% 以及性虐待占 26%。来自 81 个国家（主要是发展中国家）的数据显示，2005—2017 年，每 10 名 1 ~ 14 岁的儿童中有近 8 名在家中经常受到某种形式的心理侵害和（或）体罚。除 7 个国家外，其余所有国家均有一半以上的儿童遭受过暴力形式的管教。

据 WHO（2020）估计，全球每年约有 40 150 名 18 岁以下儿童死于凶杀。但这个数字还可能被低估，因儿童虐待造成死亡的很大一部分被错误地归因于跌倒、烧伤、溺水和其他原因。虐待儿童的后果包括影响儿童终生身心健康，最终会减缓一个国家的经济和社会发展。

为在 2030 年实现 SDG 16.2，即终止对儿童的虐待、剥削、贩运和一切形式的暴力侵害和酷刑，WHO 联合 10 个国际小组制定命名为 INSPIRE 的方案：7 项结束暴力侵害儿童行为的战略，以终止对儿童的暴力行为。研究显示，该战略中的大多数已被证明对几种不同类型的暴力有预防作用，并且在心理健康、教育和减少犯罪等领域也有益处。

2．儿童青少年婚育情况 2017 年前后，全球范围内估计有 21% 的 20 ~ 24 岁女性声称她们于 18 岁之前结婚或开始同居，表明目前约有 6.5 亿女性在儿童青少年时期即步入了婚姻。早婚和早育是社会不平等和全球健康中的关键问题，与年轻母亲及其后代在短期和长期的不良社会地位和健康密切相关。这些不良方面包括妊娠并发症、孕产妇和新生儿死亡、精神和身体疾病、残疾、儿童早期营养不良和发育迟缓，以及教育、就业和其他社会经济因素等。令人欣喜的是，全球各地的童婚率呈现持续下降趋势，20 ~ 24 岁女性在 18 岁之前结婚或与他人非正式结合的比例从 2003 年的 27.2% 下降至 2018 年的 20.8%，15 ~ 19 岁青少年生育率也从 2000 年的 56‰ 下降至 2018 年的 44‰，尤其是南亚地区女童童婚的风险自 2000 年以来下降了 40% 以上。

一项基于中国人群数据的研究表明，中国 15 ~ 19 岁青少年已婚率和生育率分别从 1990 年 4.7% 和 22.0‰ 下降到 2015 年 2.4% 和 9.2‰。但是城乡之间差距仍然明显，2015 年农村地区 15 ~ 19 岁青少年女性已婚率（3.8%）和生育率（15.4‰）比城市同龄人高出 3 倍以上。在不同受教育水平的个体之间，已婚率有很大的差异，2000 ~ 2010 年期间，15 ~ 19 岁未上高中的女性已婚率有所增加。

SDGs 要求全球采取行动，在 2030 年前消除这种侵犯人权的行为。如果不加快进展，预计到 2030 年将有超过 1.2 亿女童在 18 岁之前结婚。

3．儿童免疫接种 据 WHO（2020）估计，免疫接种每年可避免 200 万~ 300 万人死亡。疫苗不仅可预防白喉、破伤风、百日咳、麻疹等疾病，还可以预防其他健康问题和残疾。这些益处使免疫接种成为最重要的具有成本效益的公共卫生干预措施。2019 年，全球婴儿白喉 - 破伤风 - 百日咳三联疫苗第三剂（diphtheria toxid, tetanus toxoid and pertussis vaccine 3rd dose, DTP3）疫苗接种覆盖率从 2000 年的 72% 上升到 85%，增幅为 13%，保护了全球约 1.16 亿儿童远离相关传染病的侵袭；麻疹疫苗第二剂（meades contaslining vaccine 2nd dose, MCV2）覆盖率自 2000 年以来增加了 4 倍多，已达到 71%；肺炎球菌结合疫苗第三剂（pneumococcal conjugate vaccine 3rd dose, PCV3）覆盖率已达到 48%。中国 DTP3 接种覆盖率和 MCV2 覆盖率在 2018 年均已达到 99%，PCV3 数据尚未统计。然而，据 WHO（2020）估计，全球约 1 970 万儿童仍未接种基础疫苗，在这 1 970 万儿童中，有 60% 以上儿童生活在安哥拉、巴西、刚果民主共和国、埃塞俄比亚、印度、印度尼西亚、墨西哥、尼日利亚、巴基斯坦和菲律宾等 10 个国家 / 地区。在 86 个中低收入国家中，有 29 个国家最富裕的 1/5 家庭婴儿 DTP3 接种覆盖率比最贫穷的 1/5 家庭高出至少 20%，收入水平之间的差距仍然是免疫接种覆盖率的重要影响因素。

（陶芳标）

第二节 母婴健康的相互作用

妇女儿童健康是全民健康的重要基石，是人类生存和发展的要素，妇女儿童的健康水平也直接影响全人类的健康水平。《国民经济和社会发展"十三五"规划纲要》和《"健康中国2030"规划纲要》都将母婴安全和儿童健康作为重要内容。健康的母亲才能孕育健康的儿童，而儿童的健康状况同样会影响到整个家庭的生活质量，母婴健康是相互作用的。

一、母亲健康问题对儿童健康的影响

妇女儿童健康不仅是国际公认的基础健康指标之一，更是衡量社会经济发展和人类发展的重要综合性指标。妇女良好的健康状况是孕育健康儿童的基本前提，胎源性疾病（fetal origin diseases）、健康与疾病的发育起源（developmental origin of health and diseases，DOHaD）和代际效应（intergenerational effects）概念和理论的提出、丰富和发展，使人们对母婴保健的重要性认识更加深刻。

（一）妊娠期代谢性疾病

妊娠是一个特殊的生理过程，为适应胚胎和胎儿的生长发育需要，机体生理代谢会产生不同程度的变化。如果机体不能适应这些变化，内分泌系统的反馈调节与代谢调节平衡失调，就会发生妊娠期代谢性疾病。妊娠期新发或原有的代谢性疾病会改变胎儿宫内生长环境，造成胎儿和出生后儿童的生长发育障碍，增加出生后疾病风险。

1. 孕期甲状腺功能异常对胎儿和儿童生长发育的影响　甲状腺功能异常是妊娠期常见的内分泌疾病。胎儿甲状腺激素（thyroid hormone，TH）在妊娠早期的唯一来源是母体供应，直到妊娠中期，自身才开始产生 TH。之后母体 TH 的供应也会持续到足月，是胎儿 TH 供应的一个重要来源。孕期母体正常的甲状腺功能是胎儿神经系统发育的保证。临床上以促甲状腺激素（thyroid stimulating hormone，TSH）和游离甲状腺素 4（free thyroxine 4，FT_4）作为评价甲状腺功能的指标。孕期甲状腺功能异常主要包括甲状腺功能亢进症（简称甲亢）、甲状腺功能减退症（简称甲减）等，均能对胎儿及出生后儿童的神经、心理、体格、智力发育甚至生命产生不良影响。

甲状腺过氧化物酶是一种常见于甲状腺中的酶，其抗体直接作用于胎盘，对 FT_4 和 TSH 产生影响，从而导致甲状腺功能衰竭和自然妊娠终止。母体甲状腺功能障碍通过最初的转录因子下调而损害子代神经发育。2000 年 Bernal 等研究表明，TH 过多或不足均会导致大脑发育早期的结构和功能变化。2014 年 Andersen 等发现，神经行为障碍包括儿童的注意缺陷多动障碍（attention deficit hyperactivity disorder，ADHD）和孤独症谱系障碍（autism spectrum disorder，ASD）均与母亲孕期甲状腺功能障碍有关。妊娠早期未经治疗的甲状腺疾病也会增加儿童发生注意力或学业问题的风险。2018 年 Andersen 等发现，妊娠早期母体甲状腺功能异常与儿童癫痫、ASD 和 ADHD 有关，但不同暴露类型、年龄和性别之间关联不同。2019 年 Dagnachew 等研究表明，妊娠早期 FT_4 水平的升高与子代抑郁的风险增加有关。

2013 年 Willoughby 等研究显示，甲减孕妇较正常孕妇所生子女左右侧海马体积较小，尤其是右后侧和左前侧部位受损严重，海马体积与孕晚期母体 TSH 水平呈负相关，与 FT_4 水平呈正相关，表明妊娠期甲减引起的 TH 不足对子代海马发育以及记忆力有负性影响。一项评估孕期 TH 水平对 5～6 岁儿童认知影响的实验显示，孕早期母体 FT_4 浓度较低，子代反应速度相对较慢，反应速度的稳定性较差（Finken 等，2013）。有研究发现，亚临床甲状腺功能减退症即使抗体阴性，妊娠结局也较甲状腺功能正常的孕妇差。2018 年 Liu 等研究发现，母亲甲

状腺功能减退，特别是在未经治疗的情况下，会增加儿童患哮喘的风险。

妊娠合并甲亢的母亲生育的子代发生早产和宫内生长受限的危险性显著增加，如未能及时发现和治疗，轻者可引起儿童智力发育障碍和生长发育迟缓，重者可导致死亡。2013 年Männistö 等研究发现，妊娠合并甲亢的孕妇有 2% ~ 10% 可出现胎儿、新生儿甲亢，其中16% 的新生儿死亡或胎死宫内、滞产、发育异常等，而且分娩出的新生儿易出现体格瘦小、肌无力、心动过速、发热、呼吸窘迫或新生儿高胆红素血症。基于荷兰 Generation 研究，发现孕早期母体高 FT_4 与子代低出生体重密切相关，是小于胎龄儿（small for gestational age infant，SGA）主要的危险因素，研究提示即使孕妇甲状腺功能轻度异常也会对胎儿结局产生不良影响。中国安徽出生队列研究表明，孕早期妇女发生甲亢，胎儿流产、低出生体重、先天性循环系统缺陷的风险分别增加 13.45 倍、9.05 倍和 10.44 倍。另有报道显示，严重的甲亢可引起流产、生长受限、早产、先天畸形。

2．妊娠糖尿病对子代体格发育及神经系统发育的影响　妊娠糖尿病（gestational diabetes mellitus，GDM）是一种常见的代谢并发症，是指在妊娠期间发生或首次发现的糖耐量异常，这种情况通常在分娩后不久就会消失。GDM 的流行率高达 20%，中国妇女 GDM 的发生率高于白人或黑人。

GDM 不仅会增加母亲患 2 型糖尿病的风险，还会对子代的健康产生短期或长期不良影响。2019 年 Tavares 等发现 GDM 与围生期并发症发病率和死亡率的风险较高有关，其主要是大于胎龄儿（large for gestational age，LGA）。新生儿先天畸形、低血糖、红细胞增多症、肥厚型心肌病和高胆红素血症都与 GDM 有关。2019 年 Li 等研究发现 GDM 与新生儿呼吸窘迫综合征风险增加有关。2019 年 Zhao 等发现 GDM 可能是高加索人群 ADHD 的危险因素。美国的一项大规模调查发现，在 GDM 孕妇的子代中 17.1% 有超重的风险，9.7% 在青春早期超重；而在非糖尿病孕妇子代中，这一比例分别为 14.2% 和 6.6%；GDM 孕妇的子代青春期超重的风险是非糖尿病患者子代的 1.4 倍。长期研究的证据表明，GDM 孕妇的子代在成年期患糖尿病和心血管疾病的风险也在增加。图 2-6 反映了妊娠期糖尿病与儿童神经发育后遗症的病理生理学基础。

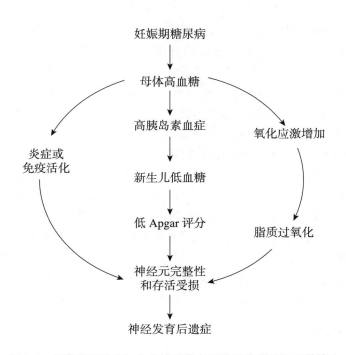

图 2-6　妊娠期糖尿病与儿童神经发育后遗症的病理生理学基础

（二）孕妇营养不良

1. 孕前肥胖和孕期过度增重对胎儿和儿童生长发育的影响 近 10 年来育龄妇女中肥胖患病率逐步上升，孕妇肥胖对妊娠期并发症及分娩结局的影响，逐渐成为产科和公共卫生工作者关注的热点。正常体质指数（body mass index，BMI）妇女孕期过度增重会导致子代早产发生风险增加，肥胖孕妇巨大儿发生率增加 3～4 倍，早产、难产、剖宫产率逐年升高；新生儿窒息、胎儿窘迫等不良分娩结局发生率也较高。

2007 年 Oken 等研究发现与孕期增重适中组相比，孕期增重过多组的子代在 3 岁时发生肥胖的风险增加 4.39 倍。2008 年 Wrotniak 等开展的队列研究结果亦发现，孕期增重超过美国医学会推荐范围会增加子代 7 岁时肥胖的风险。孕产妇肥胖不仅增加死胎、死产、早期新生儿死亡等不良围生期结局，还可增加结构性缺陷的风险，特别是先天性心脏病和神经管缺陷。2009 年 Stothard 等进行系统综述和 Meta 分析表明，与孕期增重符合临床推荐的孕期增重标准的孕妇相比，孕期过度增重妇女的子代神经管畸形比值比（OR）及其 95% 可信区间（CI）为 1.87（1.62～2.15）、脊柱裂为 2.24（1.86～2.69）、心血管畸形为 1.30（1.12～1.51）、房间隔异常为 1.20（1.09～1.31）、唇腭裂为 1.20（1.03～1.40）、肛门直肠闭锁为 1.48（1.12～1.97）、脑积水为 1.68（1.19～2.36）、肢体短缩异常为 1.34（1.03～1.73）。2010 年 McDonald 等对超重、肥胖母亲和早产进行 Meta 分析，结果显示超重和肥胖不仅增加子代妊娠 37 周前早产的风险，同时还可导致妊娠 32 周前早产的发生风险增加。孕前超重或肥胖妇女的脂肪会随着孕周的增加逐渐在胎儿体内堆积，这使得子代巨大儿的发生率明显高于正常体重孕妇的子代。而巨大儿在生命后期患肥胖的风险较高，是糖尿病、高血压等疾病的危险因素。此外，肥胖母亲的子代在心理健康状况方面比正常体重母亲的子代差。

2. 孕期营养不足对子代远期健康影响 对孕期营养不足特别是全球多个国家不同时期的饥荒研究，发现孕期营养不足不仅导致胎儿生长受限、低出生体重，而且与成年期代谢性疾病，诸如肥胖、心血管疾病、糖尿病和糖耐量异常有关，同时还与精神障碍、老年性神经退行性疾病有关，增加老年期出血性心脏病死亡的发生风险等。这些发现还进一步推进了胎儿编程（fetal programming）及胎源性疾病假说的提出，并使人们很快地认识到，成人期许多疾病与出生后特别是婴幼儿时期的生长模式、不良经历有关，随后胎源性疾病假说整合到 DOHaD 理论。DOHaD 理论强调，胚胎早期发育的健康编程过程中，人类生命早期的营养状况对生命后期的健康具有长远的影响。孕期营养不足对子代远期效应成为研究热点，学者们也相继提出了节约表型（thrifty phenotype）、预测适应性应答（predictive adaptive responses）等理念和假说，为孕期胎儿的营养环境可对其后期各器官功能产生长期乃至终生的影响提供了强有力的理论依据。怀孕期间的营养不足与子代外化行为问题和注意力缺陷的风险增加有关，并在某种程度上与儿童的认知功能较差有关。相关动物实验发现，围生期母鼠低蛋白饮食可导致仔鼠体重、海马和大脑皮质蛋白含量及脑源性神经营养因子（brain derived neurotrophic factor，BDNF）水平均明显低于正常喂养组仔鼠，水迷宫实验发现围生期蛋白质营养不良对仔鼠空间辨别能力有损害作用。2011 年 Sandovici 等研究发现孕期低蛋白饮食能够诱导 *Hnf4a* 表达水平降低，仔鼠在出生 17 个月后出现明显的 2 型糖尿病症状，这一结果表明生命早期的营养状况可对人体的生命周期产生长期影响，早期宫内营养不足可诱导胎儿机体结构、功能、代谢永久性的改变，导致后期代谢性疾病的发生。不仅如此，宫内营养不足的适应与出生后高营养环境的不匹配可引起肥胖及代谢异常，且这种影响可通过表观遗传学机制持续几代人。

（三）孕期心理社会应激

妊娠期是妇女的重要时期，孕产妇生理上发生巨大变化的同时，还要适应妊娠引起的心理、社会角色等诸多变化，这使得她们较平时更易发生应激反应，进而危及母婴健康。

1. 孕期应激和情绪反应对胎儿发育的影响　孕妇应激状态通过下丘脑 - 垂体 - 肾上腺系统的激活，导致皮质醇浓度升高，从而对发育中的胎儿造成损害。研究显示，与妊娠相关的焦虑和恐惧以及经历的负性生活事件作为一种心理社会应激，与产科并发症、低出生体重等发育异常的短期和长期效应相关。持续或严重的妊娠期心理应激会导致孕妇产生一系列的心理和生理反应，既与不良妊娠结局和围产期结局有关，还会增加子代出生缺陷的风险，对子代健康和行为产生远期影响。

近年来，越来越多的流行病学研究结果表明，孕期应激与焦虑可诱导母体和胎儿血浆糖皮质激素（glucocorticoid，GC）显著升高，造成胎儿生长受限、多种疾病的易感性增加以及认知和情感障碍；较高水平的应激还可造成婴儿神经发育得分较低，如妊娠早期高度紧张、焦虑的女性，其子代 Bayley 发育量表精神运动得分较低，环境适应性差。此外，与正常母亲相比，抑郁母亲的儿童发生 ADHD 的风险增加 3 倍。

研究结果表明，孕妇产前应激是影响胎儿大脑发育表观遗传机制的一个重要来源，并增加子代甚至几代人情绪失调和精神障碍的发生风险。怀孕期间的心理社会影响，例如紧张的生活事件和慢性压力，分别与子代神经精神疾病和炎症相关。

2. 孕期应激和情绪反应诱导的编程效应　20 世纪 80 年代后期英国南安普顿大学流行病学家 Barker 教授提出胎儿编程假说，即生长发育的关键期，不良的宫内环境会改变胎儿的生长发育，这一改变对子代的远期健康和疾病状况均产生影响，因而出现"胎源性疾病"的概念。胎儿发育是遗传和环境因素相互作用的编程过程，当发育编程受到环境因素影响时，表观遗传修饰可发生改变，从而导致出生缺陷或增加子代成年期疾病的易感性。有报道显示，产前应激能够预测子代成年期的行为和情感问题，这也为产前应激的编程效应提供依据。2003 年 O'Connor 等进行的前瞻性队列研究，在控制产科因素、心理社会的不利条件、产后焦虑和抑郁等混杂因素后，发现孕晚期焦虑水平较高的母亲其子代 81 月龄时行为、情绪问题发生率较高，作者由此推测孕期应激或焦虑对胎儿具有编程功能且其影响至少持续到儿童期中期。GC 是主要的应激性激素之一，许多应激后的生理效应都是由 GC 引发的。适量的 GC 可提高代谢功能，增强机体的抗应激能力，但过高的 GC 释放会改变代谢平衡和降低免疫功能。2008 年 Sarkar 等的研究结果表明，产前紧张可诱导孕妇皮质醇升高，增加胎儿皮质醇的暴露，进而导致胎儿暴露于较高的 GC 环境中，引起宫内组织编程改变，影响胎儿多个器官的发育，并永久影响子代神经系统与内分泌功能，这一过程称为"胎儿 GC 编程效应"。图 2-7 反映了孕妇产前营养和应激交互作用对子代大脑编程和神经发育结局的影响。

3. 围生期抑郁　妊娠期抑郁与不良分娩结局之间呈正相关。怀孕期间的抑郁症状会产生负面结果，影响妇女的分娩体验，降低新生儿带来的幸福感，减少与新生儿情感交流。此外，研究发现，超过 13% 的妇女在孕期或产后一年伴随抑郁情绪症状，超过 18% 的妇女会发展成为焦虑症状。产后抑郁与胎儿整体脂肪分布增加相关联，这与母乳喂养减少、人工喂养增加相关，可能是肥胖发展的一种促进机制。产后抑郁还会降低亲子联结，危害儿童早期依恋，甚至影响终生心理行为发育和家庭功能。

二、母婴联结（依恋）

母婴联结（mother-to-child bonding）是指母亲和婴儿之间的早期情感纽带，是婴儿与母亲发展亲密关系的一系列行为，是母亲和儿童形成的一种重要和有价值的独特关系。这种情感关系是在怀孕期间形成的，并与妇女和儿童的心理社会结果有关。这种关系被认为是儿童社会和情感发展的主要组成部分之一。在这种关系中，儿童学会与他人互动和交流，是形成儿童未来行为的基础。母婴之间的关系被认为是健康和安全的依恋关系，在心理发展中起着中心作用，

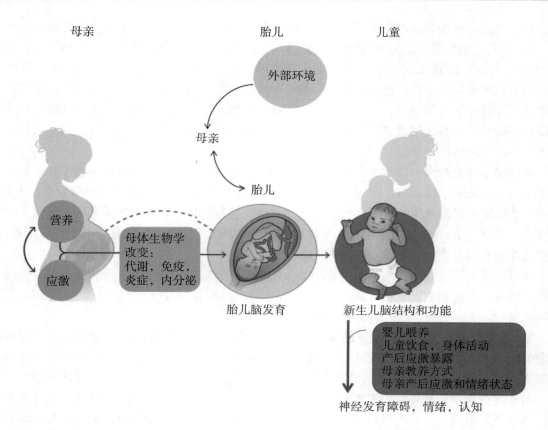

图 2-7　产前营养和应激交互作用对子代大脑编程和神经发育的影响

　　婴儿与其照顾者之间的早期互动是儿童心理健康的基础。随着时间的推移，这些安全的依恋关系会成为儿童整个发展过程中取得积极成果的基础，会对儿童的心理健康有长期的影响。最初的概念是在出生后的"关键期"内形成，由身体接触介导，现在被解释为父母的"情感状态"，在怀孕期间或出生后立即出现，并在婴儿生命的头几个月继续发展，可以使用产妇自我报告工具进行评估。身体接触是母婴联结的必要条件，母乳喂养是促进母婴联结的一种途径。

　　母婴联结对于婴儿的发育和健康非常重要。母亲与婴儿的亲密关系为整个生命周期中的安全依恋提供了基础，并组成了婴儿社会情感发展的许多方面，包括后来的养育。2018 年Shoghi 等研究发现母亲每天给早产儿按摩可以促进和保持母亲与婴儿之间的情感依恋。母亲通过唱摇篮曲可以改善母婴之间的关系，也可以对新生儿的行为和母亲的压力产生积极的影响。一项队列研究表明，社会支持的力度和社会支持的满意度显著影响产后母婴联结和产后抑郁。

三、慢性病儿童的家庭生活质量

　　生活质量（quality of life，QOL）是根据个人生活的文化和价值体系以及他们的标准、目标和期望，对他们在生活中地位的看法评估，也是对各个广泛领域的福祉的全面评估。生活质量的领域包括健康、情感、认知、社会福利以及家庭功能。患有慢性疾病儿童的父母容易睡眠不足、睡眠受损，同时此类家长患癌症、心血管疾病、传染病、肥胖和过早死亡的风险增加。随着孩子被诊断患有慢性疾病，家庭结构和家庭角色也会发生一些变化，相应地也会改变家庭的生活质量。

（一）儿童哮喘和其他过敏性疾病对家庭生活质量的影响

哮喘（asthma）是一种异质性、慢性、复杂性、炎症性的呼吸系统疾病，可引起反复喘息、胸闷、呼吸困难和咳嗽，成为儿童和青少年最常见的慢性疾病。巴西的一项研究表明，哮喘的严重程度和控制情况影响哮喘患者及其家庭的生活质量。同时 2019 年 Ibrahim 等也发现，未控制的哮喘与哮喘儿童和照顾者的生活质量差有关。特异性皮炎（atopic dermatitis，AD）是最常见的儿童慢性疾病之一，在发达国家，每 5 名儿童中就有 1 名患有 AD。基于诊所的小型研究数据表明，AD 患儿的父母常常会出现睡眠不足的现象。在儿童 11 岁前，他们难以入睡，主观上睡眠不足，白天精疲力竭。在照顾患有 AD 的儿童时，临床医生应考虑母亲的睡眠障碍和照顾者的疲劳。

（二）儿童神经发育障碍对家庭生活质量的影响

神经发育障碍（neurodevelopmental disorder）是一组在发育阶段起病的疾病，会影响大脑的生长和发育。这些障碍一般出现在发育早期，也就是在学龄前期，并以引起个体社交、学业或职业功能损害的发育缺陷为特征。

1. 孤独症谱系障碍　孤独症谱系障碍是一种神经发育性精神疾病，其特点是社会互动障碍、行为和兴趣受限和重复，以及沟通技能不足。随着社会对 ASD 认识的提高和对这种神经发育障碍的早期诊断，其患病率正在逐渐增加。美国 CDC 的一项监测发现，大约每 59 名 8 岁儿童中就有 1 名被诊断患有 ASD。一般来说，抚养 ASD 儿童的父母比抚养典型发育的儿童或其他残疾儿童的父母承受更大的压力，效能感下降、精神和身体健康问题增加以及家庭整体紧张。这种压力往往在儿童确诊前就已出现，并一直持续到成年，因为许多自闭症患者成年后仍同父母生活。2016 年 Vasilopoulou 等发现患有 ASD 儿童的家庭生活质量往往比一般发育的儿童家庭更差。ASD 儿童家庭也承受着抚养 ASD 儿童引发的重大经济负担。此外，ASD 儿童母亲就业的可能性较小，而且她们在就业时的工资可能比正常发育儿童的母亲少。失业会成为对父母福祉的另一个威胁，父母难以满足自身及患有 ASD 的儿童的需求。

2. 智力障碍　智力障碍（intelligence disorder，ID）一般指的是由于大脑受到器质性损害或由于脑发育不完全从而造成的认知活动的持续障碍及整个心理活动的障碍。ID 是在发育阶段发生的障碍，包括智力和适应功能两方面的缺陷，表现在概念、社交和实用的领域中。ID 在一般人群中的总体患病率约 1%，并随着年龄而变化。严重 ID 的患者大约是每 1 000 人有 6 个。ID 患者常伴躯体、神经系统等方面的障碍。ID 起病于发育阶段，那些患有严重 ID 的个体，运动、言语和社交等方面的发育标志延迟在 2 岁前就能识别出来；轻度 ID 患者直到学龄期，当学业困难变得明显才显示出来；而部分轻度 ID 患者适应社会较好，具备一定的社会适应能力，在一般人群中难以识别。ID 患病率存在平均差异，男性比女性更有可能被诊断为轻度（男女比例平均为 1.6∶1）和重度（男女比例平均为 1.2∶1）的 ID。这种差异是因为男性胎儿染色体易感性、遗传异常、产前及新生儿期损伤易感性等多种因素相较于女性胎儿多。

3. 注意缺陷多动障碍　注意缺陷多动障碍首次在 20 世纪初提出，其症状与认知、行为、情感、社会和发展功能障碍以及学习成绩受损有关。根据《国际疾病分类》第 11 版（ICD-11）对 ADHD 的定义，22 个阿拉伯国家的 ADHD 患病率为 1.3% ~ 16%。在埃及的两项研究中，儿童 ADHD 患病率从 8 ~ 10 岁的 6.5% 到 4 ~ 12 岁的 7.5%。另一项研究借助《精神障碍诊断与统计手册第 5 版》（Diagnostic and Statistical Manual of Mental disorders-fifth edition，DSM-5），发现埃及 Fayoum 市 6 ~ 14 岁儿童 ADHD 患病率高达 20.5%。在欧美国家，ADHD 患病率从意大利的 7.3% 到法国和美国的 10.6% 不等。2009 年 Xiang 等调查发现 ADHD 儿童的父母生活质量水平低于健康儿童的父母。

4. 脑性瘫痪 脑性瘫痪（cerebral palsy，CP）是一组持续存在的中枢性运动和姿势发育障碍、活动受限症候群。这种症候群是由于发育中的胎儿或婴幼儿脑部非进行性损伤所致。CP 的运动障碍常伴有感觉、知觉、认知、交流和行为障碍，以及癫痫、继发性肌肉骨骼问题。CP 是一种神经发育障碍，临床特征随着时间的推移而发展，特定的 CP 综合征可能仅在 3～5 岁之后才能识别。此外，CP 是发达国家儿童和青少年身体残疾的主要原因，英国大约每 400 名儿童中就有一名受到这种情况的影响。照顾患有 CP 等慢性疾病的儿童可能比照顾非残疾儿童更有压力，但 CP 的严重程度对父母养育压力影响的证据不完全一致。2009 年 Lach 等发现，严重的 CP 与更高水平的父母压力有关，而 2016 年 Dehghan 等没有发现 CP 的严重程度与父母压力之间的任何关联。儿童的认知功能障碍会对慢性残疾儿童的照顾者产生负面影响，CP 患儿的照顾者的生活质量水平可能低于普通人群。

5. 癫痫 癫痫（epilepsy）是慢性反复发作性短暂脑功能失调综合征，以脑神经元异常放电引起反复痫性发作为特征，是儿童时期常见的慢性神经系统疾病。癫痫的发病率与年龄有关，一般认为 1 岁以内患病率最高，1～10 岁以后逐渐降低。癫痫是一种在世界范围内高度流行的疾病，据报道每 1 000 名儿童中就有 4 至 8 例患癫痫。癫痫的患病率因国家而异，范围从 0.9‰到 58‰。

在癫痫等慢性疾病患者的照顾者中，压力水平往往很高，这可能导致亲子关系质量下降、母亲患抑郁症的风险增加以及出现家庭功能问题。2009 年 Ferro 等发现癫痫儿童的家庭比健康儿童的家庭更有可能经历社会和婚姻问题、亲子关系受损以及更高水平的压力、抑郁和焦虑情绪。因此，不仅要考虑癫痫对儿童自身的影响，还要考虑癫痫对其他家庭成员，包括照顾者和兄弟姐妹的影响。此外，疾病负担可能使与抑郁症有关的情况恶化，特别是母亲往往承担起主要照顾者的角色，因此患抑郁症等心理问题的风险更高。一项关于母亲抑郁的前瞻性研究发现，患有癫痫儿童的母亲中，多达一半的人患临床抑郁的风险增加。事实上，即使是新发癫痫患儿的母亲也有更高的抑郁风险，而儿童的认知障碍是最强的危险因素。除了抑郁外，患有癫痫的母亲的焦虑水平也会更高。因此，在儿科癫痫门诊期间对母亲的心理健康进行定期评估是有必要的。母亲抑郁情绪会对癫痫儿童产生负面影响，因为母亲的负面情绪与儿童较差的健康结果和精神病理相关。大多数研究发现，癫痫患儿父母的生活质量较健康对照组或人口常模差，与其他慢性病儿童父母的生活质量相似。与父亲相比，母亲生活质量与儿童慢性疾病的关联性更强。此外，父母较差的生活质量一直与父母焦虑和抑郁症状、较差的社会经济地位和儿童生活质量有关，表明心理社会因素和医学因素是相互依赖的，心理社会因素在儿童和父母的生活质量和幸福感方面发挥着关键作用。

（陶芳标）

第三节　环境因素对母婴健康的影响

环境可分为自然环境和社会环境两大类，其中自然环境包括物理、化学和生物因素，社会环境包括经济、文化、教育等因素。环境因素是妇幼健康领域的重要影响因素。在人生命历程的关键阶段受到环境有害因素作用可影响生殖和发育。

一、环境暴露对生殖和发育损害的窗口期

DOHaD 理论认为生命早期的环境影响成年期疾病的敏感性或发生风险。近 15 年的科学研究证实，多数细胞和器官具有表型可塑性，受遗传和环境因素的双重作用，发育的关键时间

窗口从孕前、孕期、新生儿期到出生后直至青春期（图 2-8）。因此，孕前及孕期暴露于环境有害因素具有广泛和全生命历程的生殖健康损害。

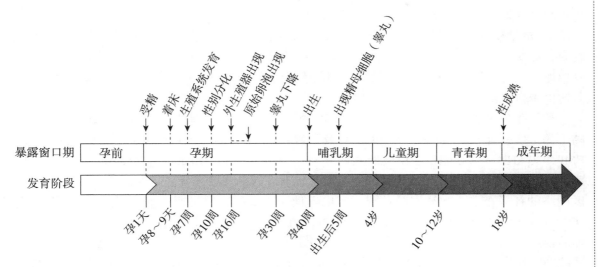

图 2-8　生殖系统关键发育阶段及环境暴露影响组织发生的敏感窗口期

二、环境物理因素与母婴健康

日常生活环境接触的物理因素主要包括气象条件（如温度、湿度、热辐射）、噪声、振动、电磁辐射（如 X 射线、γ 射线、紫外线、可见光、红外线、激光、微波）。以下重点论述几种主要的有害物理因素及其对母婴的健康影响。

1．高温　高温可来自于感染引起的体温升高，也可来自于热水浴、桑拿浴、冬季电热毯的使用、夏季的高温环境或高温工作环境等。高温可导致机体体温调节障碍、水盐代谢紊乱，还可影响心血管系统、泌尿系统和神经系统功能。

孕妇孕早期感染引起的发热与自然流产的发生有关；孕早期感染，或孕早期的热水盆浴、桑拿浴或电热毯的使用引起的高热可导致胎儿神经管畸形。

2．噪声　凡是使人感到厌烦或不喜欢、不需要和造成听觉危害的声响均称为噪声（noise），比如生产性噪声、交通噪声和生活噪声。国际上普遍用分贝 dB（A）作为环境噪声评价指标。30 ～ 40 dB（A）声级的环境是比较安静的环境。

噪声对听觉系统的影响较特殊，当达到一定的噪声强度和接触时间，可导致病理性听力损伤，甚至永久性听力损失，其中高频听力损失可作为噪声性耳聋的早期指标。噪声还可产生听觉外效应，即影响睡眠、干扰休息和对心理产生不良影响，噪声还可影响神经系统引起神经衰弱综合征，导致心血管系统、消化系统、免疫系统等的异常。职业性长期噪声暴露可引起女工月经周期紊乱、经量异常和痛经。孕期接触噪声可引起孕周缩短、新生儿低出生体重等不良生殖结局。2018 年 Fariba 研究发现，环境噪声特别是交通噪声可损伤儿童的神经发育，增加注意缺陷多动障碍发生的风险。

3．振动　振动（vibration）是物体在外力作用下以中心位置为基准呈往返振荡的现象，可分为全身振动和局部振动。振动对机体的影响取决于振动频率、振幅、作用方向和时间。

强烈的全身振动可影响神经系统，引起机体疲劳感、食欲减退、睡眠障碍、头晕、焦虑等不适表现；还可引起肌紧张度增高、肌肉骨骼损伤；振动可损伤耳蜗听觉细胞，可导致听力的损伤。局部振动的早期影响以神经系统改变为主，之后为对局部微循环和骨 - 关节系统的影响。全身振动对女性生殖功能的影响较大，特别是周期性大振幅的振动。接触全身振动的公共汽车女司机和售票员的月经异常患病率较高，表现为月经紊乱、经量增多和痛经。全身振动由于振动影响盆腔器官的血液供应，导致子宫和胎盘血液和营养供应不足，影响胎儿生长发育，可引起自然流产、早产及低出生体重儿的发生。

4. 电磁辐射 电磁辐射（electromagnetic radiation）包括电离辐射（即能引起物质电离的辐射，如 X 射线、γ 射线、α 射线、β 射线、中子等）和非电离辐射（工频与射频、红外与紫外辐射、可见光与激光）。电磁辐射对机体产生影响的程度与电磁辐射的强度、接触时间、射频防护措施等有关。

孕妇受到 X 射线、γ 射线等电离辐射可引起流产、早产、胎儿生长受限、眼畸形及小头畸形等危害。随着手机的广泛使用和普及，射频（radio-frequency electromagnetic fields，RF-EMF，30 kHz ~ 300 GHz）和极低频电磁场（Extremely low-frequency electromagnetic fields，ELF-EMF，3 ~ 3000 Hz）成为普通人群电磁辐射暴露的主要来源。此外，发达国家和 5G 地区网络的社区覆盖、无线网络及智能家电等使这类电磁辐射迅速增加。国际癌症研究机构2001 年将 ELF-EMFs 划为人类可疑致癌物，2011 年又基于长期使用手机与脑瘤发生风险增加的证据，将 RF-EMFs 也划为人类可疑致癌物。在生命早期，组织器官的分化、成熟、神经系统的快速发育，使胚胎和处于发育期的儿童可能比成人对电磁辐射的危害更敏感。2017 年Birks 等对 5 个出生队列 83 884 对母亲 - 儿童样本的分析提示，孕期使用手机可能与儿童行为问题，特别是多动 / 注意缺陷问题的发生有关，但仍需进一步在不同地区，不同人群进行研究。2019 年 Tsarna 等基于 4 个出生队列 55 507 个样本的数据分析了孕期使用手机与妊娠结局的关系，未发现对胚胎生长和出生体重产生影响，但可能与孕周缩短有关。

三、环境化学因素与母婴健康

环境化学因素种类繁多、成分复杂，既包括人类生存和健康必需的有机和无机物质，又包括在人类生活、生产活动中排出的大量有毒化学物质，这些物质可通过大气、水体、食物、土壤、居室环境等多种环境介质作用于人体。目前工业化学品有 70 000 ~ 100 000 种，其中超过5 000 种年产量过亿吨。截至 2019 年中旬，《化学文摘》已注册的化学物质有 1.525 亿，每天新增约 15 000 种物质。而新合成的化学物质做过毒性检测和人体发育毒性检测的仅占很小比例。科学研究表明，环境化学因素在发育关键窗口期（比如孕期）的暴露可导致个体生命历程的多种损害，并具有代际传递的潜在风险。

（一）重金属

1. 铅 铅在自然界广泛存在，由于工业生产的大量开采和使用，造成生产和生活环境的铅污染。铅可通过消化道和呼吸道进入人体。铅可通过胎盘屏障进入胎儿体内而影响其生长发育，铅还可通过母乳进入婴儿体内影响其发育及健康。目前多关注低水平铅暴露对母婴及儿童的健康危害。

职业性铅接触可影响女工生殖功能已得到公认。铅作业女工月经异常患病率增加，主要表现为月经周期延长或紊乱，经量减少以及痛经，严重者可导致不孕。无论职业性铅暴露还是环境铅暴露的孕妇，其新生儿血铅水平与母体血铅水平均呈正相关。孕期宫内铅暴露水平较高时，可导致低出生体重儿、小于胎龄儿、宫内发育迟缓的发生风险增加。胎、婴儿及儿童中枢神经系统极易受铅的损害。铅可影响记忆、语言和空间抽象能力、感觉和行为功能。表 2-4为美国国家毒理部（National Toxicology Program，NTP）有关低水平铅暴露对生殖和发育影响的汇总结论。

表2-4　2012年NTP对于低水平铅暴露生殖和发育效应的结论

健康效应	研究人群或暴露窗口期	NTP结论	血铅证据	骨铅证据
青春期延迟	孕期	不足	无	无
	儿童期	充分	有，＜ 10 μg/dL	无
		有限	有，＜ 5 μg/dL	无
出生后生长	孕期	有限	有，＜ 10 μg/dL	1 个研究
	儿童期	充分	有，＜ 10 μg/dL	1 个研究，但无相关证据
精液参数	男性	充分	有，＞ 15 μg/dL	无
受孕力 / 延迟受孕时间	男性：受孕时间	充分	有，＞ 20 μg/dL	无
	男性：受孕力	有限	有，＞ 10 μg/dL（1 个研究）	无
	女性	不足	不确定	无
自发流产	女性	有限	有，＜ 10 μg/dL	无
宫内发育迟缓和低出生体重	女性	充分	有，＜ 5 μg/dL	有
早产	女性	有限	有，＜ 10 μg/dL	无
内分泌效应	成年人	不足	不确定	无

　　儿童铅的吸收主要经消化道，且吸收率高达42% ~ 53%，但是儿童铅的排泄率相对较低，因此易造成对铅毒性敏感的组织损伤。儿童铅中毒诊断并不表示儿童具有铅中毒的症状，而是指儿童体内的铅负荷已处于有损儿童健康的危险水平，主要诊断依据为儿童血铅浓度。美国国家疾病预防控制中心 1991 年制定儿童铅中毒的标准为血铅达到 100 μg/L（0.483 μmol/L），2012 年，美国将儿童血铅标准降至 50 μg/L。有证据表明，低水平铅暴露（血铅水平＜ 7.5 μg/L）与儿童智商（IQ）降低有关。2003 年 Canfield 等估计，人的一生中血铅水平从 10 μg/L 增加到 100 μg/L，IQ 降低 7.4 分，此外，儿童的高血铅水平与 ADHD 等神经发育障碍的风险增加有关，提示儿童慢性铅中毒的健康风险。

　　2．汞　汞以金属汞、无机汞和有机汞形式广泛存在于自然界。汞的毒性与其存在形式、暴露年龄、剂量、暴露时间及途径等有关。金属汞及无机汞化合物均可引起急性中毒及慢性中毒。目前典型的急性中毒很少见，职业性汞中毒多为慢性中毒表现，主要表现为神经系统功能紊乱症状，随着病情发展可表现震颤、易兴奋和口腔炎等。

　　职业性接触汞可引起女工月经异常，表现为经期紊乱和经量的变化，甚至引起不孕发生的风险。此外，汞还可引起流产、早产、死产等不良生殖结局。甲基汞中毒（水俣病）是生活环境最典型的汞中毒事件。甲基汞具有高脂溶性和神经毒性，故中毒妇女神经系统损伤症状突出。甲基汞易通过胎盘屏障及血脑屏障，引起胎儿弥漫性的脑损伤，表现为胎儿出生后听觉和视觉功能、注意力、语言、运动及认知发育异常，即先天性水俣病（congenital Minamata disease）。此外，甲基汞可经乳汁分泌排出，且婴儿对汞的吸收率高于成人，加重哺乳期婴儿的神经系统损害症状。

　　3．镉　镉在工业上的生产和使用可造成水体、大气和土壤的污染。职业人群主要通过呼吸道接触，普通人群镉的来源主要是食物和吸烟。镉在体内主要蓄积在肝和肾，半衰期较长，为 5 ~ 40 年。

　　镉能在妇女的卵巢和血液中蓄积。接触镉女工月经周期紊乱，并可引发原发性闭经或 40 岁前绝经。研究显示，镉可改变胎盘和新生儿的表观遗传、降低认知功能、增加男孩发生情绪问题的风险。

（二）持久性有机污染物

持久性有机污染物（persistent organic pollutants，POPs）是指进入环境的化学污染物难以降解，在环境中长期持续存在的化学污染物，包括农药、工业化学物（多氯联苯、全氟化合物等）及工业副产品（二噁英和呋喃类化合物）。POPs 具有生物蓄积作用和生物放大作用，可引起多种环境效应和健康损害，干扰生殖内分泌，引起癌症、心血管疾病、糖尿病、肥胖、生殖和神经功能损伤等。

1. 多氯联苯 多氯联苯（polychlorinated biphenyls，PCBs）是人工合成的多氯芳香类有机化合物，广泛应用于润滑剂、油墨、绝缘材料、阻燃材料、增塑剂等工业生产中，可造成水体及土壤等环境介质的污染，并具有生物富集作用。PCBs 可通过呼吸道、消化道和皮肤进入机体，广泛分布于全身，以脂肪和肝组织中含量最多。

多氯联苯可损伤内分泌和生殖功能，引起不良生殖结局，表现为月经异常及流产比例增多。PCBs 可通过胎盘屏障进入胎儿体内，引起新生儿低出生体重及儿童期的注意缺陷多动障碍等神经行为问题。PCBs 危害人类的典型事件即台湾的"油症儿"事件，孕妇食用被 PCBs 污染的米糠油导致中毒，中毒者表现为皮疹、色素沉着和胃肠道症状。中毒孕妇所生新生儿出现体重降低、皮肤色素沉着、出生牙等"胎儿多氯联苯综合征"的表现。此外，PCBs 还可通过乳汁进一步造成婴儿暴露，对儿童的生长发育及认知功能产生潜在影响。美国自 1979 年禁止 PCBs 的使用，但孕妇体内仍可检测到 PCBs。国际癌症研究机构 2013 年将多氯联苯确定为 I 类致癌物。

2. 全氟化合物 全氟辛烷磺酸（perfluorooctane sulphonate，PFOS）和全氟辛酸（perfluorooctanoic acid，PFOA）作为高效的表面活性剂，是目前工业上使用量最大的两种全氟化合物，也是多种全氟化合物在环境中的最终转化产物。

全氟化合物可以与人和动物体内的蛋白质紧密结合，对生物机体的健康产生不利的影响，例如引发癌症、内分泌干扰作用、生殖和发育毒性。90% 以上的孕妇血清中可检测到 PFOS 和 PFOA，美国加州妇女血中 PFOA 浓度从 20 世纪 60 年代到 80 年代增加了 10 倍，从 2009 年开始下降，孕期全氟化合物暴露可引起低出生体重和胎儿宫内发育迟缓。

3. 有机氯农药 有机氯农药是一种广谱、高效、高残毒的杀虫剂，包括以苯为原料的有机氯农药，比如滴滴涕（dichlorodiphenyltrichloroethane，DDT）和六氯环己烷（Hexachlorocyclohexane，BHC），以及以环戊二烯为原料的有机氯农药，比如氯丹、狄氏剂、毒杀芬等。由于有机氯农药进入环境后很难被化学、生物和光解反应降解，且具有生物富集作用，从 20 世纪 70 年代美国全面禁止使用，但在孕妇体内仍可检出有机氯农药。

有机氯农药的慢性毒作用包括损害肝肾功能，以及对神经系统和内分泌功能的干扰作用，属于环境内分泌干扰物的一种。进入孕妇体内的有机氯农药可通过胎盘进入胎儿体内，对妊娠结局及胎儿发育产生不良影响。孕期接触 DDT 还具有远期效应，可能引起婴幼儿期语言、记忆或认知等的损害。此外，孕期有机氯农药暴露还与子代肿瘤的发生风险相关。

（三）非持久性生物蓄积污染物

非持久性生物蓄积污染物（non-persistent biological accumulation of pollutants）是指在体内很快代谢或清除，半衰期通常在 24 h 内的污染物。许多化学物属于这类污染物，监测和研究较多的是酚类和邻苯二甲酸酯类。

1. 双酚 A 双酚 A 被广泛用于电子产品、食品／药品包装材料、饮料容器、餐具及化妆品。因此，普通人群及孕妇的日常生活均可能接触双酚 A。机体可通过消化道、呼吸道及皮肤暴露于双酚 A。通过消化道暴露的双酚 A 可快速被人体吸收，在肝代谢，经尿液排出。在人体多种生物样本中可检测到双酚 A，比如孕妇尿液、羊水、母乳，以及新生儿和儿童体内。

双酚 A 具有生殖毒性和发育毒性，可引起复发性流产，孕期暴露于双酚 A 可引起男性新生儿甲状腺刺激激素的降低，还可导致女性后代多动及情绪异常等行为的发生。

2. 邻苯二甲酸酯　邻苯二甲酸酯（phthalates，PAEs）是一类生产量大、应用普遍的有机化合物，广泛用于塑料制品、儿童玩具、食品包装的增塑剂、人工瓣膜的润滑剂、化妆品及家庭日用品、室内装潢材料等，可造成大气、水体和土壤的污染。由于环境中存在的 PAEs 多达 20 种，因此，应关注 PAEs 联合作用的健康危害。

通过消化道摄入是机体暴露于 PAEs 的最主要途径，此外还可通过呼吸道、皮肤接触等进入人体。超过 90% 北美和欧洲孕妇人群的尿液中可检测到 PAEs 代谢物。PAEs 是一类重要的环境内分泌干扰物，影响女性及男性的生殖内分泌功能，可引起性早熟、女性受孕力降低。此外，PAEs 还可通过胎盘进入胎儿体内，增加流产的发生风险。母亲孕期接触 PAEs 可引起早产、低出生体重、导致男性后代生殖器发育异常、男童男性化行为减少。孕期暴露于 PAEs 可影响婴幼儿期认知和行为发育。研究提示 PAEs 亦有作为子宫内膜异位症病因的可能性。新生儿和婴儿还可通过乳汁暴露于 PAEs。

（四）其他化学污染物

环境化学因素种类繁多，除上述在环境中广泛存在、生殖和发育毒性研究较多的污染物，挥发性有机溶剂、空气污染及多环芳烃暴露的生殖健康损害也不容忽视。

挥发性有机溶剂广泛应用于制造业，干洗、印刷等服务业，以及油漆稀释剂、去污剂、指甲油去除剂等日用品中，包括苯、甲苯和二甲苯、乙醇、甲醇、苯酚、三氯乙烯、甲醛等，可通过呼吸道、皮肤和消化道途径进入人体。挥发性有机溶剂通常职业性接触机会较多。研究发现，职业性接触有机溶剂可导致自然流产、低出生体重和出生缺陷患病率增加。甲醛暴露可增加人群鼻咽癌的发生风险，还可能增加儿童白血病的发生风险。2004 年国际癌症研究机构将甲醛归入 I 类致癌物。

空气污染是全球疾病负担重要的环境危险因素。人的一生会暴露于不同类型及不同浓度的空气污染物。空气污染可引起急性呼吸系统感染、慢性阻塞性肺疾病、哮喘、心血管疾病及肺癌。近十年来，大量研究提示孕期暴露于空气污染与不良妊娠结局有关，特别是对胚胎发育及孕周的影响，主要涉及的空气污染物包括颗粒物（particulate matter，PM）（PM_{10}、$PM_{2.5}$、PM_1 等）、NO_2、CO、O_3 和多环芳烃（polycyclic aromatic hydrocarbons，PAHs）等。出生后暴露于 PM、O_3 和 NO_2 等空气污染物可增加婴儿死亡的风险。PAHs 可通过胎盘屏障进入胎儿体内，使胎儿宫内发育迟缓、低出生体重儿及早产的风险增加。孕期 PAHs 暴露还可导致子代幼儿期认知发育迟缓、学龄期智力水平的下降，以及注意缺陷障碍等行为异常风险增加。此外，儿童期长期暴露于交通污染物可增加儿童哮喘的发生风险。

四、环境生物因素与母婴健康

妇女妊娠期机体会发生一系列生理变化，特别是在妊娠前 3 个月，包括免疫功能下降和对病原微生物的易感性增加。细菌、病毒和原虫等病原微生物引起的原发感染或继发感染，除可引起孕妇本身的病理反应，还可不同程度影响胎儿的发育和健康。

（一）生物因素影响胎婴儿发育的关键期

生命早期病原微生物感染对胎儿和新生儿是否产生影响及影响的严重程度与宫内感染发生的时间、微生物的种类及感染的严重程度等因素有关。母亲孕期发生感染可引起自然流产、死胎、早产、新生儿低出生体重，甚至新生儿死亡。Khan 等（2017）总结了新生儿感染发生的关键期及影响（表 2-5）。

表2-5　病原体引起新生儿感染的关键期及影响

病原体	新生儿感染的关键阶段					引起流产或胎儿死亡
	孕早期	孕中期	孕晚期	分娩期	产后	
病毒						
风疹病毒	+					是
巨细胞病毒	+	+	+	+	+	是
寨卡病毒	++	+	+			/
水痘 - 带状疱疹病毒			+	+	+	否
单纯疱疹病毒				+		是
人类免疫缺陷病毒			+	++	+	是
乙肝病毒				+		否
原虫						
弓形虫	+	+				是
细菌						
梅毒螺旋体		+	+			是
B 型链球菌				+		是

（二）典型环境生物因素

1．风疹病毒　风疹病毒主要经空气飞沫传播，孕妇感染后本人的临床症状轻微，仅有类似感冒症状，一般预后良好。孕妇原发性感染风疹病毒，若发生病毒血症，病原体可经胎盘或上行感染羊水，引起胚胎或胎儿感染。孕早期严重感染可引起流产、死胎或先天性风疹综合征（congenital rubella syndrome，CRS）。在育龄妇女风疹易感率高的国家，CRS 的发生率高。先天性风疹综合征患儿最常见的症状是耳聋、白内障和心血管系统缺损，称为 CRS 三联征。儿童和青少年也是风疹的易感人群，儿童感染风疹病毒可表现急性呼吸道症状，严重者可引起风疹全脑炎，或退行性脑疾患。由于风疹感染对胎婴儿发育及儿童的危害严重，WHO 于2000 年发布接种风疹疫苗的免疫策略，风疹的发病率在许多国家已明显下降，为了达到在世界范围内消灭风疹的目标，各国应努力通过常规免疫接种服务或人群接种活动免疫青少年女性和（或）育龄妇女，从而消除孕妇风疹感染的风险。此外，对育龄妇女风疹疫苗的接种要考虑疫苗对胚胎发育的可能影响，避免育龄妇女接种风疹疫苗后 3 个月内妊娠。

2．巨细胞病毒　巨细胞病毒有严格的种属特异性，致人类感染的是人巨细胞病毒（human cytomegalovirus，HCMV）。人群对巨细胞病毒普遍易感，通常年龄越小，易感性越高，病情越重。巨细胞病毒感染率存在国家和地区差异，发达国家感染率低于发展中国家。巨细胞病毒可通过日常生活接触、医源性传播（比如输血或器官移植）和母婴传播。免疫功能正常的人群感染 CMV 多为隐性感染，而免疫功能低下或缺陷的人群感染，则临床症状较严重或呈现全身感染的表现。孕妇感染 HCMV，只有 5% ～ 15% 的感染孕妇出现发热、乏力、肌痛等流感症状，大多数感染孕妇为隐性感染。宫内 HCMV 感染对胎儿影响的严重程度与孕妇感染发生时的孕周及原发感染还是继发感染有关。孕妇感染发生的孕周越早对胎儿影响越严重，原发性 HCMV 感染可导致 40% 的胎儿感染，其中 10%～15% 为有症状者，表现为黄疸、肝脾大、小头、听觉系统损害、网状内皮系统或中枢神经系统受损等，其余为亚临床感染。个别隐性感染婴儿在出生后数年内出现视力障碍、耳聋或智力低下等症状。巨细胞病毒一旦感染胎儿，其危害较严重，因此，预防宫内感染尤为重要。计划怀孕的育龄妇女可在孕前测定巨细胞病毒的抗体滴度，若孕前感染需治疗痊愈后再妊娠；孕期一旦发现可疑 HCMV 感染，尽快确定原发或继发感染，并采取相应处理措施，以减少对胎儿的危害。

3. 单纯疱疹病毒　单纯疱疹病毒（herpes simplex virus，HSV）感染呈全球性分布，单纯疱疹病毒有 HSV-1 型和 HSV-2 型两个血清型。主要传播途径为接触传播和母婴传播，新生儿 85% 单纯疱疹病毒感染为分娩时经产道感染，5% 在孕期感染、10% 在出生后接触感染。单纯疱疹病毒的人群感染很普遍，普通人群感染单纯疱疹病毒多为隐性感染，少数人会出现皮肤疱疹病变。孕妇原发性感染 HSV，可引起胎儿宫内感染。孕妇继发性感染较少引起胎儿宫内感染，未见引起早产及新生儿低出生体重。预防的重点为避免胎儿及新生儿感染，应及时发现孕晚期的原发性 HSV 感染，积极采取治疗措施，并在分娩中切断可能的传播途径。

4. 人类免疫缺陷病毒　人类免疫缺陷病毒（human immunodeficiency virus，HIV）主要通过性传播和医源性输血等感染普通人群，而孕妇感染可导致 HIV 母婴传播，包括经胎盘传播、分娩时产道感染和出生后的母乳喂养传播。2013 年，约 150 万孕妇在分娩时为 HIV 感染者，生活在低收入及中等收入国家 54% 的孕妇未能获得 HIV 感染的检测，得不到 HIV 的预防和治疗。2014 年联合国艾滋病规划署报告显示，约 1/3 HIV 感染的儿童在 1 岁内死亡，50% 在 2 岁内死亡。HIV 阳性的婴儿在新生儿期无症状或只表现不典型症状，围生期感染 HIV 的儿童通常在出生后 5～6 个月出现临床症状，早期表现为生长延迟、口腔念珠菌病、淋巴结及肝脾大，这些儿童更容易发生细菌和机会致病菌感染。孕产期实施 HIV 母婴阻断等措施可使母婴感染率大幅下降。WHO（2016）估计，从 2000 到 2014 年，HIV 母婴阻断措施使约 140 万儿童免于 HIV 的感染。然而，孕妇 HIV 感染即使未导致婴儿 HIV 感染，也可能对发育中的胚胎免疫系统产生长期的健康影响。此外，HIV 感染孕妇使用联合抗反转录病毒治疗可增加早产发生风险。

5. 弓形虫　弓形虫病的病原体是原虫类寄生虫。弓形虫的传播途径主要通过食物传播、日常接触传播、医源性（输血或器官移植）传播和母婴传播。人类对弓形虫普遍易感，英国和美国的弓形虫感染率为 20%～40%，热带国家感染率为 70%。孕妇弓形虫原发感染导致胎儿感染的可能性与感染发生时的孕周成正比，而导致胚胎或胎儿弓形虫感染的严重程度却与孕周呈反比。孕期原发性弓形虫感染可引起胎儿流产、死胎、先天性弓形虫病。少数先天性弓形虫病患儿可表现脑积水、脑钙化、脉络膜视网膜炎、小眼症等明显损害，大部分患儿可延迟发病至出生后数周或数年出现中枢神经系统损伤的表现，如癫痫发作、视力减退、智力减退、精神症状等。弓形虫病的预防需要采取综合措施，一方面做好健康宣教，使孕妇和婴幼儿避免接触可能感染弓形虫的机会，比如不吃生肉、不接触可能感染弓形虫的宠物等，育龄妇女孕前做好弓形虫感染的筛查，避免孕早期感染的发生。

6. 梅毒螺旋体　梅毒螺旋体厌氧，可感染人类，引起性传播疾病。传播途径主要为性接触传播和母婴传播，少数可通过输血传播。人感染梅毒螺旋体后，多数为潜伏梅毒，一期、二期的显性梅毒也较常见。梅毒感染的早期传染性最强。随着病期的延长传染性越来越小。妊娠期间各期梅毒均可导致胚胎感染，特别是一期和二期梅毒母婴传播更多见，通常梅毒病期越早，对胎儿的感染概率越大。孕早期感染梅毒螺旋体可感染胎儿引起流产；未经治疗的一期和二期梅毒孕妇的早产率可高达 50%；患早期潜伏期梅毒的孕妇，仍可导致 20% 的胎儿早产，还可导致死胎，以及先天性梅毒患儿。先天性梅毒患儿可表现全身淋巴结肿大、皮肤损害、马鞍鼻及神经系统异常等。由于母婴传播对胎儿的危害很大，对患梅毒的妇女，必须坚持2～3年的随访检查，完全治愈才能妊娠。

（张敬旭）

第四节　妇幼健康的社会决定因素

健康社会决定因素（social determinants of health，SDH）是指人们出生、成长、工作、生活和衰老等影响健康结局的非医学因素。越来越多研究表明，遗传因素和环境因素只是决定健康的下游或中游因素，而社会决定因素对健康的贡献率更高，是导致疾病的"原因之原因"。自WHO健康社会决定因素委员会（Commission on Social Determinants of Health，CSDH）于2005年成立后，就以实现健康公平为基本价值目标，建立了完整的"SDH"框架概念。第8届全球健康促进大会的主题为"将健康融入所有政策（Health in All Policies，HiAP）"，会议呼吁各国重视SDH，为实施HiAP策略提供组织和技术保障。

一、文化因素与性别角色对妇幼健康的影响

（一）文化因素对妇幼健康的影响

1. 教育对妇幼健康的影响　受教育程度是根据人们受教育时间的长短和反映出的知识文化水平来认定的，其对健康的影响体现在两个层面：一是直接通过对危险因素和疾病模式的了解来影响健康；二是间接通过深入了解卫生系统结构和较高的适应能力来起作用。

首先，教育水平的高低影响着妇女儿童健康生活的能力以及生活方式，如自我保健能力、良好的生活习惯和正确的求医行为等都与教育水平有着密切联系。格罗斯曼经典模型提出：教育水平的提高会导致生产健康这种人力资本的效率增加，从而降低健康的影子价格，引起健康流量和存量的增加。《中国居民健康和营养调查》研究表明，受教育程度和健康状况之间呈倒"U"型关系，即当个人的受教育程度较低时，受教育年限增加能使个人的健康状况得到大幅提升，当超过某个临界值，受教育年限继续增加将损害个人的健康状况。而《中国综合社会调查》（Chinese General Social Survey，CGSS）2015年的调查得出如下结论：教育对健康有正向影响，影响强度呈阶梯状上升，即个人受教育程度越高，其健康状况也越好。受教育程度可通过中介因素影响妇幼健康状况。中介因素可分为3类。第一类，个人习得的物质性人力资本所带来的经济地位提升，如受教育程度越高的人越不容易失业，同时也更容易获得较高收入；第二类，个人的教育成就也能够通过培养非物质性人力资本来提高个体的健康水平，非物质性人力资本即习惯、价值观、生活态度以及解决问题的能力等综合性要素；第三类，人们在学校学习中也会逐渐培养良好的生活习惯，如接受过良好教育的人更不容易吸烟。

其次，母亲受教育程度作为重要的社会经济因素之一，对儿童的影响一直在人口学、流行病学以及卫生政策领域中得到广泛研究，二者之间的关联性可能存在着某种通路。Huq等2008年提出该通路包括两个方面：教育程度较高的女性相对容易获取健康相关知识，从而对健康有着更全面的认识和理解，并且也增加了女性利用医疗服务的意识和能力；此外，受过教育的女性对医疗保健服务的具体位置和可及性有着更好的理解（图2-9）。

联合国儿童基金会在《世界儿童状况》报告中指出，教育对健康的影响比营养、卫生等条件对健康的影响更加显著。如女童的小学入学率提高10%，则会使IMR下降4.1%；女童的初中入学率提高10%，则会使IMR下降5.6%，并且女童受教育时间每延长一年也会使MMR显

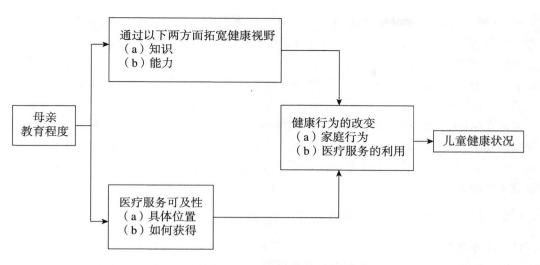

图 2-9 母亲文化程度对儿童健康影响可能的通路

著降低。此外，父母受教育程度的高低，也会直接影响到家庭的经济地位、家庭收入和获得各方面资源与服务的能力，当家庭资源受限时，儿童的健康也将受到影响。

2．社会习俗对妇幼健康的影响 社会习俗包括衣食住行、婚育和丧葬等各方面的习俗，贯穿于人们日常生活的方方面面。而对于大部分妇女来说，除承担各种劳动的习惯性分工外，还需要完成家庭的人口再生产。因此，除衣食住行习俗外，生育习俗也在很大程度上影响着妇幼健康。例如，有些少数民族或偏远农村规定妇女只能在自家的牛棚、羊圈或厨房分娩。因为这些地方的位置相对于卧室、佛堂较远，可避免触犯神灵，但是这些地方卫生条件较差，较易引发产妇和婴儿的感染。

在中国，对妇幼健康影响最为广泛的社会习俗是"坐月子"。一项于 2019 年在上海开展的队列研究，旨在探讨产后抑郁和"坐月子"之间的关联。发现产后 1 个月内在家坐月子和外出次数不同的妇女患产后抑郁的风险均存在统计学差异，并且在调整了妇女年龄、受教育程度、产次、分娩方式和婴儿性别等因素的影响后，结果仍然有统计学差异（图 2-10）。

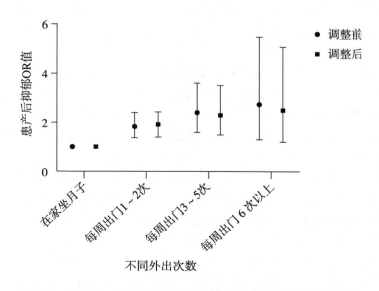

图 2-10 产后 1 个月内不同外出次数等级妇女患产后抑郁的风险

3. 宗教文化对妇幼健康的影响 改革开放以来，宗教文化在我国各地快速发展，佛教、道教、基督教、天主教和伊斯兰教目前是我国的5大宗教。宗教文化与社会生产、民族习俗、伦理道德等密切相连，影响人们的意识形态、行为方式等诸多方面，从而对妇幼健康产生一定的影响。宗教信仰对于人们的健康能够产生积极影响，也能够产生消极影响。例如，Malone等（2018）研究显示，宗教信仰能够让中老年人以更加健康乐观的心态和身体素质面对老龄化；但是在伊拉克库尔德斯坦地区，虽然大部分妇女不支持女性割礼行为的延续，但是有些伊斯兰教妇女仍然会因宗教要求而被实施割礼。宗教文化有精有粕，因此对人们健康的影响是一把双刃剑，如部分居民因为患病难以医治而选择信仰宗教以寻求慰藉，而有些居民却因宗教信仰形成不良的饮食习惯。

（二）性别不平等与妇幼健康的不公平性

性别不平等现象在各国普遍存在，其是SDH的一个重要组成部分。性别对健康的影响包括生理性别和社会性别：生理性别即从生物学和解剖学角度来判断一个人的性别；而社会性别是综合考虑生理性别、年龄、社会经济地位、家庭状况等因素，并将特定的社会关系隐含在其中来判断一个人的性别。某些健康状况首先取决于生理性别差异，但是社会性别差异和性别角色的相互作用在一定程度上影响人们的健康。

性别不平等损害了全球数百万女童和妇女的身心健康。性别具有不同的特征，并非所有特征在不同的社会中都是相同的。而性别不平等是其中较为重要的特征，几乎所有社会中的妇女均可能拥有较少的土地、财富和财产，却承担着更重的社会负担，如生存、自我安全保护和生命延续等。在某些地区或国家，对女童的抚养费用投入较少，导致其身体素质较差，使其受教育程度较低。

妇女和性别公平知识网络（Women and Gender Equity Knowledge Network，WGEKN）从性别的结构性原因、中介因素和结局3个层次分析了性别角色与其他SDH的结构性框架。中介因素大致有4个方面：①歧视性价值观、规范、实践和行为；②对疾病、失能和伤害的特异性暴露和易损性；③卫生系统的偏见；④卫生研究的偏见。这些中介因素导致了健康结局的偏见和不公平性，男童和女童、男人和女人在经济和社会地位等方面存在巨大的差异，而健康结局又能反过来影响中介因素和性别分层。

因此，性别作为一种社会分层，与其他歧视基础的交叉，例如经济阶级、种族或宗教等偏见，以及其与结构性过程的相互作用，共同构成了健康的性别结构决定因素，这些也是影响妇幼健康的重要因素。

性别和性取向是歧视、偏见、暴力和健康挑战的重要来源。大多数地方的妇女比男性更需要保健服务，很大一部分原因是生殖因素，如避孕药的使用、宫颈癌筛查和乳腺癌筛查，但也可归因于非生殖性因素，如家暴。在低收入国家，虽然生殖问题和其他慢性疾病显著影响妇女健康，但是妇女获得医疗服务的机会也是影响其健康的重要因素，如秘鲁和哈萨克斯坦富裕家庭里的育龄妇女比贫困家庭妇女能有更多的机会寻求医疗保健（图2-11）。

由于生物和行为方面的优势，妇女的寿命一般比男性长，但是一系列健康和社会因素导致了妇女生活质量下降，尤其是在亚洲部分地区，寿命优势被性别歧视所压倒，以致出现女性期望寿命低于男性或与其相等。女性在获取信息、保健及基本卫生服务的不平等现象也比比皆是，进一步加剧了女性的健康风险。而性别歧视还导致了很多危害女性健康的问题，包括躯体和性虐待、性传播疾病、HIV/AIDS、疟疾、慢性阻塞性肺疾病以及妊娠和分娩期间的死亡。撒哈拉以南非洲地区多数国家，15～24岁人群HIV感染率分布特点主要表现为城市地区高于农村地区，女性高于男性。由于贫困导致的性交易、性虐待以及强迫性行为，使得少女和年轻女性成为HIV感染的高风险人群。

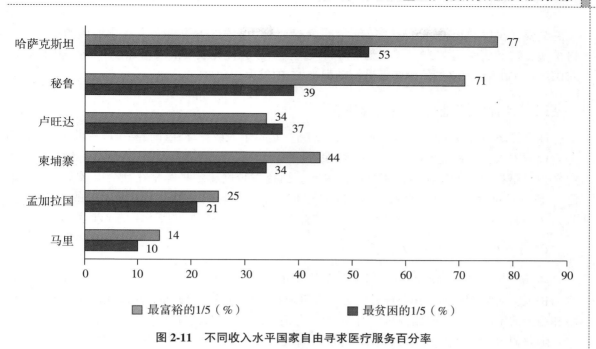

图 2-11　不同收入水平国家自由寻求医疗服务百分率

二、法律政策与妇幼健康

　　妇女儿童作为社会的重要组成成员，能够平等、全面并且持续地享有健康权益既是国家全面发展的基础，又是在社会主义现代化强国建设中发挥"奠基石"作用的前提。联合国《经济、社会、文化权利国际公约》和《消除对妇女一切形式歧视公约》等国际条约将妇女和儿童健康作为一项基本人权。为了进一步改善全球妇女儿童的健康，近年来不同国家和国际组织均做出巨大努力，如伊朗为预防儿童营养不良，2019 年 Mohseni 制定了 5 岁以下儿童营养不良预防政策；肯尼亚等多个国家承认妇女流产的合法性，该政策大大减少了不安全流产相关并发症的发生率；UNICEF、国际劳工局和 WHO 等国际组织分别在 1990 年、2000 年和 2018 年先后提出了婴幼儿培养相应政策为婴幼儿喂养创造有利环境。

　　中国自 2013 年以来，全年出生人口持续走低，人口自然增长率也不容乐观。因此 2015 年，党的十八届五中全会通过的"全面二孩"政策，是继十八届三中全会启动"单独二孩"政策之后的又一大人口政策调整，该政策不仅对缓解我国人口老龄化、改善人口结构、平衡人口性别比例等具有重要意义，也是维护社会稳定和促进社会经济发展的重要举措，但该政策也会使基层妇幼卫生服务能力面临前所未有的严峻考验。2017 年，国家统计局公布 2016 年我国全年出生人口 1 786 万，虽然 2018 年全年出生人口数稍有下降，但该数目仍然会对基层妇幼卫生服务系统带来一定的工作负荷。为应对这一现象以及提供更好的"二孩"后续医疗服务，各省根据《中华人民共和国人口与计划生育法》和《中共中央国务院关于实施全面两孩政策改革完善计划生育服务管理的决定》，将各地的《人口与计划生育条例》也做出相应的调整。

　　中国妇女儿童健康状况也取得显著成绩，特别是 U5MR 提前实现 MDGs，MMR 也能够实现 MDGs 目标，这应归功于近 20 多年来我国已经形成了以"一法两纲"即《中华人民共和国母婴保健法》《中国妇女发展纲要》和《中国儿童发展纲要》为核心、涵盖国家宏观政策和妇幼专项法律法规的政策法律体系。此外，在《中华人民共和国宪法》《中华人民共和国妇女权益保障法》《女职工劳动保护特别规定》以及《中华人民共和国反家庭暴力法》等法律法规中对妇女的健康权益保障都有具体清晰的规定；《中国妇女发展纲要（2011—2020）》《中国儿童发展纲要（2011—2020）》仍然将妇女和儿童健康列为优先发展领域，并提出明确的目标和策略措施。《"健康中国 2030"规划纲要》将人民健康放在优先发展的战略地位，《健康中国行动（2019—2030 年）》将妇幼健康促进行动列为 15 项重大行动之一。

三、社会经济地位与妇幼健康

社会经济地位（socioeconomic status，SES）是指个人或群体在社会某阶段中的位置。SES 是教育、收入、居住地区以及社会关系网络等社会经济指标的综合反映。WHO 将健康不平等定义为健康状况或健康决定因素分配的差异。研究发现健康不平等是在社会以及文化等因素影响下产生的对人类健康的剥夺。SES 对健康不平等的影响是通过多方面实现的，如职业、收入、教育、主观社会地位以及相关人口统计学因素等，均会对健康不平等产生影响。

（一）职业种类与妇幼健康

体面的工作和良好的就业环境是重要的 SDH。失业不仅是失去经济来源，还与医疗保障密切相关。接触不良的工作环境，给劳动者带来躯体和心理上的负面健康效应。良好的工作环境和稳定的工作是个人健康促进的有利条件，如保障经济、促进个人发展以及提高自尊。

随着研究的深入，人们逐渐认识到职业环境中存在的化学、物理和生物性职业危害因素、工作压力及工作强度，均与从业人员的健康密切相关。职业环境中部分低浓度且具有内分泌干扰活性的物质可以改变机体内分泌功能，对机体及后代造成健康危害，如农药、铅、镉、苯乙烯、双酚 A、邻苯二甲酸酯，可对女性工作者的生殖系统产生损害。美国一项研究表明，医护人员常规的清洁和消毒操作过程中对醇类、漂白剂、高水平消毒剂和消毒仪器的使用频率被认为是不同哮喘症候群的危险因素；另一项来自美国纽约环境健康中心的研究发现，母亲职业为护理人员、清洁工人、生物科学、化学工业、工程师、学前教育、个人服务等行业，都不同程度地增加了儿童出生缺陷的发生风险，如脑畸形、肢体缺陷、唇腭裂、食管闭锁、神经管畸形以及脊柱裂；进一步调整母亲分娩时的年龄、教育程度、种族、孕前 BMI、GDM、叶酸摄入量、吸烟及饮酒等混杂因素进行控制后，这种关联仍然显著。日本一项基于癌症人群登记的研究发现，如将劳动者的职业分为白领阶层、服务阶层、蓝领阶层以及其他阶层 4 类，控制混杂因素后，白领阶层和蓝领阶层患胰腺癌的风险较高且生存率较低。

组织公正是指员工在工作场所所得到的公平对待的程度，包括程序公正和互动公正。前者指决策过程是否包括来自受影响方的意见，是否能够避免偏见，是否准确纠正以及是否符合道德规范等；后者则指员工是否受到其主管的礼貌待遇。在日本的许多私人企业，尽管一些员工享有相应的职业权利并且可能是相应部门的主管，但是其心理压力大，健康危害风险仍然高于体力劳动者。

不同类别职业对人们健康状况的影响存在差异。有研究表明，与其他职业相比，公务员群体更加容易获得良好的健康保健服务，而农民却因日常工作中有更多的体力活动而降低了患糖尿病、高血压等慢性非传染性疾病的风险，学生则会因为更加年轻而具有更好的健康水平。职业类别对于人们健康状况的影响也存在着性别差异，不论是在以女性为主要群体的职业如服务类工作、纺织类工作中，还是在以男性为主要群体的职业如建筑工业、汽车行业内，女性所受到的健康危害风险均高于男性。

（二）收入水平与妇幼健康

近 10 年来我国劳动者工资收入总体上呈现较大幅度的提升。据国家统计局公布的数据，2017 年我国城镇单位就业人员年平均工资为 74 318 元，较 2007 年的 24 721 元增加 2 倍。

IMR、MMR 等和国际公认的健康评价指标与社会经济发展状况呈负相关，出生期望寿命与社会经济发展呈正相关。收入水平是评价 SES 的一个重要指标，通常能够反映人口在一定时期内的经济状况。收入差距从一定程度上来说是导致健康不平等的重要因素，国外一项研究表明，对健康不平等最有力的解释之一为收入不平等，并且收入增加对健康水平的推动作用弱于同等收入减少对健康水平的抑制作用，最终整体表现为健康水平的倒退。但除了收入对健康的直接影响效应外，收入的间接影响效应也引起了学者们的广泛关注，如绝对收入假说、相对收入假说、收入不平等假说等。绝对收入假说表明增加收入可以改善健康，但这种促进作用随着收入的不断增加而减少（凹陷效应）；相对收入假说表明个体的健康水平不仅和绝对收入有关，还和相对收入有关，相对收入较低可能会带来压力从而导致疾病或削弱个体获取与健康相关资源的能力；而收入不平等假说表明收入不平等会通过物质途径和心理途径对健康产生影响，在控制了绝对收入的影响之后，生活在不平等程度较高地区的居民健康状况更差。近期一项研究表明，低收入国家糖尿病患者经常忽视眼科筛查，提供相关检查的人力资源和基础设施也不足，中低收入国家的糖尿病患者更多会因缺乏时间以及家庭支持而不能够定期进行眼科筛查，中高收入国家则主要存在缺乏信息系统和审计系统以及交通不便等问题，影响糖尿病患者进行定期眼科筛查，而高收入国家的糖尿病患者则会因家庭收入较高而更容易进行定期的眼科筛查。这与韩国的一项研究结论一致，该研究发现，高收入家庭的糖尿病患者比低收入家庭更有可能接受视网膜病变筛查。

由于收入水平的地区差异，导致贫困地区水资源和卫生设施的缺乏、室内空气污染、拥挤、较差的住房条件以及较差的卫生服务可及性，进而造成贫困地区妇女儿童的疾病发生风险更高。收入水平不同的国家在 MMR 和 U5MR 等方面也存在显著差异，2016 年高收入国家如加拿大 U5MR 为 5.4‰，而低收入国家如喀麦隆的 U5MR 却仍然高达 88.1‰。

（三）主观社会地位与妇幼健康

除了以职业、收入和教育作为 SES 的评价维度之外，发达国家还有很多研究是关于主观社会地位与健康的关系，即人们如何评价自己在社会中的地位对于健康的影响。研究显示，高热量食物的选择是通过稀缺感来预测的，而不是品尝，具有较低主观社会地位的人可能会继续消耗更多的热量，更容易食用蛋白质少、能量密集的食物，并且容易吃得过饱，增加肥胖的发生风险。2018 年 D'Hooge 等研究发现，主观社会地位不仅能够直接对人们的健康产生影响，还能够通过削弱或改善物质生活状况进而对健康产生影响。

（陶芳标）

参考文献

1．World Health Organization．Trends in maternal mortality 2000 to 2017：estimates by WHO，UNICEF，UNFPA，World Bank Group and the United Nations Population Division．Geneva：World Health Organization，2019．

2．Say L，Chou D，Gemmill A，et al．Global causes of maternal death：A WHO systematic analysis．Lancet Global Health，2014，2（6）：e323-e333．

3．United Nations Children's Fund．Levels & trends in child mortality report 2020：estimates developed by the UN inter-agency group for child mortality estimation．New York：United Nations Children's Fund，2020．

4．Dong Y，Wang L，Burgner DP，et al．Infectious diseases in children and adolescents in China：analysis of national surveillance data from 2008 to 2017．BMJ，2020，369：m1043．

5．Luo D，Yan X，Xu R，et al．Chinese trends in adolescent marriage and fertility between 1990 and 2015：a systematic synthesis of national and subnational population data．Lancet Global Health，2020，8（7）：e954-e964.

6．郭新彪．环境健康学．北京：北京大学医学出版社，2006.

7．李芬，王和．优生学．北京：人民卫生出版社，2014.

第三章 | 儿童保健

　　儿童是人类的未来，是社会可持续发展的重要资源。儿童健康发展是民族昌盛和国家强盛的重要标志之一。促进儿童身心全面发展，对于增进民生福祉、全面提高中华民族素质，建设人力资源强国具有重要战略意义。儿童时期经历胎儿期、婴儿期、幼儿期、学龄前期、学龄期和青春期 6 个人生发展的关键时期，为儿童提供必要的生长发育监测、免疫接种、喂养、疾病综合管理等保健措施，最大限度地满足儿童的生存发展需要，促进儿童生长发育潜能的最大发挥，将为儿童一生的发展奠定重要基础。本章重点关注 0 ~ 6 岁儿童。

第一节　儿童生长发育

　　儿童处于不断的生长发育过程中，生长发育是指从受精卵到成人的成熟过程。体格生长是指儿童各器官、系统的形体长大和形态变化，是量的变化。发育是细胞、组织、器官的分化与功能成熟，是质的变化。儿童的生长和发育密不可分，生长过程伴随着发育成熟，二者共同反映机体的动态变化。

一、儿童生长发育分期及特点

　　儿童的生长发育是连续、逐步发展的动态过程。儿童保健的服务对象主要是从胎儿到 6 周岁的儿童，可分为胎儿期、婴儿期、幼儿期、学龄前期 4 个阶段。不同时期儿童的生长发育有不同特点。

（一）胎儿期

　　从受精卵形成到孕 40 周左右胎儿娩出为胎儿期。根据孕期保健的需要，胎儿期可分为孕早期（孕 0 ~ 13 周）、孕中期（孕 14 ~ 27 周）和孕晚期（孕 28 周至出生）。另外按胎龄还可划分为胚胎期（孕 0 ~ 8 周）和胎儿期（孕 9 周至出生）。孕早期特别是胚胎期是对致畸物质最为敏感的时期，如受到外界各种不利因素的影响，可导致流产、畸形或宫内发育不良。孕中期胎儿的组织、器官迅速生长，功能发育趋于成熟，但如发生早产，极易发生多种病理状况。孕晚期胎儿的脂肪、肌肉均迅速增长，胎儿体重增加较明显，应加强孕期保健、注意合理营养，预防发生巨大儿和低出生体重儿。

（二）婴儿期

　　自胎儿娩出到未满 1 周岁为婴儿期，其中自胎儿娩出到 28 天为新生儿期。婴儿期是儿童生长发育最快、增长幅度最大的时期。各系统器官的生长发育持续进行，但仍不成熟，抗感染的能力仍较弱。婴儿在 6 个月后要从母乳喂养阶段过渡到辅食添加阶段，合理营养与均衡膳食对体格生长发育至关重要。

（三）幼儿期

满 1 周岁到未满 3 周岁为幼儿期。幼儿阶段的体格生长发育较第一年减缓，但仍有较明显的增长。幼儿的行为发育迅速，从站立、学走，到自如跑跳；语言发育从学说字词到能简单表达自己的意愿；认知发育和社会交往能力也有显著发展。2 岁左右的幼儿饮食逐渐向成人食物转换，独立意识增强，喜欢说"不"，需要家长的早期教育，培养良好的饮食和行为习惯。幼儿对危险的识别和自我保护能力不足，易发生各种意外伤害，应注意防范。

（四）学龄前期

满 3 周岁到 6 周岁入小学前为学龄前期。这一时期的儿童进入幼儿园阶段，体格生长发育较前减缓，处于稳步增长阶段，应定期进行体格检查，开展五官保健，及时发现异常情况。学龄前期的儿童心理发育迅速，语言、思维、动作、认知、情绪情感等方面均有明显的发展变化，生活自理和社会交往能力得到锻炼。儿童的好奇心与求知欲强，幼教机构应与儿童保健机构及家庭、社会相互配合，加强学龄前教育工作，共同促进儿童早期发展。

（周　敏）

二、儿童体格生长

掌握儿童体格生长的一般规律，有助于正确评价儿童的生长状况，有助于儿童保健专业人员及早发现异常情况并进行干预，促进儿童的健康成长。

（一）儿童体格生长规律

1．体格生长的连续性和阶段性　儿童的体格生长是一个连续的过程，但不同年龄阶段的生长速度不尽相同，呈非匀速性生长。例如，出生后的第一年是身长和体重的第一个生长高峰，尤其是前 3 个月生长最快。到 1 岁时身长约为出生身长的 1.5 倍，体重约为出生体重的 3 倍。出生后的第二年生长速度逐渐减慢，趋于稳定。青春期身高和体重再次迅速增加，出现第二个生长高峰。

2．体格生长的程序性与不平衡性　生长发育是按照一定程序进行，身体各部分形态发育遵循躯干先于四肢、下肢先于上肢、肢体近端先于远端的程序。行为发育的规律则是由上到下、由近到远、由粗到细、由低级到高级、由简单到复杂。出生时头大身体小，肢体相对较短，头长约占身长的 1/4，成人头长仅占身高的约 1/8。

儿童的神经系统发育较早，出生后 2 年内脑的发育最快，6 ～ 7 岁时脑的重量已接近于成人。淋巴系统出生后生长迅速，青春期前达顶峰，以后逐渐退化至成人水平。生殖系统到青春期才迅速发育，而其他系统如呼吸、循环、消化、泌尿系统及肌肉的发育与体格生长基本平行。人体各系统、器官的不同生长模式见图 3-1。

3．体格生长的个体差异　儿童的生长发育虽有一定规律，但在一定范围内受遗传与环境的影响，体格生长可存在较大的个体差异，即每个儿童都有自己的生长"轨迹"，生长水平、速度、体型等都不完全相同。因此，儿童的生长发育水平有一定的正常范围，但没有绝对的"正常值"，不宜简单地以平均值为标准，或者将一个儿童与其他儿童比较。评价儿童的生长状况应考虑个体的不同影响因素，进行连续性观察，才能作出正确的判断。

4．体格生长的长期趋势　体格生长的长期变化趋势是反映社会经济发展、医疗保健和生活水平等方面变化的综合指标。身高和体重的增长、性发育的提前等在早期的数十年均呈现

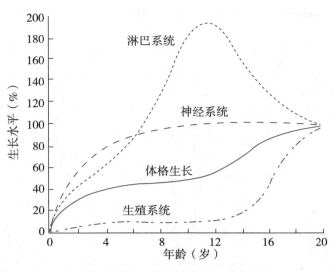

图 3-1 人体各系统器官的不同生长模式

长期增长趋势，但是达到一定限度后，在部分经济发达国家中，人群的体格生长趋势已呈现停滞现象，月经初潮年龄亦无明显提前，提示人群的遗传潜力已得到充分发挥，平均身高已趋于稳定。

据我国 1975—2015 年间 9 市 7 岁以下儿童体格发育调查结果显示，城区、郊区儿童的体重、身高增幅在前 3 个 10 年均呈明显递增趋势，但在第 4 个 10 年（即 2005—2015 年）城区增幅明显降低，郊区儿童的增幅虽较第 3 个 10 年略有下降，但仍保持着较大幅度的增长。总体上，我国儿童体格生长的长期增长趋势有所减缓，这与改革开放 40 多年来我国的社会经济飞速发展趋势相符，提示我国儿童的体格生长水平在遗传潜力得到充分发挥后，生长发育水平也将趋于稳定。

（二）儿童体格生长常用指标

1. 儿童体格生长指标 衡量体格生长应选用有代表性、易于测量、便于统计分析的计量指标。体格生长指标可用数值表示，为连续变量，且在人群中通常呈正态分布或偏正态分布。常用的指标有体重、身长（身高）、头围、坐高（顶臀长）、胸围等。

2. 身体比例的匀称性 生长过程中，身体各部分按一定比例发育，即具有匀称性生长的规律。

（1）头与身长（身高）的比例：在宫内与婴幼儿时期，与神经系统的脑发育一致，胎儿和婴幼儿的头部优先生长，而躯干、脊柱、四肢的生长较晚，因此，头部、躯干和下肢的长度比例在生长过程中会发生变化，胎儿 2 个月时的头长约占身长的 1/2，出生时头长约占身长的1/4，如图 3-2 所示。儿童的头围也与身长有关，如 6 月龄内婴儿的头围与顶臀长大致相等，1岁时的头围约为 1/2 身长 +10 cm。

（2）体型匀称：反映了身体形态生长发育的比例关系，常以两个体格测量指标间的关系表示：身高别体重（weight-for-height）、年龄别体重指数（body mass index-for-age）等。

（3）身材匀称度：以坐高（顶臀长）与身高（身长）的比值表示身体上部占身高（身长）的比例，反映的是下肢的生长发育情况。

（三）体格生长评价

儿童处于快速生长发育的阶段，身体形态及各部分比例变化均较大。通过测量儿童体格生长指标，结合儿童各阶段生长发育的规律与特点，对儿童的生长发育状况进行评价，是监测、

L3-1a

儿童体格生长常用指标概述和测量方法

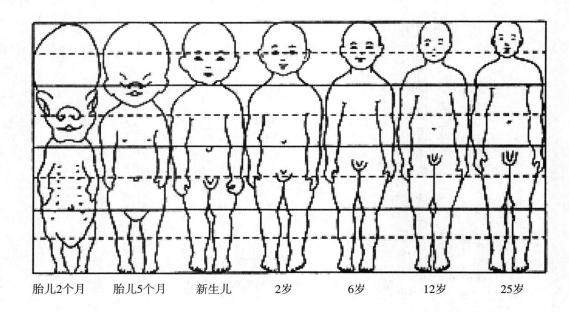

| 胎儿2个月 | 胎儿5个月 | 新生儿 | 2岁 | 6岁 | 12岁 | 25岁 |

图 3-2　头部、躯干与下肢的比例变化

干预个体和群体儿童健康与营养状况最为简便、经济、无创的方法，对于早期诊断营养性、慢性系统性和内分泌疾病也具有重要意义。

1. 体格生长评价的原则　正确评价儿童的体格生长应做到以下 4 点。

（1）选择适宜的体格生长指标：最重要也是最常用的形态指标为身长（身高）和体重，3 岁以下儿童应常规测量头围，其他常用指标还有坐高（顶臀长）、胸围、上臂围、皮褶厚度、腰围等。

（2）采用准确的测量工具和规范的测量方法。

（3）定期评估与监测儿童生长状况。

（4）选择恰当的生长标准或人群参考值。

1）建议根据情况选择 2015 年中国 9 市 7 岁以下儿童的体格发育数据制定的中国儿童生长参照标准或者 2006 年世界卫生组织（WHO）儿童生长标准（网址：http：//www.who.int/childgrowth/standards/en/）。2015 年中国 9 市儿童体格发育调查以健康儿童为研究对象，调查结果显示，7 岁以下营养良好儿童的体重、身高水平均已全面超过 WHO 标准，建议针对个体进行评价与指导时可参考我国标准；在需要将评价结果进行国际比较时则采用 WHO 的儿童生长标准。

2）目前国际上对于早产儿的体格生长评价通常采用的方法是：① 矫正胎龄 40 周前按照 2013 年修订的 Fenton 早产儿生长曲线图（分性别）或参照正常胎儿宫内生长速率进行评估，可在网址：https://ucalgary.ca/fenton/ 输入早产儿的生长指标进行 Z 评分和百分位数的实际评估；② 矫正胎龄 40 周后参照正常婴幼儿的生长标准进行评估；③早产儿使用矫正年龄，一般矫正到 24 月龄。

2. 体格生长评价的内容　儿童体格生长评价主要包括生长水平、生长速度和匀称度 3 个方面。

（1）生长水平：将某一年龄时点所获得的某一项体格生长测量值与参照人群值比较，得到该儿童在同年龄、同性别人群中所处的位置，即为该儿童该项体格生长指标在此年龄的生长水平。所有的单项体格生长指标，如体重、身长（身高）、头围、胸围等均可进行生长水平评价，评价结果常以等级表示。

一般建议对个体儿童的评价，最好选择本国的生长标准，群体儿童的评价可采用国际生长标准，以便进行不同人群和国家间的比较。

1）年龄别体重：是反映和评价儿童体格生长与营养状况最敏感、最可靠也是最易获得的指标，主要反映目前或近期的营养状况。年龄别体重，低于一定的界值点为低体重；年龄别体重超过一定的界值点为超重。在群体水平上，该指标单独使用不能准确反映存在的营养问题，需要与其他指标联合使用。

2）年龄别身高：是反映和评价儿童个体生长状况和营养水平较为稳定的指标，主要反映过去、长期、慢性的营养状况。年龄别身高低于一定的界值点为生长迟缓。

3）身高别体重：是反映近期急性营养状况的敏感指标。该值低于一定的界值点为消瘦；超过一定的界值点为超重、肥胖。

生长水平评价的优点是简单易行、直观形象，但单一指标的运用具有一定局限性，应将上述 3 个指标综合运用才能比较全面、客观地反映个体或群体儿童所达到的生长水平，但仍不能反映儿童体格生长的过程即个体的生长"轨迹"。

（2）生长速度：对某一单项体格生长指标进行定期连续测量，所获得的该指标在一定时间内的增长值，即为该项指标的生长速度。将该儿童的生长速度值与参照人群的速度标准进行比较，即可判断儿童在一段时间内生长的状况即生长趋势。

纵向观察儿童的生长速度可以掌握儿童自身的生长"轨迹"，体现遗传与环境因素对生长的影响，存在一定的个体差异。生长速度的评价较生长水平更能真实反映儿童的生长状况。

生长曲线图是表示儿童生长速度最为简单、直观的方法，能够早期发现生长偏离的情况，也便于向家长解释，还可以指导家长为儿童描记生长曲线。建议定期监测、评估儿童的生长速度，测量时间及频率：6 月龄内每月一次，6 ~ 12 月龄每 2 个月一次，1 ~ 2 岁每 3 个月一次，2 ~ 6 岁每 6 个月一次。早产儿、低出生体重儿等高危儿童应适当增加生长监测的次数。

（3）匀称度：包括体型匀称和身材匀称两个方面。

1）体型匀称：① 身高别体重：用来表示相对于目前身高的体重信息，可间接反映身体的密度与充实度。其优点是不依赖于年龄，也是判断 2 岁内儿童营养不良和超重肥胖的常用指标之一。② 年龄别体重指数：体重指数（BMI）= 体重（kg）/ 身高（m）^{2}，其含义是单位面积中所含的体重数，可间接反映体型的匀称度。BMI 是综合利用身高、体重来评价营养状况的方法，与身体脂肪存在高度相关性，BMI 有年龄、性别的特点，对于评价 2 岁及 2 岁以上儿童是否超重肥胖要优于身高别体重。

2）身材匀称：亦为躯干 - 下肢比例，以坐高（顶臀长）/ 身高（身长）的比值反映下肢生长情况，将实际测量计算结果与参照人群值比较，小于等于参照值为匀称，大于参照值为不匀称。躯干 - 下肢比例的评价结果有助于判断内分泌及骨骼发育异常疾病。

3. 体格生长的评价方法 儿童人群的体格生长数值多为正态或偏正态分布，因此统计学方法多采用均值离差法、百分位数法和标准化评分法（Z 评分法）表示。通常将 $\bar{x} \pm 2S$ 或第 3 ~ 97 百分位（P_3 ~ P_{97}）之间视为正常范围，也可以用等级表示评价结果，常用五等级划分法，见表 3-1。

正常儿童的生长发育状况多呈正态分布，可用均值离差法来表示。当测量值呈偏正态分布时，百分位数法能更准确地反映所测数值的分布情况。体格生长评价广泛应用这两种表示方法，但目前百分位数法相对更常用。Z 评分法可进行不同性别、不同年龄、不同指标数据间的比较。另外，当样本为正态分布时，中位数等于均数或第 50 百分位数，但当样本分布不是完全正态时，用中位数而不是均数作为中间值更为准确。

无论采用何种统计学方法进行体格生长的评价时都应注意，儿童的体格生长存在个体差

表3-1　生长水平评价的五等级划分法

等级划分	均值离差法	百分位数法	Z评分法
下等	$< \bar{x} - 2S$	$< P_3$	< -2
中下等	$\bar{x} - (1 \sim 2) S$	$P_3 \sim P_{25}$	$-2 \sim -1$
中等	$\bar{x} \pm 1S$	$P_{25} \sim P_{75}$	$-1 \sim +1$
中上等	$\bar{x} + (1 \sim 2) S$	$P_{75} \sim P_{97}$	$+1 \sim +2$
上等	$> \bar{x} + 2S$	$> P_{97}$	$> +2$

注：$\bar{x}$ 为均数，S 为标准差，P 为百分位数，Z 值 $= (x - \bar{x}) / S$。

异，不应将中间值（如均值、P_{50} 或中位数等）作为评价个体或群体体格生长的"正常值"或"标准值"，不宜追求所谓的"达标"。

4．生长曲线的应用　不同年龄的体格测量数值以标准差或百分位数的形式用表格列出，但除了便于查询，显示不够直观。将表格中的体格测量数值按离差法或百分位数法的等级绘成不同年龄、不同体格指标的生长曲线图（growth chart），比表格形式更为方便、直观。生长曲线图在儿童保健和儿科临床工作中使用广泛，不仅可以评价生长水平，还可以看出生长趋势，并能计算出生长速度，也便于医生指导家长使用。

正确使用生长曲线图的前提是要先学会正确地画点、描记，最好同时记录测量值，以便发现可疑结果时，及时核对、纠正。在得到准确记录的生长曲线图后，再由儿童保健或儿科医生结合儿童的其他临床表现、体格检查、实验室检查结果等，对生长曲线进行正确解释与综合判断，进而对家长进行合理的保健指导。

（1）生长曲线的描记方法：将儿童的出生日期、性别、出生体重等情况填写记录在生长曲线图上。体重、身长（身高）、头围生长曲线图的横坐标均为儿童年龄，纵坐标分别为体重、身长（身高）、头围值。描绘时以横坐标的实际年龄点作横坐标的垂直线，再以纵坐标上的测量值为点作纵坐标的垂直线，两垂直线的交点即为该年龄儿童该项生长指标在生长曲线图上的位置或水平，将连续多个测量值描绘点连线即获得该儿童该项指标的生长趋势或"轨迹"。生长曲线上的标记点用"·"表示。体重 / 身长的生长曲线图描绘方法相同，只是横坐标为身长值，与年龄无关。

（2）正确解释生长曲线的关键要点

1）生长监测：定期、连续的测量比一次数据更重要，可以获得个体的生长轨迹，多数儿童的体重、身长（身高）、头围等体格发育各测量值水平相近，如果某一项测量值明显偏离了其他测量指标的百分位数值，提示可能存在异常。

2）生长的个体差异：受遗传及环境因素的影响，儿童的体格生长存在个体差异，多数儿童的体重和身长（身高）测量值应稳定地沿着自己的生长"轨迹"增长，即连续多次的测量值都应位于同一条百分位数线附近，可以有一定的波动，在 2 条主百分位数线之间均属正常（P_{97}、P_{75}、P_{50}、P_{25}、P_3 为主百分位数线），因此均值或 P_{50} 不是个体儿童生长的目标。

3）"回归"均值趋势：体重或身长百分位数线低于均值或 P_{50} 的部分婴儿，在 2 ~ 3 岁前可出现"回归"现象，即向均值或 P_{50} 方向迁移。

4）生长波动：生长曲线偏离原稳定生长轨迹超过 1 条主百分位数线，提示为生长波动，需增加生长监测的频率，查明原因，给予营养喂养指导。

5）生长异常：当儿童的生长水平或体型匀称度 $< P_3$ 或 $> P_{97}$，或者在系列测量过程中，生长曲线偏离原稳定生长轨道超过 2 条主百分位数线，提示生长异常，需要及时查找可能的原因，必要时应转诊至上一级医疗机构或相关专科进一步诊治。

6）喂养方式：母乳喂养的婴儿在早期体格生长可能会略低于配方奶喂养的婴儿，因此评价纯母乳喂养的婴儿生长时应考虑喂养方式的影响，避免不必要的检查或使用配方奶补充喂养、过早引入固体食物（添加辅食）等。

（周　敏）

儿童体格生长发育评价实例

三、儿童心理发展

心理发展和体格生长是儿童生长过程中同等重要的两个方面。儿童心理发展是指从不成熟到成熟这一阶段所发生的积极心理变化，是人对客观现实反映活动的扩大、改善、日趋完善和复杂化的过程。儿童心理发展主要包括认知、动作、语言、个人 - 社会性以及情绪情感发展 5 个方面，具有一定的规律。本节主要介绍儿童心理行为发育评估，从而对儿童的心理发育状况进行判断，以尽早发现儿童心理行为发育可能存在的问题、风险或异常情况，为早期干预奠定基础。

儿童心理发展规律

（一）儿童心理行为发育评估概述

由神经系统异常引起的情绪、行为和发育问题，在童年期的发病率大约在 15% ～ 17%。开展儿童心理行为发育方面的评估，是落实对儿童心理行为发育异常的早期发现、早期识别、早期干预的重要环节。

根据评估的目的，神经心理行为发育评估可分筛查性评估（监测性评估）和诊断性评估两大类型。实施评估必须首先让所有有关人员明确评估的目的，因为不同的评估目的决定了不同的评估设计：评估哪个（些）发育能区，选用哪个（些）评估工具，实施单次还是多次评估，运用哪些评估方法，等等。在儿童神经心理发育评估中，筛查性评估和诊断性评估各自服务于不同的目的，在识别儿童发育问题的评估体系中发挥着互相独立而又息息相关的作用，如图 3-3 所示。

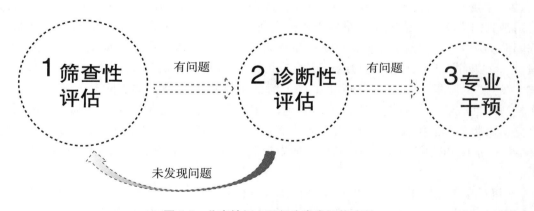

图 3-3　儿童神经心理行为发育评估流程

（二）儿童心理行为发育评估工具

本部分将介绍国内及国际上常用的一些儿童神经心理发育评估工具，以供儿童保健工作中开展神经心理发育的筛查、监测和诊断参考使用。

1. 筛查性评估（screening assessment）　运用简要的、易于操作的测试，可靠地区分需要转介至诊断服务提供机构的儿童与不需转介的儿童。筛查性评估具有 3 方面的特点：一是"简要"，意味着整个评估过程在社区服务机构或家庭环境中最多 20 min、在医疗机构中最多

15 min 便可完成；二是"易于操作"，即只需要获得最低限度的培训或准备，家长、专业人员或助手就能按照评估指南独立完成评分；三是"可靠地区分"，指筛查所使用的评估工具必须具有充分的效度，能够从绝大多数儿童身上获得准确的信息，可靠地区分需要转介至进一步服务的儿童与不需转介的儿童。筛查通常是面向全体儿童的，例如新生儿疾病筛查、新生儿听力筛查。由于受众面广，阳性率（即筛查出有问题的比例）低，筛查性评估通常不需要对儿童发育水平进行量化的描述（例如，某名儿童的精细肌肉运动水平比同龄人落后多少），而是判断该儿童是否需要接受进一步评估。监测性评估的手段和使用工具与筛查性评估相似，是对同一名（或一群）儿童实施定期的、多次的发育筛查评估，纵向追踪和记录各年龄阶段的发育状况。常用的一些儿童神经心理发育筛查性评估工具如下所述。

（1）儿童心理行为发育问题预警征象筛查：儿童心理行为发育问题预警征象检查表（warning signs checklist，WSC）简称预警征检查表，是原卫生部妇幼司于 2011 年委托中国疾病预防控制中心妇幼保健中心组建专家团队开发的适于基层使用的、简单易行的儿童心理行为发育问题早期筛查工具，具有良好的信度和效度，于 2013 年正式被写入《儿童心理保健技术规范》中，在全国范围内推广使用。

【适用对象】0 ~ 6 岁儿童。

【筛查内容】预警征筛查覆盖 3 月龄、6 月龄、8 月龄、12 月龄、18 月龄、2 岁、2 岁半、3 岁、4 岁、5 岁和 6 岁共 11 个关键年龄点，每个年龄点遴选出 4 项反映儿童心理行为发育进程的核心敏感指标。预警征筛查共包括 44 个可知觉的客观性条目，涵盖四个能区：大运动 11 个条目、精细运动 8 个条目、语言 11 个条目和个人社交能区 14 个条目。各条目主测年龄均以 90% 人群通过年龄为准，答案选项分为通过、不通过。

【筛查过程】筛查人员通过现场询问儿童家长来判断该儿童是否存在相应年龄点的预警征象。

【结果评定】各筛查年龄点出现任一项预警征象，判定为筛查结果阳性，即可疑心理行为发育偏异，建议转诊并接受儿童心理行为发育问题诊断量表的进一步诊断确认。

预警征象筛查表及条目释义

（2）年龄与发育进程问卷：年龄与发育进程问卷（ages and stages questionnaires，ASQ）是美国俄勒冈大学人类发育中心早期干预研究所的 Jane Squires 和 Diane Bricker 教授带领的研究团队为了开展广泛的儿童早期发育筛查而开发的一套适于家长完成项目评估的发育筛查量表。自问世以来，已经更新出版了 3 个版本：1995 年的第 1 版、1999 年的第 2 版、2009 年的第 3 版即 ASQ-3。2010 年中国上海的卞晓燕教授带领的团队对 ASQ-3 进行翻译和文化适应性改编，并对量表进行了标准化，制定了中国儿童常模，获得了版权所有者美国布鲁克斯出版公司的授权，推出了年龄与发育进程问卷 - 第 3 版（中文版）（ASQ-C）。ASQ-C 具有良好的信度和效度，而且操作简便、成本较低，目前在国内各级妇幼保健机构得到广泛的应用。

【适用对象】适用于 1 个月 0 天（矫正龄）~ 66 个月 0 天的儿童。

【筛查内容】ASQ-C 包括 2 个月 ASQ、4 个月 ASQ、6 个月 ASQ、8 个月 ASQ、9 个月 ASQ、10 个月 ASQ、12 个月 ASQ、14 个月 ASQ、16 个月 ASQ、18 个月 ASQ、20 个月 ASQ、22 个月 ASQ、24 个月 ASQ、27 个月 ASQ、30 个月 ASQ、33 个月 ASQ、36 个月 ASQ、42 个月 ASQ、48 个月 ASQ、54 个月 ASQ 及 60 个月 ASQ 问卷，共 21 套。内在信度 Cronbach's α 系数为 0.8，测试者间信度 $r = 0.8$，重测信度 $r = 0.8$，识别发育迟缓的敏感度为 87.50%、特异度为 84.48%、准确度为 84.74%。

每份 ASQ 都分为沟通、粗大动作、精细动作、解决问题和个人 - 社会 5 个能区。沟通能区评估儿童咿呀学语、语言表达、倾听和理解能力；粗大动作区评估儿童的手臂、身体和腿的运动能力；精细动作能区评估儿童的手和手指的运动能力；解决问题能区评估儿童学习和玩玩具的能力；个人-社会能区评估儿童单独社交性玩耍、玩玩具以及与其他儿童玩的能力。ASQ-C 的每个能区都有 6 个题目参与量表的评分，每个题目有 3 个选项：是、有时是、否，分别计 10 分、5 分、0 分。如果孩子表现出项目特指的行为，勾选"是"；如果项目特指的行为是孩子偶尔或新出现的行为，勾选"有时是"；如果项目特指的行为孩子尚未表现出来、还不会或还不能，勾选"否"。每个能区的 6 个项目得分之和即为此能区的得分，5 个能区的得分之和即为此量表的总分。

另外，ASQ-C 还有综合问题部分，是关于父母对儿童可能会有的担忧的开放式题目，有 6（2 个月 ASQ）~ 10 个问题（60 个月 ASQ），不参与评分，仅供制定干预计划或转诊时参考。

【筛查过程】儿童家长在专业人员的指导下完成项目评估，绝大多数家长能在 20 min 以内完成问卷。所有专业人员（儿科医生、护士及教师）在评估之前，需要经过 ASQ-C 儿童发育筛查系统应用培训至少 2 个学时。评估后专业人员将向家长解释筛查结果、指导干预措施。

【评分标准】ASQ 采用离均差常模，高于界值即能区总分高于 $\bar{x} - S$，接近界值即能区总分低于/等于 $\bar{x} - S$、高于 $\bar{x} - 2S$，低于界值即能区总分低于/等于 $\bar{x} - 2S$。对量表的每个能区的评分都有 3 种可能：①高于界值，可以认为孩子目前发育正常。②接近界值而落在监测区，需要对孩子进行发育监测。ASQ 系统为儿童提供了游戏活动以促进发育，并建议在短时间内再次筛查。③低于界值，建议由专业人员实施进一步的发育诊断评估。当孩子的 ASQ 有一个或多个发育能区的得分低于界值时，该孩子被认为"被识别"，即被 ASQ 识别为需要进一步发育诊断评估。

（3）丹佛发育筛查测验：丹佛发育筛查测验（Denver developmental screening test，DDST）是由美国丹佛城 W.K.Frankenberg 医生等设计标化而成，主要用于对所有 0 ~ 6 岁儿童进行发育状况的筛查，于 1967 年公开发表，原版共有 105 个条目。50 多年来，DDST 在很多国家应用并进行了修订（本土化），我国于 1985 年由北京市儿童保健所（现称北京市妇幼保健院）及项目协作组完成 DDST 中文版的标化修订，共有 104 个条目，随后成为儿科和儿童保健工作者筛查儿童发育迟缓的重要工具之一。

【适用对象】0 ~ 6 岁儿童。

【筛查内容】DDST 量表分为 4 个能区：个人-社会能区，反映儿童对周围人应答能力和生活自理能力，包括 23 个条目；精细动作-适应性能区，反映儿童对外界事物观察和解决问题能力、小物体的操作能力以及手眼协调能力，包括 30 个条目；语言能区，反映儿童听觉、发声、理解力和语言表达能力，包括 20 个条目；大运动能区，反映儿童躯干和四肢的活动能力，包括 31 个条目。

【筛查前准备】①向家长说明 DDST 是发育筛查，而不是测试儿童智商。测试目的是筛查儿童神经行为发育状况，并不要求儿童全部、正确地完成测试内容。如果有些条目不能正确完成时家长不必紧张，不要协助儿童来完成，对询问的条目要如实回答。②测试成功与否，与儿童能否密切合作有关。测试时儿童应精神饱满，体位舒适，双手很容易接触到测试工具。③测试前需要准备计算出儿童的年龄。对于足月儿，计算年龄时需要用测试日期减去儿童出生日期。对于早产儿或过期产儿，测试时需要在测试表上画出儿童的年龄线，在表格顶线上面写明测试日期，年龄线不要求做任何矫正。

【筛查过程】每个能区自年龄线左侧开始，至少需要测试最靠近年龄线的 3 个项目，然后再向右，对切年龄线的所有项目都要测试，之后再检测下一个能区的项目，每个项目可重复 3 次以决定成败。对询问的项目，检查者不能暗示家长。每个项目的评分记录在横条的 50% 处。以"P"表示通过，"F"表示失败，"R"表示儿童不配合，"NO"为儿童无机会或无条件表演。总评时"NO"不予考虑。试验过程中检查者要观察儿童的行为、注意力、自信心、有无异常活动以及与家长的互动关系等。

【结果评定】在年龄线左侧的 3 个项目，如果不能通过，除用"F"表示外，还应该用红笔醒目地标记出来认为该儿童在这一项目上发育迟缓。切年龄线的项目不能通过时，仅仅用"F"表示即可，不能认为该儿童发育迟缓，不必用红笔标记。测试结果分为：异常、可疑、正常及无法判定四种情况。

1）异常有两种情况：①两个或更多能区有两项或更多的项目发育迟缓；②一个能区有两项或更多的项目发育迟缓，加上另一个能区或更多的能区有一项发育迟缓和同能区切年龄线的项目均为"F"。

2）可疑有两种情况：①一个能区有两项或更多的项目发育迟缓；②一个能区或更多的能区有一项发育迟缓和同能区切年龄线的项目均为"F"。

3）无法判断：不配合项目和评为"NO"的项目太多，最后结果无法评定。

4）正常：无上述情况。

【复试】对于第 1 次测试结果呈现异常、可疑或无法判定的儿童，2 ～ 3 周后给予复试。复试时应加倍慎重，复查时间应配合好儿童生活作息，尽量避开儿童午睡或疾病、疲劳、饥饿的情况。如果复试结果仍然为异常、可疑或无法判定，而且家长认为测试结果与儿童的日常表现相一致，则应进一步进行诊断性测试，以确定该儿童是否为发育迟缓。

（4）新生儿 20 项神经行为评分法：新生儿 20 项神经行为评分法（neonatal behavioral neurological assessment，NBNA）是由原中国协和医科大学的鲍秀兰教授在吸取了美国儿科医师 Brazelton TB 制定的新生儿行为评定量表（neonatal behavioral assessment scales，NBAS）和法国新生儿神经学家 Amiel-Tison 制定的新生儿神经检查指标基础上，结合自己的经验于 2001 年建立的，实施耗时 10 min 左右，主要用于新生儿神经行为发育筛查。

【适用对象】新生儿（早产儿需要进行年龄矫正）。

【筛查内容】NBNA 主要包括行为能力、被动肌张力、主动肌张力、原始反射和一般评估 5 个能区。

1）行为能力：检查对外界环境和外界刺激的适应能力，包括对光的习惯形成、对咯咯声的习惯形成、非生物听定向反应、生物性视听定向反应、非生物视定向能力及安慰 6 项；

2）被动肌张力：包括围巾征、前臂回缩、下肢弹回以及腘窝角 4 项；

3）主动肌张力：包括头竖立反应、手握持、牵拉反应及支持反应 4 项；

4）原始反射：包括自动踏步和放置反应、拥抱反射及吸吮反射 3 项；

5）一般评估：包括觉醒度、哭声及活动度 3 项。

【筛查准备】手电筒 1 个（1 号电池两节）、长方形红色塑料盒 1 个，红球（直径 6 ～ 8 cm）1 个，秒表 1 个，检查人员经过 2 周训练，每人至少检测过 20 个新生儿并经过鉴定合格方可得到准确可靠的检测结果。

【筛查要求】要求在光线半暗、安静的环境中进行，应先将欲测试的新生儿放在上述环境中 30 min 后测试，在两次喂奶中间，睡眠状态开始。室温要求 24 ～ 28 ℃。全部检查在 10 min 内完成。

【结果评定】每一项目评分有"0""1""2"三个选项，满分为 40 分。足月新生儿可于出生后 2 ～ 3 天，12 ～ 14 天，26 ～ 28 天分 3 次测定。以 1 周内新生儿获 37 分以上为正常，37 分以下且在 2 周内 ≤ 37 分者需长期随访。对于早产儿，需要在矫正胎龄 40 周以后再进行 NBNA 测定。

2. 诊断性评估（diagnostic assessment） 运用标准化的、基于常模的评估程序全面、深入地测量儿童在某个或多个发育领域中是否存在发育迟缓。诊断性评估的对象来自筛查评估识别后转介的儿童，因此可能比筛查性评估耗费更多的时间与资源，对儿童的发育进行有针对性的（如仅对在筛查评估中表现出严重落后的能区）、全面的（如对严重落后的沟通能区测量词汇、理解、常识、单词推理等多个分能区）、深入的（如每一个分能区包含多条题目，收集更丰富的行为样本）测试。常用的儿童神经心理发育诊断性评估工具如下所述。

（1）贝利婴幼儿发育量表：贝利婴幼儿发育量表（Bayley scales of infant development，BSID）是由 Bayley 等 1969 年发行的 BSID 英文版，1993 年完成 BSID 第 2 版（BSID Ⅱ）的修订，2006 年完成 BSID 第 3 版的修订。目前国内广泛使用的是由湖南医科大学易受蓉教授于 1993 年修订和标准化的 BSID Ⅱ 中国城市修订版。Bayley Ⅲ 由徐姗姗等于 2011 年进行中文版应用初探，但是未见到对翻译质量和文化适应性的研究。BSID 主要用于婴幼儿发育状况诊断、指导制定干预计划以及评价干预效果。实施大约耗时 60 ～ 90 min。

【适用对象】1 ～ 42 月龄儿童。

【测试内容】BSID Ⅱ 包括认知、运动和行为 3 个部分：认知量表 178 个条目，运动量表 111 个条目，行为量表 30 个条目。其中，认知量表主要测量感知觉、记忆、学习、解决问题、早期对数的概念、发音、初步的语言能力、初步的抽样思维活动等；运动量表主要测量翻身、爬、坐、立、走、跑、跳等大动作能力，以及双手和手指精细运动的操作技能等；行为量表主要评价儿童情绪、注意程度、社会行为以及目标定向等性格特征。

【测试过程】测试需要由经过标准化测试培训并获得资格的专业医师实施。要求使用标准的测验用具、标准的指导语，对结果的解释需结合儿童个体特点进行标准化解释。

【结果评定】对每个条目的评分分为"0"（不通过）和"1"（通过）两种。将各个量表的条目得分累加得出各个量表得分的原始分，然后查表将各个量表的原始分与常模对照得出量表总分。各类定量分数均可转换成定性结果（加速完成测试，正常，轻度迟缓，明显迟缓）。

认知及运动量表总分在 115 分及以上为加速完成测试，85 ～ 114 分为正常范围，70 ～ 84 分为测试轻度迟缓，69 分及以下为测试明显迟缓。行为量表评分与月龄有关，具体评分标准见表 3-2。

表3-2 贝利婴幼儿发育量表中行为量表评分

	评分		
	1～5个月	6～12个月	13～42个月
正常	67	113	103
有问题	61 ～ 66	105 ～ 112	94 ～ 102
不理想	60	104	93

（2）盖塞尔发育诊断量表：盖塞尔发育诊断量表（Gesell developmental schedule，GDS）是由美国著名儿童心理学家 Gesell 和同事从 1916 年开始，系统地研究儿童行为模式和发育变化的阶段性编撰的量表。Knobloch 和 Pasamanick 于 1974 年发行 GDS 英文版。国内北京智能发育协作组于 1985 年对 0 ～ 3 岁部分进行了翻译修订，1992 年对 3 ～ 6 岁部分进行了修订。未见对翻译质量和文化适应性的研究。GDS 主要用于判断婴幼儿神经系统发育和功能成熟情况。

【适用年龄】0 ～ 6 岁。

【测试内容】包括适应性行为、大运动、精细动作、语言、个人 - 社会性行为 5 个能区。Gesell 认为儿童行为发育具有一定的顺序和年龄规律，每一种行为模式标志着一定的成熟阶段。因此，GDS 规定婴幼儿发育的关键年龄为 4 周、16 周、28 周、40 周、52 周、18 个月、2 岁、3 岁、4 岁、5 岁和 6 岁，将不同年龄阶段新出现的行为作为检查项目与诊断标准。

【测试过程】直接测试儿童，实施耗时 40 ～ 120 min。测试需要由经过标准化测试培训并获得资格的专业医师实施。要求使用标准的测验用具、标准的指导语，对结果的解释需结合实际的养育方式进行标准化解释。

【结果判定】GDS 不是使用基于正态分布的标准分、百分位数，而是用原始分按照公式计算儿童的"发育年龄"，凭发育年龄与儿童生理年龄计算出发育商（developmental quotient，DQ）。一般情况下，适应性的成熟水平可代表总的发育水平。如果适应性行为 DQ 在 85 分以下，表明可能有某些器质性损伤；DQ 在 75 分以下，表明发育落后。

$$DQ = \frac{发育年龄（development\ age，DA）}{实际年龄} \times 100$$

（周　虹　卞晓燕）

第二节　免疫规划

免疫规划（immunization program）是指根据传染病防治规划，使用有效疫苗对易感人群进行有计划地预防接种，以预防和控制特定传染病的发生和流行以及促进目标人群健康为目标所制定的规划、计划和策略。疫苗的发明和预防接种在减少儿童患病、死亡和残疾方面贡献卓著，世界各国政府均将儿童预防接种列为优先的公共预防服务项目。我国通过接种疫苗，实施国家免疫规划，有效地控制了儿童群体中传染病发病，极大地改善了儿童健康状况。

一、免疫规划制定的要素

实施科学规范的免疫规划程序，不仅能充分发挥预防接种的效果，还可以减少接种异常反应的发生。免疫规划制定过程中需要考虑免疫起始月龄、接种次数、间隔时间、加强免疫以及联合免疫等关键要素。

（一）起始月龄

确定免疫起始月龄需要考虑婴儿产生理想免疫反应的最小月龄、疾病侵袭后对婴儿伤害较为严重的最小月龄以及婴儿胎传抗体消失的月龄。如果免疫起始月龄太小，由于婴儿的免疫系统发育不完善，或婴儿受胎传抗体的干扰，接种疫苗往往不能成功或免疫效果不理想；如果推迟免疫起始月龄，可能会增加儿童传染病感染的风险。理想的免疫起始月龄应该是机体来自母体的抗体临近消失，并已具有产生免疫应答能力的月龄，我国现行的免疫规划程序正是遵循了这一原则。例如，新生儿对结核病无先天免疫，出生即易感，新生儿细胞免疫发育较成熟，所以现行免疫程序规定，新生儿出生后就可以接种卡介苗；再如，新生儿从母体仅获得微量脊髓灰质炎和百日咳被动免疫抗体，且两种疾病发病年龄早，危害较大，因此现行免疫程序规定，2 月龄开始接种脊髓灰质炎灭活疫苗，3 月龄开始接种百白破疫苗；此外，新生儿通过母体胎传获得麻疹被动免疫抗体，但在 8 月龄时基本消失，因此现行免疫程序规定，8 月龄开始接种麻风腮疫苗。

（二）接种次数

疫苗的接种次数与疫苗性质有关，疫苗分为减毒活疫苗和灭活疫苗。减毒活疫苗是用人工的方法，将病原微生物的毒力降低到足以使机体产生模拟自然感染而发生的隐性感染，诱发理想的免疫应答而不产生临床症状的疫苗。减毒活疫苗接种后在体内能繁殖，在机体内具有一定的繁殖或复制的能力，因此减毒活疫苗只需较少的接种次数即可产生较为持久的免疫力，现行免疫程序规定，卡介苗接种 1 次即可完成基础免疫。

相比之下，灭活疫苗是用物理和化学的方法，将具有感染性的完整的病原微生物杀死，使其失去致病力而保留抗原性的疫苗，接种该疫苗后刺激机体产生针对其抗原的免疫应答，从而预防该病原微生物的感染。灭活疫苗接种后不会在体内进行繁殖或复制，需要多次接种，经抗原的多次刺激才能使抗体形成可靠的免疫力。现行免疫程序规定，乙肝疫苗需要接种 3 剂次。

（三）接种间隔

一般来说，目前广泛应用的减毒活疫苗和灭活疫苗同时接种不会影响机体的免疫反应，也并不会增加副反应的发生率。国家免疫规划疫苗可以在不同部位同时接种两种及以上的疫苗，但必须在不同部位接种，严禁将几种疫苗混合吸入 1 支注射器内接种。但是，两种及以上注射减毒活疫苗不同时接种，为减少先注射的疫苗对后注射疫苗的干扰，两种减毒活疫苗的接种应至少间隔 4 周。

此外，对于需要接种 2 次或 2 次以上的疫苗，两次之间必须要有一定的时间间隔，时间间隔长短影响疫苗的免疫效果。如果两次接种时间间隔短于规定的最小间隔时间，接种疫苗可减弱抗体应答，疫苗接种效果较差。与短间隔相比，两针之间的长间隔能引起较好的免疫应答，但时间间隔过长，可能会推迟机体产生保护性抗体水平的年龄，使儿童增加暴露感染的机会，故选择适宜的时间间隔接种疫苗十分重要。例如我国现行儿童免疫程序规定的乙肝疫苗，3 个剂次接种时间分别在出生后 0、1 和 6 个月，每两次接种之间均有一定的时间间隔，旨在诱发儿童机体产生充分和持久的免疫力。

（四）加强免疫

机体在完成基础免疫之后，体内的保护性抗体水平随时间推移逐渐减弱，甚至消失。因此，在适当的时机进行一次加强免疫，刺激机体产生回忆性的免疫应答反应（IgG 二次反应），可使抗体在短时间内迅速增长并维持较长时间。如现行免疫程序规定，百白破疫苗在完成 3 剂次的基础免疫后，在 18 月龄进行加强免疫。

（五）联合免疫

联合免疫是指将两种或两种以上的抗原采用疫苗联合、混合或同次使用等方式进行免疫接种，以预防多种或同种不同血清型、不同周期传染病的一种手段。联合免疫不但可简化免疫程序提高免疫接种的覆盖率，同时还可减少儿童家长往返医疗机构的次数、降低不良反应发生的风险。联合免疫一种方式是接种联合疫苗，如百白破联合疫苗、麻风腮联合疫苗等；另一种方式是不同疫苗同时接种，如在儿童出生后 3 月龄时需要接种的脊髓灰质炎疫苗第二剂和百白破疫苗第一剂。现行免疫程序规定现阶段的国家免疫规划疫苗均可按照免疫程序或补种原则同时接种，两种及以上注射类疫苗应在不同部位接种。

二、中国免疫规划的发展

1978 年，中国开始实施免疫规划，对 7 周岁及以下儿童进行麻疹疫苗、百白破疫苗、脊髓灰质炎疫苗和卡介苗的预防接种，使儿童获得对麻疹、百日咳、白喉、破伤风、脊髓灰质炎和结核病的免疫，即"四苗防六病"。

1992 年，我国开始引入乙型肝炎疫苗，开始对新生儿实行接种，但当时家长需要支付乙肝疫苗费和疫苗接种费。2002 年，乙肝疫苗正式纳入国家基础免疫，对全部新生儿实行免费接种，但儿童家长仍需支付接种费。2005 年，《疫苗流通和预防接种管理条例》正式颁布，实现了新生儿乙肝疫苗的免费接种，这一系列的措施大大提高了中国儿童乙肝疫苗接种覆盖率。

2015 年，WHO 公布已经在世界范围内消灭了 Ⅱ 型脊髓灰质炎野病毒，决定在世界范围内停止使用三价脊髓灰质炎减毒活疫苗，改用含 I 型和 III 型这两种血清型的二价脊髓灰质炎减毒活疫苗。我国积极响应 WHO 号召，于 2016 年 5 月 1 日实施新的脊髓灰质炎疫苗接种策略，在儿童出生 2 月龄、3 月龄接种 1 剂脊髓灰质炎灭活疫苗（肌内注射），4 月龄和 4 岁分别接种脊髓灰质炎减毒活疫苗（口服）。

为了更好地服务以儿童、孕产妇、老年人、慢性疾病患者等为重点的人群，2009 年国家卫生部颁发了《国家基本公共卫生服务规范（2009 年版）》，开始面向全体居民免费提供最基本的公共卫生服务，儿童免疫接种作为一项重要内容纳入其中，要求在全国范围内对适龄儿童实行免费常规接种。2021 年，国家卫生健康委印发了《国家免疫规划疫苗儿童免疫程序及说明（2021 年版）》，对儿童免疫接种程序进行了修订，纳入国家免疫规划的疫苗及儿童免疫程序详见表 3-3。

根据国务院颁布的《疫苗流通和预防接种管理条例》，疫苗分为第一类疫苗和第二类疫苗。第一类疫苗是指政府免费向公民提供，公民应当依照政府的规定受种的疫苗，包括国家免疫规划疫苗，省级人民政府在执行国家免疫规划时增加的疫苗，县级及以上人民政府或者其卫生计生行政部门组织开展的应急接种或群体性预防接种所使用的疫苗。第二类疫苗是指由公民自费并且自愿受种的其他疫苗。纳入国家免疫规划的疫苗均属于第一类疫苗。当国家免疫规划疫苗和第二类疫苗在接种时间上有冲突时，原则上应优先接种国家免疫规划疫苗。但在特殊情况下，用于预防紧急疾病风险的非国家免疫规划疫苗，如狂犬病疫苗、黄热病疫苗或其他需应急接种的疫苗，可优先接种。

三、中国儿童预防接种状况

接种率监测是评价各级实施国家免疫规划情况的基础性工作。1994 年，卫生部印发《常规免疫接种率报告及监测方法》，开始建立全国常规免疫接种率报告系统，实行统一的免疫接种率报告表格，对常规免疫接种率进行监测。2010 年中国疾病预防控制中心印发《扩大国家免疫规划相关监测信息报告工作方案》，开始以乡（镇、街道）为单位使用常规免疫接种情况报表每月进行国家免疫规划疫苗常规免疫接种率监测报告。常规免疫接种情况报表由报告单位按照扩大国家免疫规划移交的免疫程序，每月分疫苗、分剂次报告辖区内应种和实种人数。2014 年中国疾病预防控制中心开始使用新开发的中国免疫规划信息管理系统（National Immunization Program Information System，NIPIS）收集常规免疫接种情况报表数据。中国免疫规划信息管理系统利用网络平台收集预防接种相关信息，并对数据进行统计、分析和汇总，实现国家、省、市、县、乡级的预防接种信息管理。因此，从该系统所获取的儿童免疫接种信息是目前最可靠和准确的来源。中国免疫规划信息管理系统对免疫接种率的计算方法是在群体水平上计算某疫苗（某剂）的接种率，公式为：某疫苗（某剂）接种率（%）= 某疫苗（某剂）实际接种人数 / 该疫苗（该剂）应种人数 ×100%。

2017 年，中国疾病预防控制中心免疫规划中心发布的最新结果显示，全国国家免疫规划疫苗乙型肝炎（乙肝）疫苗三剂（Hepatitis B Vaccine 3，HepB3）、卡介苗（Bacilli Calmette-Guérin Vaccine，BCG）、口服脊髓灰质炎（脊灰）减毒活疫苗三剂（Oral Poliomyelitis Attenuated Live Vaccine 3，OPV3）、百白破疫苗三剂（Diphtheria，Tetanus and Pertussis Combined Vaccine 3，DTP3）、含麻疹成分疫苗首剂（Measles-containing Vaccine 1，MCV1）平均报告接种率均≥99%，详细结果如图 3-4 所示。

WHO 最新公布的中国免疫接种情况的数据显示，近年来中国卡介苗、乙肝疫苗、脊髓灰质炎减毒活疫苗、百白破疫苗三剂、含麻疹成分疫苗接种率均在 99% 以上，接近全覆盖。中国的国家免疫规划疫苗（卡介苗、乙肝疫苗、脊髓灰质炎疫苗、百白破疫苗、含麻疹成分疫苗）接种率是全球 195 个国家中最高的几个国家之一，如图 3-5 所示。

表3-3 国家免疫规划疫苗儿童免疫程序表（2021 年版）

可预防疾病	疫苗种类	接种途径	剂量	英文缩写	出生时	1月	2月	3月	4月	5月	6月	8月	9月	18月	2岁	3岁	4岁	5岁	6岁
乙型病毒性肝炎	乙肝疫苗	肌内注射	10 或 20 µg	HepB	1	2					3								
结核病[1]	卡介苗	皮内注射	0.1 ml	BCG	1														
脊髓灰质炎	脊灰灭活疫苗	肌内注射	0.5 ml	IPV			1	2											
	脊灰减毒活疫苗	口服	1 粒或 2 滴	bOPV					3								4		
百日咳、白喉、破伤风	百白破疫苗	肌内注射	0.5 ml	DTaP				1	2	3				4					
	白破疫苗	肌内注射	0.5 ml	DT															5
麻疹、风疹、流行性腮腺炎	麻腮风疫苗	皮下注射	0.5 ml	MMR								1		2					
流行性乙型脑炎[2]	乙脑减毒活疫苗	皮下注射	0.5 ml	JE-L								1			2				
	乙脑灭活疫苗	肌内注射	0.5 ml	JE-I								1, 2			3				4
流行性脑脊髓膜炎	A 群流脑多糖疫苗	皮下注射	0.5 ml	MPSV-A							1		2						
	A 群 C 群流脑多糖疫苗	皮下注射	0.5 ml	MPSV-AC												3			4
甲型病毒性肝炎[3]	甲肝减毒活疫苗	皮下注射	0.5 或 1.0 ml	HepA-L										1					
	甲肝灭活疫苗	肌内注射	0.5 ml	HepA-I										1	2				

接种年龄

1. 主要结核性脑膜炎、粟粒性肺结核等。
2. 选择乙脑减毒活疫苗接种时，采用两剂次接种程序。选择乙脑灭活疫苗接种时，采用四剂次接种程序；乙脑灭活疫苗第 1、2 剂间隔 7 ~ 10 天。
3. 选择甲肝减毒活疫苗接种时，采用一剂次接种程序。选择甲肝灭活疫苗接种时，采用两剂次接种程序。

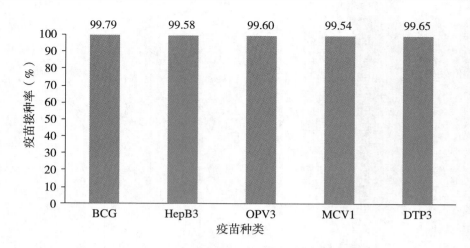

图 3-4　2017 年国家免疫规划疫苗平均报告接种率

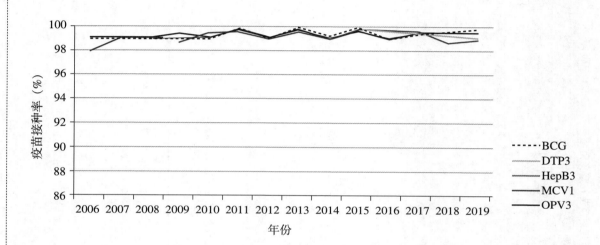

图 3-5　WHO 公布的中国免疫规划疫苗接种率

四、中国儿童预防接种的管理

我国通过实施国家免疫规划，有效地控制了儿童群体中传染病的发病，极大地保护了我国广大儿童的健康和生命安全，取得的巨大成就离不开各级政府和机构对儿童预防接种工作的有效组织和管理。

（一）预防接种组织机构

1. 疾病预防控制机构　我国县级及以上各级疾病预防控制机构设立负责预防接种工作的业务部门（中心、所、科、室）。

2. 乡（镇）卫生院、社区卫生服务中心　乡（镇）卫生院、社区卫生服务中心依据其职责设立预防接种科室。

3. 接种单位　从事预防接种工作的医疗卫生机构（以下简称接种单位），由所在县级卫生行政部门指定，并明确其责任区域或任务。接种单位应当具备下列条件：

（1）具有医疗机构执业许可证。

（2）具有经过县级卫生行政部门组织的预防接种专业培训并考核合格的执业医师、执业助理医师、护士或者乡村医生。

（3）具有符合疫苗储存、运输管理规范的冷藏设施、设备和冷藏保管制度。

（4）乡（镇）卫生院、社区卫生服务中心及其他承担常规接种服务的城镇医疗卫生机构应当设立预防接种门诊。

（二）预防接种服务

县级卫生行政部门应当根据当地人口密度、服务半径、地理条件和医疗卫生资源配置等情况，合理规划和设置接种单位，主要包括定点预防接种和入户预防接种两种服务形式。

1．定点预防接种　定点预防接种包括预防接种门诊、村级接种单位、产科接种单位及其他形式。

（1）预防接种门诊：城镇地区通常每个社区卫生服务中心至少设立一个预防接种门诊，服务半径不超过 5 km，实行按日（每周 ≥ 3 天）预防接种。农村地区通常每个乡（镇）卫生院至少设置 1 个预防接种门诊，服务半径不超过 10 km，实行日、周（每周 1 ～ 2 天）预防接种。

（2）村级接种单位：农村地区根据人口、交通情况及服务半径等因素，设置覆盖 1 个或几个行政村的定点接种单位。村级接种点每月至少提供 2 次预防接种服务。

（3）产科接种单位：设有产科接种单位的医疗卫生机构承担新生儿出生时首针乙肝疫苗及卡介苗的预防接种服务。

（4）其他接种单位：主要指成人接种门诊、狂犬疫苗接种门诊等。

2．入户预防接种　交通不便的边远山区、牧区、海岛等地区，可采取入户方式进行预防接种。实施入户接种的地区，每月应当至少提供 1 次预防接种服务。

预防接种工作人员在预防接种操作前需要进行"三查七对"，核查无误后再予以预防接种。三查是指检查受种者健康状况和接种禁忌证，查对预防接种卡（簿）与儿童预防接种证，检查疫苗、注射器外观与批号、有效期；七对是指核对受种对象姓名、年龄、疫苗品名、规格、剂量、接种部位、接种途径。

（三）预防接种类型

预防接种类型包括常规接种、临时接种、群体预防接种和应急接种。

1．常规接种　常规接种是指接种单位按照国家免疫规划疫苗儿童免疫程序、疫苗使用指导原则、疫苗使用说明书，在相对固定的接种服务周期时间内，为接种对象提供的预防接种服务。

2．临时接种　在出现自然灾害、控制疫苗针对传染病流行等情况，开展应急接种、补充免疫或其他群体性预防接种时，按应急接种、补充免疫或群体性预防接种方案，在适宜的地点和时间，设立临时预防接种点，对目标人群开展的预防接种服务。

3．群体预防接种　群体预防接种是指在特定范围和时间内，针对可能受某种传染病威胁的特定人群，有组织地集中实施的预防接种活动。补充免疫（原称为"强化免疫"）是一种较常采用的群体性预防接种形式。

4．应急接种　应急接种是指在传染病疫情开始或有流行趋势时，为控制传染病疫情蔓延，对目标人群开展的预防接种活动。

五、预防接种反应的监测及处置

（一）疑似预防接种异常反应的监测及处置

疑似预防接种异常反应（adverse event following immunization，AEFI）是指在预防接种后

发生的怀疑与预防接种有关的反应或事件。AEFI 按发生原因分成以下 5 种类型。

1. 不良反应 合格的疫苗在实施规范预防接种后，发生的与预防接种目的无关或意外的有害反应，包括一般反应和异常反应。一般反应是指在预防接种后发生的，由疫苗本身所固有的特性引起的，对机体只会造成一过性生理功能障碍的反应，主要有发热和局部红肿，同时可能伴有全身不适、倦怠、食欲缺乏、乏力等综合症状。异常反应是指合格的疫苗在实施规范预防接种过程中或者实施规范预防接种后造成受种者机体组织器官、功能损害，相关各方均无过错的药品不良反应。

2. 疫苗质量事故 由于疫苗质量不合格，预防接种后造成受种者机体组织器官、功能损害。

3. 预防接种事故 由于在预防接种实施过程中违反预防接种工作规范、免疫程序、疫苗使用指导原则、预防接种方案，造成受种者机体组织器官、功能损害。

4. 偶合症 受种者在预防接种时正处于某种疾病的潜伏期或者前驱期，预防接种后巧合发病。

5. 心因性反应 在预防接种实施过程中或预防接种后因受种者心理因素发生的个体或者群体的反应。

对发生死亡、严重残疾、群体性 AEFI，或对社会有重大影响的 AEFI，疾控机构应当在调查开始后 7 日内完成初步调查报告，及时将调查报告向同级卫生行政部门、上一级疾控机构报告，并向同级药品不良反应监测机构通报。县级疾控机构应当及时通过中国免疫规划信息管理系统上报调查报告。调查报告包括以下内容：对 AEFI 的描述、诊断、治疗及实验室检查；疫苗和预防接种组织实施情况；发生 AEFI 后所采取的措施、原因分析；对 AEFI 的初步判定及依据；撰写调查报告的人员、时间等。

（二）常见反应的监测及处置

接种人员对较为轻微的全身性一般反应和接种局部的一般反应，可给予一般的处理指导；对接种后现场留观期间出现的急性严重过敏反应等，应立即组织紧急抢救。对于其他较为严重的 AEFI，应建议及时到规范的医疗机构就诊。

1. 全身性一般反应

（1）临床表现：少数受种者接种灭活疫苗后 24 h 内可能出现发热，一般持续 1 ~ 2 天，很少超过 3 天；个别受种者在接种疫苗后 2 ~ 4 h 即有发热，6 ~ 12 h 达高峰；接种减毒活疫苗后，出现发热的时间比接种灭活疫苗稍晚，如接种麻疹疫苗后 6 ~ 10 天可能会出现发热，个别受种者可伴有轻型麻疹样症状。

少数受种者接种疫苗后，除出现发热症状外，还可能出现头痛、头晕、乏力、全身不适等情况，一般持续 1 ~ 2 天。个别受种者可出现恶心、呕吐、腹泻等胃肠道症状，一般以接种当天多见，很少超过 2 ~ 3 天。

（2）处置原则：如果受种者发热 ≤ 37.5 ℃时，应加强观察，适当休息，多饮水，防止继发其他疾病。如果受种者发热 > 37.5 ℃或 ≤ 37.5 ℃并伴有其他全身症状、异常哭闹等情况，应及时到医院诊治。

2. 局部一般反应

（1）临床表现：少数受种者在接种疫苗后数小时至 24 h 或稍后，局部出现红肿，伴疼痛。红肿范围一般不大，仅有少数人红肿直径 > 30 mm，一般在 24 ~ 48 h 逐步消退。接种卡介苗 2 周左右，局部可出现红肿浸润，随后化脓，形成小溃疡，大多在 8 ~ 12 周后结痂（卡疤），一般不需处理，但要注意局部清洁，防止继发感染。部分受种者接种含吸附剂的疫苗，会出现因注射部位吸附剂未完全吸收，刺激结缔组织增生而形成硬结。

（2）处置原则：如果红肿直径和硬结 < 15 mm 的局部反应，一般不需要任何处理。如果红肿直径和硬结在 15 ~ 30 mm 的局部反应，可用干净的毛巾先冷敷，出现硬结者可热敷，每日数次，每次 10 ~ 15 min。如果红肿和硬结直径 ≥ 30 mm 的局部反应，应及时到医院就诊。接种卡介苗出现的局部红肿，不能热敷。

六、特殊健康状态儿童预防接种

由于预防接种在保障儿童健康中起到十分重要的作用，合理地把握不同健康状态下儿童的预防接种策略，是预防接种工作不可回避的问题。因此，针对一些常见的特殊健康状态儿童预防接种制定了系列《特殊健康状态儿童预防接种专家共识》，对特殊健康状态儿童预防接种提出系列建议。

特殊健康状态儿童预防接种

（周　虹）

第三节　婴幼儿喂养与营养

出生后早期的营养和健康是实现儿童生存和发展的基础。儿童期合理的营养是个体体格生长和心理发育的重要基础；营养不良可导致发育迟缓、儿童患病率和死亡率增加，影响儿童智力潜能的发挥，影响学习、工作以及生殖能力，增加成年期患慢性疾病的风险。在生命的最初阶段，个体的营养需要通过母乳或者配方奶获得。母乳能满足 6 月龄以内婴儿的所有营养需求，是婴儿最天然最理想的食物；从婴儿满 6 月龄开始，需要科学合理地添加辅食，以保障婴幼儿进一步的营养需求，为促进儿童的健康成长奠定基础。

一、婴幼儿的营养需求

婴幼儿期（从出生到未满 3 周岁）是人类生命从母体子宫到自然界生活的初始时期，是继宫内生命体形成和高速发育后的又一个关键时期，是人出生后的第一个生长发育高峰期。婴幼儿期可以分为婴儿期（从出生到未满 1 周岁）和幼儿期（从满 1 周岁到未满 3 周岁）。

婴幼儿期合理营养将为儿童体格生长和心理发育打下良好的基础，而且对成年期慢性疾病的发生有预防作用。婴幼儿营养不良会导致严重的后果，甚至危及儿童生命。全球 5 岁以下儿童死亡归因于营养不良的比例达 35%，急性重度营养不良儿童的死亡风险是正常儿童的 9 倍。因此，要着重关注婴幼儿时期的营养与健康，密切监测婴幼儿的生长发育状况，根据婴幼儿的生理特点，通过母乳喂养和科学合理的辅食添加，保障婴幼儿的营养需求。

婴幼儿的营养需求

二、婴幼儿喂养

婴幼儿喂养，尤其是出生后最初 6 个月的纯母乳喂养，是儿童营养的重要物质基础。保护、支持和促进婴幼儿时期的合理喂养，是控制和降低营养不良的关键措施。婴幼儿时期喂养主要包括母乳喂养以及辅食添加。世界卫生组织推荐的婴幼儿最佳喂养方式为从出生到 6 月龄的纯母乳喂养，此后继续母乳喂养至 2 岁或 2 岁以上，同时自婴儿 6 月龄开始，及时、合理、适量且安全地添加辅食，以满足婴幼儿的营养需求。

（一）母乳喂养

1. 母乳喂养的定义　母乳喂养指的是采用母乳进行婴幼儿喂养。纯母乳喂养（exclusive breast feeding）指的是在婴儿生命最初的 6 个月内不给予除了母乳之外的任何食物或者饮料，甚至水，但婴儿能够摄入口服补液盐、滴液和糖浆（维生素、矿物质和药物）。世界卫生组织对婴幼儿喂养的定义见表3-4。

表3-4 世界卫生组织关于婴幼儿喂养的定义

喂养方式分类	要求婴儿摄入	允许婴儿摄入	不允许婴儿摄入
纯母乳喂养 （exclusive breast feeding）	母乳	口服补液盐、滴液和糖浆（维生素、矿物质和药物）	除母乳外任何其他食物
主要母乳喂养 （predominant breast feeding）	母乳作为主要的营养来源	其他液体（水或者水基饮料、果汁）、口服补液盐、滴液和糖浆（维生素、矿物质和药物）	任何其他食物（尤其是动物乳和食品性饮料）
混合喂养 / 补充喂养 （complementary feeding）	母乳、半固体和固体食物	任何其他食物，包括动物乳和配方奶等在内	无
母乳喂养（breast feeding）	母乳	任何其他食物，包括动物乳和配方奶等在内	无
奶瓶喂养（bottle-feeding）	从奶瓶中摄入任何液体和半固体食物	任何其他食物，包括动物乳和配方奶等在内	无

2．母乳喂养的优点 母乳喂养有着其他喂养方式所不可替代的好处，是人类最科学、最合理的婴幼儿喂养方式，对孩子、母亲以及亲子关系都有好处，而且具有良好的社会价值。

（1）母乳喂养对孩子的好处：①母乳的营养成分全面，比例恰当，能提供6月龄以内婴儿生长所需要的全部液体、能量和营养素，是婴儿最理想的（天然）食物。母乳可提供6～12月龄婴儿所需的一半或更多的能量，12～24月龄幼儿所需的1/3能量。②母乳喂养能降低婴幼儿营养不良以及因营养不良所导致的儿童死亡的风险。③母乳中含有丰富的免疫物质，母乳喂养能增强婴儿免疫力，防止新生儿受感染，预防过敏、降低呼吸道疾病的发病风险。④母乳喂养能降低儿童以及成年期肥胖发生的风险。⑤母乳喂养能促进婴儿大脑和智力的健康发育，促进认知能力的发展。

（2）母乳喂养对母亲的好处：①母乳喂养能增加催产素的分泌，促进子宫收缩，有助于子宫的恢复和减少产后出血。②母亲每天需要消耗能量来产生乳汁，母乳喂养能帮助母亲更快恢复产前体重。③大多数哺乳母亲的周期性排卵推迟，从而延长生育间隔，但是其避孕效果仍不能作为一种手段进行推广。④母乳喂养有助于减低母亲患卵巢癌和乳腺癌等疾病的风险。

（3）母乳喂养对亲子关系的好处：母亲与婴儿的肌肤接触、眼神交流、微笑和语言以及爱抚等动作，能增强母婴之间的情感交流，使婴儿获得满足感和安全感。

（4）母乳喂养具有的社会价值：①母乳喂养最突出的优势是改善儿童生长发育、降低婴儿的医疗护理成本，为家庭以及国家带来经济收益。②母乳喂养经济方便。母乳自然产生，无需购买，多数情况不需要使用奶瓶，节省大量资源。母乳温度适宜，在任何时间、地点均可以进行喂哺，十分方便。

3．母乳喂养的技巧

（1）尽早开始喂奶：新生儿出生断脐后，如果产妇和新生儿的状况好，就可把新生儿送到母亲怀中吮吸双侧乳房，早吮吸是母乳喂养成功的关键之一。开始时可能奶量少或无奶，但新生儿吸吮乳头的过程可刺激母亲体内产生催乳素，促使乳汁分泌。为能产生足够的母乳，只要新生儿想吃，就应喂奶，不必定时。有时候新生儿一吃到奶就入睡，此时母亲可用手轻揉小耳朵让其醒来继续吃奶，直至吃饱。

（2）合理掌握喂奶次数和时间：每日母乳喂哺的次数可根据新生儿的饥饱和母亲乳房饱

胀感觉来决定。新生儿喂哺的时间不必定时。

（3）喂奶的正确姿势：妈妈喂奶时孩子吸吮乳头的姿势极为重要，不正确的吸吮姿势可产生许多问题，如乳头溃疡或皲裂、乳汁量不足、宝宝拒绝吸吮等。喂奶时，妈妈的全身要放松，宝宝的整个身体要贴近母亲，宝宝的嘴要全部含住乳头，用上臂托住宝宝的肩背部，四指支撑宝宝头部，而另一只手的拇指和四指分别放在乳房上、下方，柔和地握住乳房。将乳头从宝宝口的上唇向下唇滑动以引起宝宝觅食反射，当宝宝嘴张大时，柔和地将乳头送入宝宝口内。喂奶时，须保持宝宝头和颈的伸展，以免乳房压迫鼻部而影响呼吸，但也要防止头部和颈部过度伸展造成吞咽困难。正确的哺乳姿势见图3-6。正确的乳头含接方式见图3-7。

（4）其他技巧：妈妈平时要注意乳头的卫生，保持清洁，但应避免过度清洗消毒。当乳汁不足时，应频繁有效地吸吮以促进乳汁分泌，并保持充足的营养和睡眠，心情舒畅，设法增加母乳分泌量。

哺乳姿势

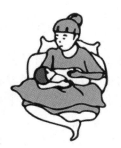

摇篮式
妈妈取坐位，将宝宝放在枕上，用臂弯支持宝宝的头部和背部，使宝宝斜卧在妈妈怀里吸乳。

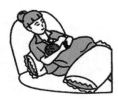

斜倚式
如果是新生儿，妈妈应托着宝宝的头、肩膀及臀部。

哺乳要点：
①宝宝的头和身体是一条直线。
②宝宝面向妈妈并整个身体靠近妈妈。
③宝宝的脸贴近妈妈的乳房。
④宝宝的下巴触及乳房。

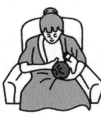

橄榄球式
妈妈取坐位，妈妈乳房同侧手拖住宝宝头颈部，肘部夹着宝宝身体，另一只手托住乳房。

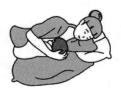

侧躺式
妈妈取侧卧位，将卧侧的胳膊放在枕下，另一侧手臂托住宝宝。

图 3-6　正确的哺乳姿势和哺乳要点

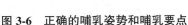

含接方式

含接要点：
①宝宝开始用力吸吮后，应将其小嘴轻轻往外拉约 5 mm，目的是将乳腺管拉直，有利于顺利哺乳。
②妈妈能听到宝宝吞咽的声音，并感受到宝宝慢而深的吸吮。
③整个喂哺过程妈妈没有感到乳头疼痛。

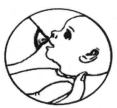

1．刺激
妈妈用乳头轻碰宝宝嘴唇，让宝宝嘴张开，寻找乳头。

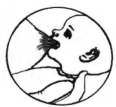

2．含乳
宝宝含住妈妈大部分乳晕与乳头。

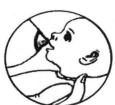

3．吸吮
哺乳时乳头应深入宝宝口中、抵至宝宝上颚。宝宝面部应接触乳房。

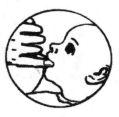

4．离乳
妈妈用手指将其小嘴轻轻往外拉，结束时宝宝松开乳头，表现有平和满足感。

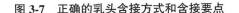

图 3-7　正确的乳头含接方式和含接要点

4．母乳喂养的目标　根据世界卫生组织和联合国儿童基金会发布的《婴幼儿喂养全球战略》，母乳喂养应做到：早开奶，即产后 1 h 即开始母乳喂养；在生命最初 6 个月应进行纯母乳喂养；在婴儿 6 月龄时增加有足够营养和安全的补充食品，同时持续进行母乳喂养至 2 岁或以上。据估算，如果向全球 0 ～ 23 月龄的所有婴幼儿进行合理的母乳喂养，每年可挽救超过82 万名 5 岁以下儿童的生命。世界卫生组织于 2012 年 5 月批准的《孕产妇、婴儿和幼儿营养全面实施计划》中明确提出，到 2025 年，需要将生命最初 6 个月的纯母乳喂养率提高到至少50%。在我国，国务院办公厅于 2017 年 6 月 30 日印发并实施的《国民营养计划（2017—2030年）》提出：到 2020 年，0 ～ 6 月龄婴儿纯母乳喂养率达到 50% 以上；到 2030 年，0 ～ 6 月龄婴儿纯母乳喂养率在 2020 年的基础上再提高 10%。

目前，全球 6 月龄内婴儿的纯母乳喂养率低于 40%。2013 年《中国居民营养与健康状况调查》显示，我国 6 月龄内婴儿纯母乳喂养率仅为 20.8%。提高 6 月龄内婴儿纯母乳喂养率，也是我国乃至全球儿童营养领域的一项迫切任务。

（二）辅食添加

辅食是母乳喂养期间给予婴幼儿母乳之外的其他食物，以补充母乳营养的不足。辅食必须是富含营养的食物，而且数量充足，才能保障和促进婴幼儿的健康和生长发育。

1．辅食添加的时机　婴儿满 6 月龄（出生 180 天）时，胃肠道等消化器官已相对发育完善，可消化母乳以外的多样化食物。同时，婴儿的口腔运动功能，味觉、嗅觉、触觉等感知觉，以及心理、认知和行为能力也已经准备好接受新的食物。此时开始添加辅食，不仅能满足婴儿的营养需求，也能满足其心理需求，并促进其感知觉、心理及认知和行为能力的发展。

婴儿满 6 月龄时，单纯母乳满足不了婴儿对能量和营养素的全部需要，此时必须添加母乳或者配方奶以外的食物，以满足这些需求。此时如果仍不添加辅食，或者补充不当，婴儿生长发育就会受到影响。

2．辅食添加的基本原则　婴幼儿的生长发育及对添加食物的适应性存在一定的个体差异，添加辅食的时间、种类、数量以及快慢等应根据婴儿的具体情况灵活掌握，循序渐进。一般而言，应遵循以下原则。

（1）辅食添加的适宜年龄：对于大多数婴儿，满 6 月龄是开始添加辅食的适宜年龄。婴儿表现为：①对别人吃东西感兴趣，并且能够自己拿食物；②喜欢将一些东西放到嘴里；③能更好地控制舌头，使食物在口中移动；④开始通过上下颌的张合运动进行咀嚼。

（2）继续母乳喂养：在添加辅食期间，母乳喂养仍然是营养素和某些保护因子的重要来源，不能完全断掉母乳。辅食添加前期阶段一般不应影响奶量的摄入，随辅食数量、质量的增加，辅食添加中后期会相应地减少乳类的摄入。

（3）由一种到多种：开始添加辅食时，要一种一种地逐一添加，当婴儿适应了一种食物后再开始添加另一种新食物。这样有助于观察婴儿对新食物的接受程度及其反应，特别是对食物的消化情况和过敏反应。一种食物一般要适应 5 ～ 7 天后再考虑添加另一种新的食物。

（4）由少量到多量：开始添加的食物可先从每天 1 次开始，之后逐渐增加到 2 ～ 3 次。每餐食物的数量也由少到多，逐步增加，例如刚开始添加 1/2 勺米粉和菜泥，渐渐增加到2 ～ 3 勺。

（5）由细到粗：与婴幼儿的咀嚼、吞咽能力相适应，早期阶段添加的辅食应是细软的泥糊状食物，逐步过渡为粗颗粒的半固体食物，当幼儿多数牙齿特别是乳磨牙长出后，可给予较大的团块状固体食物。

（6）单独制作：婴儿辅食宜单独制作，不加盐、糖和其他调味品。除了家庭不方便制作的含铁米粉、含铁营养包外，婴儿辅食可挑选优质食材在家庭中单独烹制。注意制作过程的卫

第三章 儿童保健

生，现做现吃，不喂存留的食物。

（7）按需喂养：婴幼儿的饭量、进食节奏均存在个体差异。一些儿童很容易习惯新食物，而另一些儿童对于接受一种新食物需要更长时间，甚至要尝试10多次才能接受。父母要善于观察了解婴儿膳食需求和进食状态，适时调整喂养节奏，个体化地满足婴儿膳食需求。定期检测其身长、体重等体格指标，以判断儿童是否摄入了充足的膳食营养。

（8）积极喂养：父母以积极、主动的态度及时回应儿童进食提示和信号，以微笑、眼神交流和鼓励的话语积极回应儿童进食；注意尝试不同的食物组合、口味和质地，要缓慢和耐心地喂养；如果儿童停止进食时应先等待，然后再次尝试喂食；根据儿童发育水平，适时帮助儿童自主进食，练习手抓、用勺、用杯进食以增加儿童进食兴趣；积极鼓励儿童的进食行为但不强迫进食，避免用食物作为安慰和行为奖励。

世界卫生组织关于辅食添加的指导原则是：①持续频繁地按需哺乳直到婴儿2岁或2岁以上。②回应式的喂食（即顺应喂养），即直接给婴儿喂食和帮助年龄较大的儿童进食。要耐心地慢慢喂食，鼓励儿童而不是强迫儿童进食，对孩子说话，并保持目光接触。③养成良好的卫生习惯并正确处理食物。④婴儿满6个月开始添加少量食物并随着年龄的增长逐渐增加食物的种类。⑤逐渐实现食物的合理搭配和种类多样化。⑥增加婴儿喂食的次数，6～8月龄婴儿每天喂食2～3次，9～23月龄婴儿每天喂食3～4次，根据需要可添加1～2次辅助食物。⑦根据需要使用强化补充食物或膳食补充剂。⑧对患儿增加流食的摄入，包括增加母乳喂养的次数，并给予稀软可口的食物。

联合国儿童基金会对6～23月龄的辅食添加，采用"最少食物种类"以及"最少进食次数"两个指标评估。"最少食物种类"是指，无论是母乳喂养还是人工喂养的孩子，在6～23月龄内，接受8类食物（谷类、根茎类、薯类；蔬菜和坚果；母乳；奶类；肉类；蛋类；富含维生素A的水果和蔬菜；其他水果和蔬菜）中的至少5类。"最少进食次数"是指，对于仍接受母乳喂养的孩子,6～8月龄婴幼儿摄入半固体、固体食物的最少次数为2次,9～23月龄为3次；对于不接受母乳喂养的孩子，6～23月龄婴幼儿摄入半固体、固体食物的最少次数为3次。

3. 辅食添加的方法 从开始添加辅食到幼儿完全能够自主进食普通食物，历时约1.5年，是一个重要而复杂的过程，按照儿童对辅食接受和摄入的一般进程，把辅食添加划分为4个阶段，如表3-5所示。

表3-5 6～24月龄婴幼儿辅食添加方法

		年龄			
		6月龄	7～9月龄	10～12月龄	13～24月龄
食物质地		泥糊状	泥状、碎末状	碎块状、指状	条块、球块状
添加辅食的次数		1～2次	每天2次，每次2/3碗	每天2～3次，每次3/4碗	每天3次，每次1碗
食物种类及每日摄入量	谷薯类	含铁米粉1～2勺	含铁米粉、粥、烂面、米饭等3～8勺	面条、米饭、小馒头、面包等1/2～3/4碗	各种家常谷类食物3/4～1碗
	蔬菜类	菜泥1～2勺	烂菜/细碎菜1/3碗	碎菜1/2碗	各种蔬菜1/2～2/3碗
	水果类	水果泥1～2勺	水果泥/碎末1/3碗	水果小块（条）1/2碗	各种水果1/2～2/3碗
	乳类	4～6次，共800～1000 ml	3～4次，共700～800 ml	2～4次，共600～700 ml	2次，共400～600 ml
	动物类、豆类	－	蛋黄、肉、禽、鱼、豆腐等，3～4勺	蛋黄、肉、禽、鱼、豆腐等，4～6勺	鸡蛋、肉、禽、鱼、豆制品等，6～8勺
	油盐	－	植物油：0～10 g，盐：不加	植物油：0～10 g，盐：不加	植物油：5～15 g，盐：< 1.5 g

（三）顺应喂养

随着婴幼儿生长发育，父母及照养人应根据其营养需求的变化，感知觉、认知、行为和运动能力的发展，顺应婴幼儿的需求进行喂养，帮助婴幼儿逐步达到与家人一致的规律进餐模式，并学会自主进食，遵守必要的进餐礼仪。

1．什么是顺应喂养　顺应喂养（responsive feeding）是指在顺应养育模式下发展起来的婴幼儿喂养模式，要求父母应负责准备安全、有营养的食物，并根据婴幼儿需要及时提供，父母应负责创造良好的进食环境，而具体吃什么、吃多少，则应由婴幼儿自主决定。在婴幼儿喂养过程中，父母应及时感知婴幼儿发出的饥饿或饱足的信号，充分尊重婴幼儿的意愿，耐心鼓励，但决不能强迫喂养。

2．如何进行顺应喂养　父母需要根据婴幼儿的年龄准备好合适的辅食，并按婴幼儿的生活习惯决定辅食喂养的适宜时间。从开始添加辅食起就应为婴幼儿安排固定的座位和餐具，营造安静、轻松的进餐环境，杜绝电视、玩具、手机等的干扰。喂养时父母应与婴幼儿保持面对面，以便于交流。

父母应及时回应婴幼儿发出的饥饿或饱足的信号，及时提供或终止喂养。如当婴儿看到食物表现兴奋、小勺靠近时张嘴、舔吮食物等，表示饥饿；而当婴儿紧闭小嘴、扭头、吐出食物时，则表示已吃饱。父母应以正面的态度，鼓励婴幼儿以语言、肢体语言等发出要求或拒绝进食的请求，增进婴幼儿对饥饿或饱足的内在感受，发展其自我控制饥饿或饱足的能力。

父母应允许婴幼儿在准备好的食物中挑选自己喜爱的食物。对于婴幼儿不喜欢的食物，父母应反复提供并鼓励其尝试。父母应对食物和进食保持中立态度，不能以食物和进食作为惩罚和奖励。

父母应允许并鼓励婴幼儿尝试自己进食，可以手抓或使用小勺等，并建议特别为婴幼儿准备合适的手抓食物，鼓励婴幼儿在良好的互动过程中学习自我服务，增强其对食物和进食的注意与兴趣，并促进婴幼儿逐步学会独立进食。此外，父母的进食行为和态度是婴幼儿模仿的榜样，父母必须注意保持自身良好的进食行为和习惯。

顺应喂养的关键推荐：①耐心喂养，鼓励进食，但决不强迫喂养；②鼓励并协助婴幼儿自己进食，培养进餐兴趣；③进餐时不看电视、玩玩具，每次进餐时间不超过 20 min；④进餐时喂养者与婴幼儿有充分的交流，不以食物作为奖励或惩罚；⑤父母应保持自身良好的进食习惯，成为婴幼儿的榜样。

3．顺应喂养的科学依据　世界卫生组织推荐，7 ~ 24 月龄辅食添加期间婴幼儿可采用顺应喂养模式。通过顺应喂养，增强婴幼儿对喂养的注意与兴趣，增进婴幼儿对饥饿或饱足的内在感受的体会和关注，激发婴幼儿以独特和有意义的信号与父母沟通交流，并促进婴幼儿逐步学会独立进食。婴幼儿有天然的感知饥饿、调节能量摄入的能力，但这种能力会受到父母不良喂养习惯等环境因素的影响。长期过量喂养或喂养不足可导致婴幼儿对饥饱感知能力的下降，并进而造成超重肥胖或营养不足。

据研究，婴儿需要尝试 7 ~ 8 次后才能接受一种新的食物，而幼儿需要尝试 10 ~ 14 次后才能尝试新的食物。当婴幼儿拒绝某种新的食物时，父母或喂养者要有充分的耐心，反复尝试。鼓励婴幼儿尝试各种不同口味和质地的蔬菜和水果，可增加其在儿童和成人期的蔬菜和水果摄入量。

提供与婴幼儿年龄和发育水平相适应的不同性状的辅食可以刺激婴幼儿口腔运动技能的发育，包括舌头的灵活运动、啃咬、咀嚼、吞咽等，有利于婴幼儿乳牙的萌出，同时满足婴幼儿的自主意识并促进其精细运动、手眼协调能力的发育。研究表明，婴儿 10 月龄前未尝试过"块状"食物，喂养困难的风险增加。

三、儿童营养不良及营养性贫血

《2019 年世界儿童状况》报告指出，面临城市人口的不断增长以及食物体系的全球化，目前的儿童营养问题主要表现在：全球仍有 1.49 亿 5 岁以下儿童出现生长迟缓，近 5000 万儿童处于消瘦状态；有 3.4 亿儿童面临维生素及矿物质缺乏，被称为"隐性饥饿"；超重问题正在快速发展。儿童营养评价可以发现并筛选儿童营养相关的生长发育问题和膳食状况，有利于及时开展有针对性的营养干预。

1．儿童营养不良　营养不良（malnutrition）不是单一疾病，而是一种异常状态，可能因为家长缺乏相关知识而为儿童选择摄入的食物不当，也可能因疾病吸收不良，或贫困、灾荒、战争致家庭无能力供给儿童食物，使儿童获得的食物营养素（能量、蛋白质、维生素、矿物质）不能维持正常组织、器官的生理功能，发生营养不足（undernutrition）或营养过剩（overnutrition）的状况。

2．营养性贫血　高危儿由于宫内、生后各种原因，易于缺乏铁、叶酸、维生素 B_{12}、维生素 E，营养素缺乏可能导致红细胞生成减少，和（或）红细胞破坏增加，从而引起贫血。

（1）铁：胎儿铁的储存量大约和其体重增加成正比，整个妊娠期胎儿铁含量恒定维持在 75 mg/kg。体内铁以 3 种形式存在，即血红蛋白铁、组织铁及储存铁。无贫血婴儿铁总量的 75% 以血红蛋白铁的形式存在，1 g 血红蛋白（homeglobin，Hb）含 3.4 mg 元素铁。出生时 Hb 低的婴儿其铁的储存量亦低，且决定生后 Hb 状态。研究发现体重 < 1 400 g 的早产儿出生时骨髓的可染铁少，到出生后第 8 周骨髓内已不能见到含铁血黄素，而足月儿骨髓储存铁到 20 ～ 24 周方耗尽，此前少有缺铁表现，故早产儿较足月儿缺铁出现时间早。因此早产儿开始补充铁剂时间最早为 2 周，不能迟于生后 2 个月，并需持续补充到 12 ～ 15 个月。

（2）叶酸：叶酸又称蝶酰谷氨酸，属于复合维生素 B 族。叶酸缺乏可引起巨幼红细胞性贫血（megaloblastic anemia，MA）。新生儿血清叶酸水平高于成人的 2 ～ 3 倍，由于生长迅速，代谢快，需要量为成人的 4 ～ 10 倍，生后 3 ～ 4 周常降到缺乏范围。低体重儿下降更快更低，因其肝储存量仅 159 μg，而足月儿为 224 μg。早产儿体重 < 1 500 g 者叶酸缺乏率为 10% ～ 30%。尽管早产儿生后 1 ～ 3 个月内血清叶酸水平较低，仅在非配方奶的羊奶喂养、正服用苯妥英、反复感染或慢性腹泻等情况下才容易出现叶酸的缺乏。正常婴儿吸收叶酸无困难，饮食能提供 20 ～ 50 μg/d 即可预防其缺乏，而有感染或腹泻者需要另外补充叶酸。

（3）维生素 B_{12}：维生素 B_{12} 对预防早产儿贫血十分重要。维生素 B_{12} 缺乏将降低内源性促红细胞生成素（erythropoietin，EPO）对贫血的反应。

（4）维生素 E：是一种脂溶性维生素，也是一种抗氧化剂，可灭活脂质过氧化物，对维持红细胞膜的完整性很重要。缺乏时细胞易发生脂质过氧化，损伤细胞膜。婴儿出生时血清维生素 E 浓度为 7.2 ～ 16.8 μmol/L（3 ～ 7 μg/ml），是母亲血清维生素 E 水平的 1/3 ～ 1/2。早产儿出生前从母体得到的维生素 E 比足月儿明显少。早产儿越小其缺乏程度越重，出生体重为 3500 g 的婴儿体内储存维生素 E 约 20 mg，而出生体重 1 000 g 者仅为 3 mg。如不补充则这种缺乏状态可持续 2 ～ 3 个月。早产儿（体重 < 1 500 g）生后 6 ～ 10 周可因维生素 E 缺乏症而发生溶血性贫血，其特点为贫血一般表现较重，伴有网织红细胞增多、血小板增多、红细胞形态异常、水肿等。一旦补充维生素 E，症状将迅速消失。

（周倩龄）

第四节　儿童疾病综合管理

儿童疾病综合管理（integrated management of childhood illness，IMCI）是由世界卫生组织

（WHO）、联合国儿童基金会（UNICEF）等联合开发的针对发展中国家 5 岁以下儿童常见病诊治的适宜技术。该技术自 20 世纪 90 年代开发以来，在全球发展中国家中得到广泛推广和应用。1998 年我国引进该技术并在部分农村地区进行了试点和推广，有效提高了基层医疗机构儿童常见病诊治、婴幼儿喂养指导等预防保健服务能力，促进了合理用药和转诊服务。我国自 2010 年开始在全国范围内推广应用儿童疾病综合管理，目前已成为儿童保健工作的主要策略之一。

一、IMCI 概述

IMCI 是一项以儿童福祉为重点的儿童疾病与健康综合管理方案，目标是在 5 岁以下儿童中降低儿童死亡率、减少儿童患病率和病残率、促进儿童健康。

（一）IMCI 主要内容和原则

1．IMCI 主要内容　IMCI 是以循证为基础的综合管理方法，采用合理、有效、低成本的药物及诊断方法，发现儿童可能存在的健康问题、判断儿童患病情况的严重程度、制订救治行动计划（立即向上级转诊、就地治疗或在家庭中管理）。IMCI 主要通过改编"儿童疾病综合管理方法"的培训和推广使用，提高基层卫生人员的病例管理技能，改善整个卫生系统能力以及改善家庭和社区卫生保健行为。

IMCI 突破了以往对单一病症管理模式，而是把儿童看做一个整体，把可能导致儿童处于危险中的多种因素都考虑进来，对同一儿童所患各种疾病实行全面综合管理。在卫生机构层面，儿童疾病综合管理战略促进了在门诊就对儿童期疾病做出准确的判断，保证了对所有重大疾病的综合治疗，加强对照护者的咨询，并加快严重患儿的转诊速度。在家庭和社区层面，该战略促进了寻求适宜保健的行为，加强了营养和预防保健，并正确执行遵医嘱进行的保健活动。

2．IMCI 原则

（1）所有患儿必须检查"一般危险体征"，例如惊厥，嗜睡或昏迷，以确定患儿是否需要立即转诊或住院治疗。

（2）所有患儿必须常规评估"主要症状"（1 周～ 2 个月患儿的主要症状是细菌感染和腹泻；2 个月～ 5 岁患儿的主要症状是咳嗽或呼吸困难、腹泻、发热、耳部疾病），同时评估营养、免疫接种、喂养及其他潜在问题。

（3）考虑基层卫生机构的基本条件，根据诊断疾病所具有的敏感性和特异性，使用有限、精心挑选的临床体征，在综合考虑患儿多个体征的情况下，对患儿进行分类，而不是诊断。根据分类结果决定需要采取的具体行动：立即向上级转诊、就地治疗或在家庭中管理。

（4）IMCI 使用有限的基本药物，鼓励家长积极参与患儿的治疗。

（5）积极指导儿童家长，包括如何喂养、补液及何时复诊。

IMCI 原则不是一成不变的，不同国家或地区应根据自身情况对 IMCI 规程进行改编，以适用于当地儿童最常见的疾病。

（二）IMCI 病例管理过程

基层医疗机构内死亡经常发生在儿童到达医疗机构后的 24 h 之内。如果基层医疗机构在接诊患儿时能及时发现重症患儿并立即给予处理，很多死亡是可以避免的。IMCI 病例管理过程包括评估、分类、处理 3 个环节。

1．评估　在就诊的基层医疗机构，首先检查患儿是否存在惊厥、嗜睡／昏迷、不能喝水或吃奶、呕吐等一般危险症状；然后了解患儿是否有咳嗽或呼吸困难、腹泻、发热等主要症状和体征；进而检查儿童营养不良、贫血、免疫接种、维生素 A/D 补充状况，评估患儿的其他健康问题。

2．分类　考虑到基层医疗机构的职能以及救治重症患儿的客观条件，IMCI 在评估基础上使用颜色编码分类方法，进一步指导基层医疗机构对初诊患儿分类后的工作。儿童常见的每种疾病都按照病情的严重程度进行分类：需要紧急转诊并在转诊前提供紧急治疗（粉红色），在就诊的医疗机构开展具体的治疗和指导（黄色），回家开展简单的家庭护理指导（绿色）。分类过程的目的是判断就诊患儿存在的健康问题及严重程度，不是对儿童进行诊断。

3．处理　在基层医疗机构，就诊患儿患有的疾病往往不止一个，在完成了患儿可能面临的所有疾病分类后，需要确定具体的处理计划。如果需要紧急转诊，转诊前则给予必要的治疗，到达转诊机构后再进一步对患儿进行诊断和相关治疗。如果患儿可以回到家中治疗，则为患儿制定一个完整的治疗方案并给予儿童照护者实用的治疗指导，包括指导照护者如何在家中给予口服药，如何在生病期间喂养和给予液体，如何在家中治疗局部感染，如何识别需要立即复诊的体征，并告知照护者复诊的具体日期。

综上，将 IMCI 涉及的评估、分类、处理综合管理流程整理如图 3-8 所示。

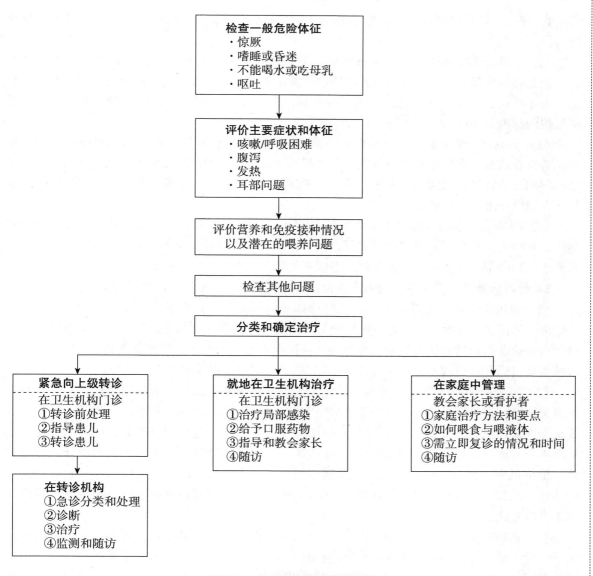

图 3-8　儿童疾病综合管理流程

二、IMCI 对常见疾病的评估、分类和处理要点

儿童疾病综合管理是对 5 岁以下儿童常见疾病的管理。考虑不同年龄患儿患有同一疾病的不同表现，儿童疾病综合管理分为 2 个年龄组：1 周～ 2 月龄患儿，2 月龄～ 5 岁患儿。受篇幅所限，本章节以 2 月龄～ 5 岁儿童为例，介绍 IMCI 的评估、分类和处理要点，其余内容参见相关链接（https://www.who.int/maternal_child_adolescent/documents/9789241506823/en/）。

在基层医疗机构接诊患儿后，首先询问患儿照护者：①患儿有什么问题？②初诊还是复诊？如果患儿属于复诊，按照复诊流程处理。如果患儿属于初诊，则继续检查患儿是否存在一般危险体征：不能喝水或吃母乳；呕吐吃进去的任何东西；惊厥；嗜睡或昏迷。在上述 4 项一般危险体征中，患儿只要出现任何 1 项，则将患儿分类为"有危险体征患儿"，需要紧急处理，立即转诊并在转诊前给予紧急治疗。如果患儿没有上述一般危险体征，则继续进行以下内容评估。

（一）咳嗽或呼吸困难

1．评估 评估咳嗽或呼吸困难患儿的 3 项主要临床体征是：呼吸次数、下胸壁凹陷和喉喘鸣。

（1）呼吸次数：通过计数 1 min 呼吸次数来决定患儿有无呼吸增快。在看、听患儿呼吸时，患儿必须安静，可通过观察患儿的胸部或腹部运动来数呼吸次数。呼吸增快的标准取决于患儿的年龄，2 ～ 12 月龄的患儿呼吸增快的标准是 50 次 / 分或以上；12 月龄～ 5 岁的患儿呼吸增快的标准是 40 次 / 分或以上。

（2）下胸壁凹陷：是指小儿吸气时下胸壁向内凹陷。注意胸凹陷在患儿安静时应持续存在。若仅在激惹、鼻腔堵塞或喂母乳短暂出现胸壁凹陷，则说明患儿无胸凹陷。下胸壁凹陷比肋间凹陷更为特异，肋间凹陷发生在肋骨间的软组织，不涉及胸壁骨骼的凹陷。评估中胸凹陷仅指下胸壁凹陷，不包括肋间凹陷。

（3）喉喘鸣：是患儿吸气时产生的一种噪声。当喉、气管或会厌有水肿时，就会出现喉喘鸣。喉喘鸣需在患儿安静时观察和听，由于听喉喘鸣较困难，应先观察患儿何时吸气，然后贴近患儿口腔部位听喉喘鸣。安静时有喉喘鸣的患儿患有严重的疾病。

2．分类和处理 根据患儿的临床体征，将出现咳嗽或呼吸困难的患儿分成 3 类。

（1）重度肺炎或极重症：有咳嗽或呼吸困难的患儿如果伴有以下的任何一个体征（任何一般危险体征或安静时有胸凹陷或喉喘鸣）则分类为重度肺炎或极重症，需要立即转诊。在转诊前需要给予首剂适宜的抗生素。推荐的两种抗生素为复方新诺明和阿莫西林。若患儿无法口服抗生素（患儿休克或不停地呕吐或昏迷），给予首剂肌注青霉素和庆大霉素。

（2）肺炎：如果咳嗽或呼吸困难的患儿出现呼吸增快但没有一般危险体征，安静状态时没有胸凹陷，也没有喉喘鸣，则将患儿分类为肺炎，可以在就诊的医疗机构继续接受治疗。需要给予 5 天适宜的抗生素。大多数儿童的细菌性肺炎由肺炎链球菌或嗜血流感杆菌引起，非重度肺炎可通过口服阿莫西林治疗，治疗持续 5 天。这种口服抗生素对于这两种细菌通常有效，价格低廉，容易获得，是大多数发展中国家的基本药物。同时，可以选择适宜的制剂对症治疗，缓解患儿的咳嗽和咽痛症状，并告知患儿照护者何时需立即复诊，如果没有特殊情况 3 天后复诊。

（3）咳嗽或感冒：如果咳嗽或呼吸困难的患儿没有肺炎或其他极重症的体征，考虑患儿属于一般咳嗽或感冒，可以回家进行家庭护理指导。可以选择适宜的制剂对症治疗，告知患儿照护者何时需立即复诊。如果通过实施家庭护理患儿症状没有改善，5 天后需要复诊。咳嗽或

感冒的患儿通常在 1 或 2 周后好转，对于咳嗽病程超过 14 天的患儿需进一步评估以排除结核、哮喘或其他疾病，必要时可以考虑转诊，见表3-6。

表3-6　咳嗽或呼吸症状疾病分类和处理

体征	分类	处理
具有下列任何一项： ● 一般危险症状 ● 胸凹陷 ● 喉喘鸣	重度肺炎或极重症	● 给予首剂适宜的抗生素 ● 立刻紧急转诊
呼吸增快	肺炎	● 给予 5 天适宜的口服抗生素 ● 如有喘息（即使给予速效支气管舒张剂后消失），给予 5 天吸入性支气管舒张剂 ● 给予适宜的制剂减轻咽痛和缓解咳嗽 ● 若咳嗽超过 2 周或有喘息反复发作，转诊评估肺结核或哮喘 ● 告知照护者需立刻复诊的情况 ● 3 天后复诊
无肺炎且无其他极重症体征	咳嗽或感冒	● 如有喘息（即使给予速效支气管舒张剂后消失），给予 5 天吸入性支气管舒张剂 ● 给予适宜的制剂减轻咽痛和缓解咳嗽 ● 若咳嗽超过 2 周或有喘息反复发作，转诊评估肺结核或哮喘 ● 告知照护者需立刻复诊的情况 ● 若病情未好转，3 天后复诊

（二）腹泻

腹泻的定义为 24 h 稀水样便次数达到 3 次或以上。根据患儿腹泻的时间和便中是否带血，进一步分为急性腹泻、迁延性腹泻或痢疾。

1．评估

（1）急性腹泻：腹泻时间短于 14 日，则为急性腹泻。可从以下几个方面来评估患儿脱水状态。

1）患儿的一般状况：根据脱水程度的不同，患儿可能出现嗜睡或昏迷或烦躁不安 / 易激惹。若无法通过安抚使患儿安静下来，即有烦躁不安或易激惹。

2）眼窝凹陷：脱水患儿的眼窝看上去有凹陷。有明显消瘦的重度营养不良患儿即使没有脱水，其眼窝看起来也有凹陷。"眼窝凹陷"这一体征用于判断明显消瘦的患儿脱水状态时可能不够可靠。

3）观察患儿喝水时的反应：不能喝水是患儿不能将液体吞入和吞咽。喝水差是指患儿过于虚弱，在没有帮助的情况下就无法喝水，如将水喂入口中，患儿能吞咽下去。烦渴是患儿明显想喝水，表现喝水很急的症状，如给患儿喝水，患儿往往会伸手要水。

4）皮肤弹性：通过皮肤掐起试验来检查患儿皮肤弹性。掐起皮肤松手后观察皮肤弹性恢复原状的时间：①非常缓慢（皮肤弹性恢复原状大于 2 s）；②缓慢（皮肤弹性恢复原状仅有短暂的停留）；③立即恢复。严重营养不良的患儿，即使无脱水，皮肤弹性恢复原状也比较缓慢。肥胖或水肿的患儿，即使有脱水，皮肤弹性也可立刻恢复原状。

皮肤掐起试验标准操作：①确定患儿肚脐与腹壁侧中间的位置，然后用大拇指和示指掐起患儿的皮肤；②患儿须平躺，检查者将手放在患儿的腹壁上，掐起皮肤时，手指与腹壁形成一条直线，不是呈交叉；③将皮肤连同皮下组织一起掐起，保持 1 s 后放松。

（2）迁延性腹泻：迁延性腹泻是腹泻的一种，便中有 / 无血，开始时往往呈急性发作，之后至少持续 14 天。迁延性腹泻通常有体重减少和伴有严重的非肠道感染，许多发展为迁延性腹泻的患儿常有营养不良，因此增加了死亡的危险。

（3）痢疾：如果患儿腹泻且便中带血，可分类为痢疾。

2．分类

（1）急性腹泻

1）重度脱水：若患儿有两项下列体征则为重度脱水：嗜睡或昏迷；不能喝水或喝水差；眼窝凹陷；皮肤恢复原状非常缓慢。重度脱水患儿液体损失量超过其体重的 10%，液体损失超过 100 ml/kg 体重。

2）轻度脱水：若患儿没有重度脱水，而有两项或以上的下列体征则为"轻度脱水"：烦躁不安，易激惹；喝水很急，烦渴；眼窝凹陷；皮肤恢复原状缓慢。有些脱水的患儿液体损失量相当于体重的 5% ～ 10%，液体损失为按体重 50 ～ 100 ml/kg。

3）无脱水：无脱水的患儿无明显脱水体征。腹泻无脱水的患儿通常也有体液损失，但少于体重的 5%，少于按体重 50 ml/kg。

（2）迁延性腹泻：所有腹泻 14 天或 14 天以上的患儿都应根据有无脱水来进行分类。若患儿腹泻已经持续 14 天以上且同时存在轻度或重度脱水，将患儿分类为重度迁延性腹泻；若患儿腹泻 14 天以上但无脱水，分类为迁延性腹泻。

（3）痢疾：痢疾无特殊分类。可通过大便培养确定病因。

3．处理

（1）急性腹泻：针对急性腹泻患儿的管理，无脱水患儿的治疗目的在于预防脱水，有脱水患儿的治疗目的在于治疗脱水，同时兼顾腹泻期间及腹泻过后对患儿的继续喂养，以及通过补锌缩短腹泻病程、减轻严重程度和减少发作次数。WHO 发布腹泻治疗手册，通过治疗方案 A、B、C 等实现以上治疗目标（表 3-7）。

表3-7　急性腹泻分类和处理

体征	分类	处理
具有下列两项或以上： • 嗜睡或昏迷 • 眼窝凹陷 • 不能喝水或喝水差 • 皮肤恢复原状非常缓慢	重度脱水	• 若患儿无其他严重分类，按重度脱水补液（方案 C） • 患儿有其他严重分类立刻紧急转诊，并嘱照护者在途中经常给予口服补液盐，继续母乳喂养
具有下列两项或以上： • 烦躁或易激惹 • 眼窝凹陷 • 喝水很急，烦渴 • 皮肤恢复原状缓慢	轻度脱水	• 按照轻度脱水补液（方案 B） • 若患儿有其他严重分类立刻紧急转诊，并嘱照护者在途中经常给予口服补液盐，继续母乳喂养 • 告知照护者需立刻复诊的情况 • 若无好转，5 天后复诊
无轻度脱水或重度脱水的足够症候	无脱水	• 在家中补液、补锌、进食治疗（方案 A） • 告知照护者需立刻复诊的情况 • 若无好转，5 天后复诊

1）重度脱水：有重度脱水的患儿需要静脉输液快速补液，用鼻饲管补液，或口服补液，执行方案 C。

2）轻度脱水：轻度脱水的患儿需要补充液体和食物。用口服补盐液（oral rehydration salt，ORS）给患儿补液。除补充液体外，轻度脱水的患儿还需要补充食物。母乳喂养的患儿应该继续母乳喂养，其他患儿应该在口服 ORS 后 4 h，给予平常食用的乳品或营养丰富的食物。轻度脱水的治疗，执行方案 B。

3）无脱水：无脱水的患儿需要额外补充液体，以防止发生脱水。无脱水的患儿可以在家中治疗。家中治疗腹泻的 4 项原则是：①额外补充液体；②补锌；③继续喂养；④出现危险体征后立即复诊，执行方案 A。

（2）迁延性腹泻：重度迁延性腹泻患儿伴有不同程度的脱水，需要转诊。若未合并其他严重症状，通常在转诊前应治疗脱水。迁延性腹泻患儿如不伴有脱水的体征，不需要转诊，可在就诊医疗机构门诊治疗。

对于迁延性腹泻的治疗，鼓励母亲继续母乳喂养。食物要少量多次给予，每日至少 6 次。所有迁延性腹泻患儿应该每天补充多种维生素和矿物质（铜、铁、镁、锌），连续补充 2 周。

（3）痢疾：治疗痢疾的 4 个关键因素是抗生素、液体、喂养和复诊。抗生素可以根据本地区志贺菌属的耐药谱进行选择。建议疗程 5 天，2 天后复诊，若无改善，应改用其他抗生素。

（三）发热

发热可由轻微感染引起，也可由危及生命的疾病引起，尤其是致命性疟疾或其他严重感染，包括脑膜炎、伤寒和麻疹等。所有就诊患儿都应检查是否发热。

1．评估　如果患儿就诊时腋温超过 37.5 ℃（肛温超过 38 ℃），即有发热。所有的发热患儿均需评估以下内容。

（1）是否颈项强直：若患儿处于清醒状态，可通过抬高患儿脚位，或让患儿低头向下看，或轻轻将患儿头部向前弯曲等来检查颈项强直，正常时颈部应可自由活动。颈项强直可能是脑膜炎、脑型疟或其他极严重的发热性疾病的体征。

（2）发热持续的时间：大多数由病毒感染引起的发热可在几天之内消退。若每天发热并持续 5 天以上，表明患儿可能患有严重的疾病。

（3）麻疹有关体征：对发热的患儿应该评估是否有麻疹体征。麻疹患儿皮疹由耳后和颈部开始，逐渐波及面部。第 2 日皮疹波及躯干和四肢。四五日后皮疹开始消退，皮肤有可能脱屑。严重感染的患儿皮疹波及部位更多一些。麻疹的皮疹无水或脓疱，不痒。将患儿分类为麻疹时，发热的患儿除全身皮疹外，需有下列表现之一：咳嗽、流鼻涕或红眼。如无皮疹，不需要检查咳嗽、流鼻涕或红眼。

（4）麻疹有关并发症：若患儿就诊时患有麻疹或在最近的 3 个月内患过麻疹，应观察有无口腔或眼睛并发症：①观察口腔溃疡是否深而广泛；②观察眼睛是否有脓性分泌物；③观察角膜是否混浊。

2．分类和处理　若患儿仅有发热而无麻疹的体征，仅对发热进行分类。若患儿有发热和麻疹，则对发热和麻疹都进行分类。

（1）发热的分类和处理：发热有两种可能的分类——极严重的发热性疾病和发热。

1）极严重的发热性疾病：发热患儿如果同时伴有任何一般危险体征或颈项强直，分类为极严重的发热性疾病，需要紧急转诊。转诊前需要使用首剂适宜的抗生素（与重度肺炎或极重症相同）治疗。高热（腋温超过 38.5 ℃）的患儿，应给予单剂量的退热剂。

2）发热：若患儿无极严重发热性疾病的体征，可分类为发热。高热（腋温超过 38.5 ℃）的患儿，应在就诊医疗机构给予单剂量的退热剂。若发热持续不退，患儿应该在 2 天后复诊。

所有发热超过 5 天的患儿都应转诊，接受进一步评估。

（2）麻疹的分类和处理：若患儿的主要症状为发热和麻疹（或在最近 3 个月内患过麻疹），除了需要对患儿的发热进行分类外，还要对麻疹进行分类。

1）重度麻疹并发症：如果麻疹患儿有任何一般危险体征，或有深而广泛的口腔溃疡的严重口腔炎，或有严重的眼部感染，如角膜浑浊，分类为重度麻疹并发症，需要立即转院治疗，转诊之前给予首剂适宜的抗生素和维生素 A。

2）麻疹合并口腔或眼睛并发症：如果患儿眼睛有脓性分泌物或口腔溃疡既不深也不广泛，分类为麻疹合并眼睛或口腔并发症，此类患儿不需要转诊，可以在就诊医疗机构进行治疗。早期发现和治疗麻疹并发症可以预防许多死亡。给患儿补充维生素 A，可以矫正维生素 A 缺乏并减轻并发症的严重程度。

3）麻疹：对于就诊时患有麻疹或在最近 3 个月内患过麻疹的患儿，如果检查后没有发现麻疹并发症，应分类为麻疹，这类患儿可在家补充维生素 A 进行治疗。

（四）其他

除了上述容易导致 5 岁以下儿童死亡的主要疾病外，IMCI 还对耳部疾病、营养不良状况以及免疫接种状况给出了评估、分类和处理流程，具体见链接（https：//www.who.int/maternal_child_adolescent/documents/9789241506823/en/）。

（周　虹　韩彤妍）

第五节　早产儿管理

根据 WHO 2013 年发布的《早产儿全球报告》，全世界每年约有 1500 万例的早产儿出生，占所有活产总数的 11.1%。全球每年由早产造成的新生儿死亡数超过 100 万，占新生儿死亡总数的 35%。随着产科技术和新生儿科技术的发展，围产儿死亡率不断降低，越来越多的早产儿得以存活。我国早产发生率波动在 5% ～ 13% 之间，也呈现出逐年上升的趋势。存活的早产儿生活质量如何、是否能够赶上足月儿的生长状况一直是受关注的焦点。2017 年我国国家卫生和计划生育委员会发布了《早产儿保健工作规范》，旨在进一步规范早产儿保健工作，提高早产儿医疗保健水平，改善早产儿生存质量。

一、早产儿概述

按照 WHO 的定义，早产（preterm birth）是指妊娠不满 37 周的分娩。早产儿是指胎龄 < 37 周出生的新生儿，是新生儿死亡发生的重点人群，也是易发生远期健康问题的高危人群。根据早产儿出生孕周、出生体重及其他相关因素，进一步将早产儿分为两类。

1. 低危早产儿　胎龄 ≥ 34 周且出生体重 ≥ 2000 g，无早期严重合并症及并发症、生后早期体重增长良好的早产儿。

2. 高危早产儿　胎龄 < 34 周或出生体重 < 2000 g，存在早期严重合并症或并发症、生后早期喂养困难、体重增长缓慢等任何一种异常情况的早产儿。

二、早产儿生长发育

（一）追赶生长

儿童的生长发育遵循一定的轨迹。在正常环境下，健康儿童的生长沿着自身的特定轨迹，向遗传所确定的目标前进。因宫内发育迟缓、早产或者新生儿期疾病，导致出生体重低、营养不良时，就会偏离生长发育的轨迹，出现生长落后。而一旦阻碍生长的因素被去除，儿童将以超过相应年龄正常的速度加速生长，以便重新回到原有的生长轨迹，这一现象称为追赶生长（catch-up growth）。

追赶生长分为完全性和不完全性追赶生长。完全性追赶生长，是指通过加速生长将生长水平恢复到应有的生长轨迹上；不完全性追赶生长又称部分追赶生长，即虽有生长加速，但生长水平无法恢复到应有的生长轨迹上。早产儿追赶生长的最佳时期是出生后第1年，尤其是出生后前6个月。如果早产儿出院后喂养得当、有充足均衡的营养摄入、无严重疾病影响，大多数早产的适于胎龄儿能在出生后1～2年内实现体格追赶生长。

早产儿体格生长的评价需要采用矫正年龄（corrected age）。矫正年龄由测试当天的日期和早产儿的预产期（expect date of confinement，EDC）相减得到。预产期是按照妊娠40周0天来计算的。临床上预产期具体的推算方法为：从末次月经日期第一日算起，月份减3或加9，日数加7。例如末次月经第一日为2019年3月5日，则预产期为2019年12月12日。若孕妇末次月经时间不确定或月经不准，可根据尿妊娠实验出现阳性的时间、初次感到胎动的时间、初次听到胎心的时间、初诊时子宫大小、尺测子宫底高度和参考超声测量加以综合估计。

计算矫正年龄时，分别用测试当天的年、月、日减去早产儿预产期的年、月、日。例如，某早产儿出生日期为2019年3月10日，预产期为2019年4月30日，测试日期为2020年1月10日。如果不进行矫正，则此早产儿年龄为10月龄。如果进行矫正，用测试日期2020年1月10日减去预产期2019年4月30日，得到早产儿矫正年龄为8个月10天。一般情况下，评价早产儿生长发育时使用矫正年龄至24月龄。

（二）Fenton早产儿生长曲线

Fenton早产儿生长曲线（2013版）是在1991年至2007年间利用从德国、意大利、美国、澳大利亚、苏格兰和加拿大几个发达国家搜集的400万早产儿数据进行绘制的，主要用于早产儿生长状况的评价，分为男孩和女孩两个标准，目前已更新至2013版，具体见图3-9和图3-10，下载网址为：https://ucalgary.ca/fenton/。比较遗憾的是，目前还没有见到发表的中国早产儿生长曲线，目前国内在临床上仍采用胎儿宫内生长曲线来评价早产儿生长状况。

与WHO推荐的儿童生长曲线类似，Fenton早产儿生长曲线横坐标指的是出生孕周，从22周到50周，纵坐标分别显示的是身高、体重和头围。图中无论身高、体重或头围，都包含五条线，从上到下依次显示的第97、90、50、10、3百分位数。在40周之前，早产儿可以根据出生孕周按照Fenton早产儿生长曲线监测生长状况；在40周之后，Fenton早产儿生长曲线与WHO儿童生长曲线相同，二者重合，可以进一步根据早产儿矫正年龄按照WHO儿童生长曲线进一步监测生长状况。

三、早产儿保健管理

早产儿保健是指各级各类医疗机构为早产儿提供的医疗保健服务，分为住院前管理、住院期间管理以及出院后管理。

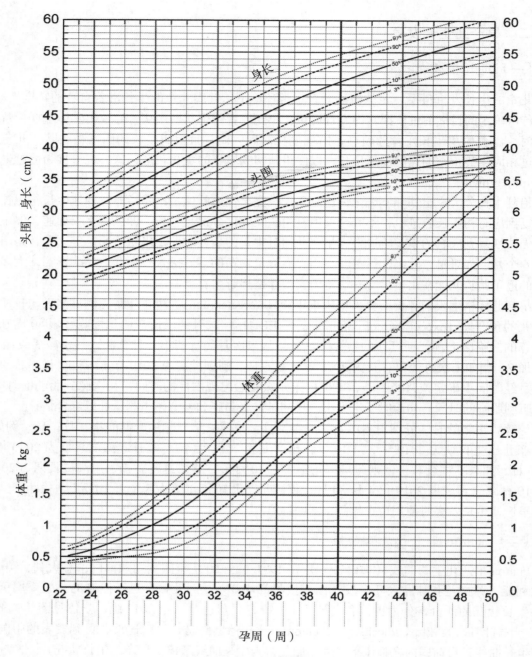

图 3-9　Fenton 早产儿生长曲线（女）

（一）住院前管理

住院前管理主要包括对有早产高危因素的孕妇进行管理、早产儿出生时复苏、早产儿住院指征评估以及危重早产儿转诊 4 个部分。

1. 对有早产高危因素的孕妇进行管理　在产前保健过程中，产前保健服务提供者需要按照相关规范及指南对有早产高危因素的孕妇进行有效识别，及时处理孕期并发症/合并症，对可能发生的早产进行预测，并完成产前促胎肺成熟；产前保健服务提供者需要及时与新生儿科相关人员进行沟通，评估可能存在的风险，讨论可能的处理方式。同时，在分娩之前鼓励新生儿科医生与具有早产高风险的孕妇及家属沟通，介绍可能出现的合并症及处理方式。

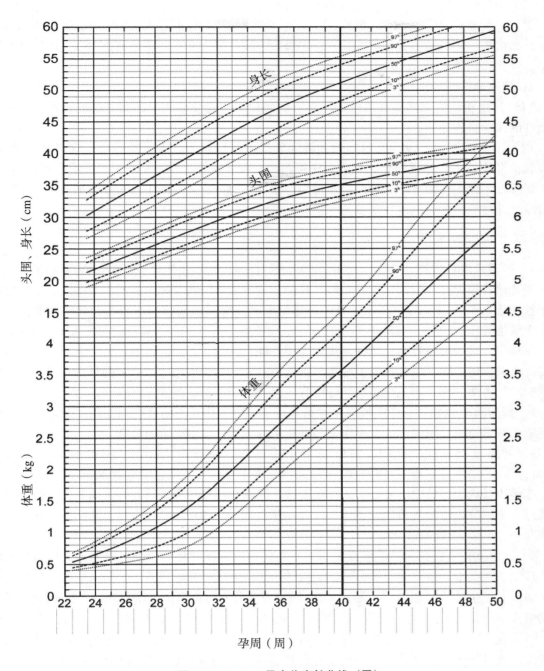

图 3-10 Fenton 早产儿生长曲线（男）

2．早产儿出生时复苏 所有早产儿出生时应由具备早产儿复苏能力的人员参与现场复苏和评估。按照《中国新生儿复苏指南》进行复苏，特别注意保暖、用氧和呼吸支持。

3．早产儿住院指征评估 出生后需要对早产儿状态进行评估，以进一步决定是否将早产儿转入儿科住院。住院指征如下：

（1）出生体重小于 2000 g 或胎龄＜ 34 周。

（2）虽然出生体重或胎龄超过以上标准，但存在以下任何一种情况也需住院：①新生儿窒息／产伤；②体温异常；③皮肤：出现发绀、苍白、多血质貌、黄染、出血、水肿表现；④呼吸：呼吸暂停或呼吸困难（呼吸急促、呻吟、三凹征）；⑤循环：心率／心律异常、血压异常、末梢循环不良；⑥消化：喂养困难、呕吐、腹胀、大便异常、肝脾大；⑦神经：前囟饱满，意识、反应和肌张力异常，惊厥；⑧需进一步排除或治疗的先天畸形；⑨监测发现的其他异常，如血糖、胆红素、血常规等异常；⑩母亲为高危孕产妇：胎膜早破 > 18 h、产前或产时感染、药物滥用等。

4．危重早产儿转诊

（1）宫内转诊：不具备救治早产儿条件的医疗机构应及时将早产高危孕妇转诊至具有救治条件的医疗机构分娩。

（2）出生后转运：包括院内转运和院间转运。在转运前，需要对早产儿状态进行评估，积极救治并维持生命体征稳定，完成病历资料的交接；在转运中，要对早产儿提供密切监护、持续保暖及生命支持治疗，做好监护及抢救记录；在转运后，与新生儿重症监护病房接诊医生交接早产儿情况、转运经过和主要治疗情况。

（二）住院期间管理

1．护理及发育促进　首先，要对早产儿进行保暖护理。出生体重小于 2000 g 的早产儿应置于婴儿培养箱保暖，根据早产儿胎龄、日龄、体重和病情调节暖箱的温度及湿度，维持恒定的中性温度。其次，要对早产儿进行生命体征监测。密切监测体温、心率、呼吸、血压、脉搏、血氧饱和度。此外，要对早产儿发育提供支持性护理。一方面要注意新生儿病房的环境、早产儿体位，减少疼痛等不良刺激，集中操作护理，减少不必要的接触；另一方面要采取适当的发育促进措施，如新生儿抚触、视觉与听觉刺激等，对于生命体征稳定的早产儿可使用"袋鼠式护理"方法，即早产儿与妈妈进行皮肤接触，利于保暖，促进母乳喂养。

2．预防医院内感染　住院期间要严格执行手卫生要求，严格遵守消毒隔离制度，做好病房环境细菌学监测，减少侵袭性操作，合理使用抗生素，预防医院内感染。

3．呼吸支持　住院期间，对有新生儿呼吸窘迫综合征（respiratory distress syndrome，RDS）风险的早产儿，有自主呼吸时尽早采用无创正压通气支持；对罹患 RDS 的早产儿，有指征地使用肺表面活性物质及恰当的呼吸支持，视病情调整呼吸支持方式。同时，住院期间还要注意安全用氧，呼吸支持期间保持早产儿动脉血氧分压 50 ～ 80 mmHg，脉搏血氧饱和度达到 90% ～ 95%，不宜超过 95%。

4．营养支持　根据早产儿状况提供相应的肠道内及肠道外营养。对于无先天性消化道畸形及其他严重疾患、血流动力学相对稳定的早产儿，应尽早开始喂养，酌情采取微量肠道内营养策略。对出生体重 < 2000 g、胎龄 < 34 周或有营养不良高危因素的早产儿，酌情使用母乳强化剂或早产儿配方奶。根据早产儿的吸吮、吞咽、呼吸和三者间协调的发育成熟情况，选择经口喂养或管饲喂养。对于无法进行肠道内营养的早产儿，按照《中国新生儿营养支持临床应用指南》及时给予肠道外营养，持续至经胃肠道摄入达到所需总能量的 85% ～ 90% 以上。在可能的情况下，提倡早开奶和鼓励母乳喂养，充分利用初乳。

5．生长发育状况监测　早产儿住院期间应每日测体重，每周测身长和头围。早产儿在住院期间的生长参照正常胎儿宫内生长速度，采用胎儿宫内生长曲线进行评价。血常规、肝功能、碱性磷酸酶、钙和磷代谢等营养相关指标，住院期间每 1 ～ 2 周检测 1 次，如果发现异常征象需进一步检查。

6．疾病筛查　早产儿属于听力障碍高危人群，听力的初筛和复查参照《新生儿听力筛查技术规范》执行，应在出院前进行自动听性脑干反应检测。同时，住院期间需参照《新生儿疾病筛查技术规范》进行遗传代谢病筛查。对出生体重 < 2000 g、胎龄 < 32 周、患有严重疾病或有明确较长时间吸氧史的早产儿，生后 4 ～ 6 周或矫正胎龄 31 ～ 32 周开始进行眼底病变筛查。检查由具有足够经验和相关知识的眼科医师进行，筛查方法参照《中国早产儿视网膜病变筛查指南》进行。此外，需要开展密切监测，及时发现早产儿呼吸系统、循环系统、消化系

统、神经系统等异常，根据各疾病诊治指南或规范进行处理。

7. 出院前评估及指导　出院前需要对早产儿进行全面评估，如果早产儿体重≥2000 g，生命体征稳定，可以经口足量喂养，体重持续增长，室温下能维持正常体温，疾病已愈或可进行家庭序贯治疗时，可考虑出院。研究显示，国内早产儿目前出院时的平均孕周35 ± 1.2周，平均体重 2155 ± 256 g（比同胎龄预期体重约低450 g）。大多数的早产儿，特别是极低出生体重儿，出院时的体重、身长和头围都低于同胎龄第10百分位。早产儿生后早期体重和身长落后于足月儿的状况一般会持续到婴儿和儿童期。

因此，在出院前，需要在早产儿护理、喂养、营养素补充等方面对家长予以指导，告知家长随访的重要性及相关内容。

（1）喂养：早产儿出院前需由新生儿科医生进行喂养和生长评估，结合早产儿出生体重、胎龄及并发症对营养风险程度进行分类，给予出院后喂养的初步建议。同时在母乳喂养方面予以指导，介绍出院后短期喂养方案及注意事项。

（2）护理：指导家庭护理方法与技巧，紧急情况的处理，如呛奶、窒息、呼吸暂停等。

（3）观察：指导家长观察早产儿精神状况、体温、大小便、体重增长、呼吸、黄疸、视听能力、肢体活动等，发现异常及时就诊。

（4）营养素补充：一般生后数天内开始补充维生素 D 800 ～ 1000 IU/d，3个月后改为400 IU/d，出生后 2 ～ 4 周开始补充铁元素 2 mg/（kg·d）。酌情补充钙、磷、维生素 A 等营养素。

（5）随访计划：告知早产儿随访的重要性和相关内容，以及首次随访的时间及地点等。

（三）出院后管理

按照《早产儿保健工作规范》的要求，对出院后首次接受访视或健康检查的早产儿进行建档并实施专案管理。早产儿专案管理是指按照规范要求定期对早产儿进行生长发育监测和指导等综合管理。无条件的机构可将早产儿转至上级医疗机构进行专案管理。

1. 管理对象　出院后至36月龄的早产儿。

2. 随访次数

（1）低危早产儿：出院后至矫正6月龄内通常每1 ～ 2个月随访1次，矫正7 ～ 12月龄内每2 ～ 3个月随访1次，矫正12月龄后至少每半年随访1次。根据随访结果酌情增减随访次数。

（2）高危早产儿：出院后至矫正1月龄内通常每2周随访1次，矫正1 ～ 6月龄内每1个月随访1次，矫正7 ～ 12月龄内每2个月随访1次；矫正13 ～ 24月龄内，每3个月随访1次；矫正24月龄后每半年随访1次。根据随访结果酌情增减随访次数。矫正12月龄后，连续2次生长发育评估结果正常，可转为低危早产儿管理。

3. 随访主要内容

（1）询问既往信息：首次随访时需要了解早产儿家庭基本信息、母亲孕产期情况、家族史、早产儿出生情况、患病情况及治疗经过，住院天数、出院时体重及出院时喂养情况等。之后，每次随访时需要询问早产儿两次随访期间的喂养与饮食、体格生长和行为发育、睡眠、大小便、健康状况及日常生活安排等情况。如早产儿患病，应询问并记录诊治情况。

（2）全身检查：每次随访时需要对早产儿进行详细的体格检查。首次随访时重点观察早产儿哭声、反应、皮肤、呼吸、吸吮、吞咽、腹部、四肢活动及对称性等。

（3）体格生长监测与评价：每次随访时需要测量早产儿体重、身长（高）、头围，记录测量值并描记在生长曲线图上。早产儿在矫正胎龄40周及以下的，使用胎儿宫内生长曲线图进行监测与评价；早产儿在矫正胎龄40周以上的，使用儿童生长曲线图进行监测与评价。根据早产儿体重、身长（高）和头围生长速度与趋势，结合早产儿的出生体重、胎龄及喂养情况等进行综合评价。如发现异常，需要及时查找原因，有针对性地对早产儿进行指导及干预，并酌情增加随访次数。如果连续监测 2 次无明显改善或原因不清，及时转诊，并追踪早产儿诊治情况与转归。

（4）神经心理行为发育监测与评估：首先，每次随访时需要询问早产儿发育史，观察和检查早产儿运动、语言、认知、社会 / 情绪 / 适应性行为等发展情况，使用《0 ～ 6 岁儿童心理行为发育问题预警征象筛查表》等进行发育监测。

进而，对于发育监测提示可疑或异常者，应采用标准化的发育筛查量表进行发育筛查；如果标准化的发育筛查未提示异常，则以家庭早期综合干预为主，并增加随访频率。对于发育监测未发现异常者，在矫正胎龄 40 周时进行新生儿神经行为测定；在矫正 3、6、9、18 月龄及实际年龄 30 月龄时，采用标准化的发育筛查量表测查。有条件的机构在早产儿矫正 18 月龄及实际年龄 30 月龄时，进行语言和社会 / 情绪 / 适应性行为的标准化筛查。如发现其他心理行为异常，可采用相应的量表进行筛查。

之后，对于发育筛查可疑或异常者，应采用诊断性的发育量表进行综合的发育评估和医学评估，明确诊断并进行干预。无条件机构或诊断不明、治疗无效或原因不清时，应及时转诊。对于发育筛查未发现异常者，在矫正 12、24 月龄及实际年龄 36 月龄时采用诊断性发育量表评估。

（5）特殊检查

1）听力评估：对于听力筛查未通过的早产儿，应在出生后 3 个月内，转至儿童听力诊断中心进行听力综合评估。确诊为永久性听力障碍的早产儿，应在出生后 6 个月内进行相应的临床医学和听力学干预。具有听力损失高危因素的早产儿，即使通过新生儿听力筛查，仍应在 3 年内每年至少进行 1 次听力筛查；在随访过程中怀疑有听力损失时，应及时转至儿童听力诊断中心进行听力综合评估。

2）眼病筛查和视力检查：对符合筛查标准的早产儿，参照《中国早产儿视网膜病变筛查指南》定期进行眼底病变筛查。同时，早产儿应定期进行阶段性眼病筛查和视力检查，具体方法参照《儿童眼及视力保健技术规范》进行。

3）贫血检测：早产儿在矫正月龄 1 ～ 3 个月时至少检测 1 次血常规，根据早产儿有无贫血、生长速度以及喂养情况等，酌情复查并进一步检查营养性贫血的其他相关指标。

（6）喂养咨询与指导：每次随访时，根据监测的早产儿生长水平和速度、摄入奶量等综合因素，在原喂养方案基础上进一步调整下一阶段的喂养方案，尽可能地使早产儿达到适宜的生长状态。

1）乳类喂养：对于矫正年龄的体重未达到第 25 百分位数的早产的适于胎龄儿及未达到第 10 百分位数的早产的小于胎龄儿，出院后均需继续强化营养（采用强化母乳、早产儿配方奶或早产儿出院后配方奶喂养的方法）。达到上述体格生长标准时，应逐渐降低强化营养的能量密度，密切监测生长速度及血生化指标，直至停止强化喂养。

对于不需强化营养的早产儿，首选纯母乳喂养，注意补充多种维生素、铁、钙、磷等营养素及指导乳母均衡膳食。母乳不足时补充婴儿配方奶。

2）食物转换：在保证足量母乳和（或）婴儿配方奶等乳类喂养的前提下，根据发育和生理成熟水平及追赶生长情况，一般在矫正 4 ～ 6 月龄开始逐渐引入泥糊状及固体食物。

3）营养素补充：早产儿出院后随访期间需要继续补充铁剂，剂量为 2 mg/（kg·d），酌情补充至矫正 12 月龄。当使用母乳强化剂、强化铁的配方奶及其他富含铁的食物时，酌情减少铁剂的补充剂量。同时，早产儿出院后随访期间需要继续补充维生素 D，剂量为 800 ～ 1000 IU/d，3 个月后改为 400 IU/d，直至 2 岁，酌情补充维生素 A、钙和磷。

（7）护理与疾病预防指导：在随访期间，要向早产儿家长提供护理及疾病预防指导。首先，要注意对早产儿进行保暖，根据早产儿的体重、发育成熟度及环境温湿度，采取不同的措施适度保暖，提倡"袋鼠式护理"方法。其次，要避免早产儿感染，接触早产儿前和换尿布后洗手，每次喂奶后清洁和消毒奶具，居室每日开窗通风。保持脐部干爽清洁，若发现脓性分泌物或脐轮红肿，及时就诊。再次，要给早产儿提供适宜睡眠环境，保持室内空气流通、安静，光线明暗要有明显昼夜区别，帮助早产儿建立昼夜节律。注意早产儿体位，避免吸入或窒息。最后，要按照《国家预防接种工作规范》相关要求给早产儿进行预防接种。

4. 转诊　对随访中发现的诊断不明、治疗无效、神经心理行为发育可疑或异常儿，及时转至相关专科或上级医疗机构就诊。

5. 结案　体格生长及神经心理行为发育评价正常的早产儿，实际年龄满 24 月龄时可以结案；暂时不能结案者管理至 36 月龄时结案。结案后的早产儿转入儿童保健系统管理。

（韩彤妍　周　虹）

第六节　儿童早期发展

儿童早期被认为是一生中最为重要的一个阶段，该阶段决定了儿童未来健康、福祉、学习和收益潜能的起点，也为儿童的情绪健康以及竞争力和适应力的发展奠定了基础。这是一个机遇与挑战并存时期，也是预防或者最大限度地减少残疾及潜在继发病症的独特阶段。本节将介绍儿童早期发展的概念、内容以及促进儿童早期发展的策略，以更好地促进儿童早期发展。

一、儿童早期发展概述

（一）儿童早期发展概念

儿童早期发展（early childhood development，ECD）指的是在生命早期阶段儿童体格、认知、情感、社会适应及语言等方面的综合发展。目前，国内外对于"生命早期阶段"的范围尚无统一定义，一般通过儿童年龄来进行划分：WHO 将其定义为从母亲妊娠开始至儿童出生后 8 岁，联合国儿童基金会（United Nations International Children's Emergency Fund，UNICEF）则重点关注从母亲妊娠开始到儿童 3 岁这段时期。本文侧重于妊娠开始至 3 岁这一阶段的儿童发展。

（二）儿童早期发展的重要性

儿童早期发展不仅影响着个体发展的状态，而且影响到他们一生发展的轨迹，甚至影响到他们的后代。儿童早期发展的重要性主要体现在以下几个方面：

第一，儿童早期是大脑和能力形成的关键期。研究表明从母亲妊娠到儿童 3 岁是儿童成长和发展重要的"机会窗口期"，这一时期儿童大脑发育速度最快，脑神经连接以飞快速度（甚至可以高达 100 万次 / 秒）不断建立，是视觉、听觉、语言、认知、动作等能力发展的敏感期，儿童得以不断塑造和完善多个发展领域的各项技能，从而为其今后一生的生存、学习和发展奠定基础。研究显示超过 80% 的大脑功能在儿童 3 岁之前形成，在这一时期对儿童提供支持会获得最佳的效果。

第二，这一时期涵盖胎儿期和婴幼儿期，是生命开始的早期阶段，各个器官和功能都尚未成熟，处于最为脆弱、最容易受到伤害的时期，尤其需要得到社会、家庭的广泛关爱、支持和保护。

第三，这一时期儿童对外界环境因素的刺激最为敏感。这些刺激既可以产生正面的影响，也可以产生负面的影响，儿童早期发展具有较强的不确定性和可塑性。在这一关键时期，对儿童开展以循证为基础的对促进儿童早期发展有效的干预显得尤为重要和必要，可以帮助儿童发挥他们的最大发育潜能。

鉴于儿童早期发展的重要性，"儿童早期发展"不但于1989年被纳入了《儿童权利公约》，更于2015年被纳入到了联合国SDGs中，明确提出"到2030年，所有男女童均享有优质儿童早期发展、保育和学前教育服务，从而为初等教育做好准备"，进一步凸显了儿童早期发展在全球发展议程中日益重要的地位。

二、儿童早期发展基本内容

儿童发展是儿童与外界相互作用中逐步发育成熟的过程，包括感知觉、动作、认知、语言、社会情感和自我调节能力的有序发展。儿童早期发展建立在儿童健康的基础之上，最终目标是支持和促进儿童潜能的最大发挥。当儿童获得发展能力，在学业、行为、社会情感和经济上取得一定成就时，则视为实现其发展潜能。

（一）健康

多种因素影响儿童发展潜能的实现。WHO和UNICEF提出了实现儿童发展潜能的5个养育照护（nurturing care）要素，包括健康、营养、回应性照护、安全保障以及早期学习（图3-11）。这些要素之间相互作用，在儿童和看护人之间的相互交流中产生，并在相应环境下得以维持。

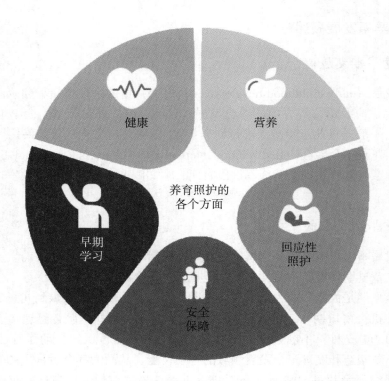

图3-11　儿童实现发展潜能的5大养育照护要素

除了自身健康外，儿童大脑的健康发育还需要并且依赖看护人的养育照护才能够实现。儿童的良好健康是看护人悉心照料的结果，需要看护人监测儿童的身体和情绪状况、对儿童的日常需求做出亲切适当的回应、保护儿童免受家庭和环境的危害、具有良好卫生习惯、利用促进性和预防性保健服务以及在儿童生病时寻求恰当的医疗保健服务。

上述这些做法取决于看护人的身心健康状况。母亲支持儿童早期发展的能力在很大程度上取决于其孕前、孕期以及产后的自身健康状况。证据显示，母亲孕期重度贫血与低出生体重、生长迟缓、分娩并发症以及儿童死亡率增加相关。妊娠期心理健康会影响儿童的社会情感和行为发展。一篇纳入了 13 项心理干预试验的系统评价显示，在中低收入国家对产前抑郁患者进行心理干预能有效促进母婴互动、促进儿童认知发展和生长、降低腹泻发病率以及提高免疫接种率。如果母亲抑郁状态一直持续至产后甚至更长时间，则会影响儿童的认知发展和语言发展。

（二）营养

母亲在怀孕期间的营养会影响自身的健康以及发育中胎儿的营养和生长。针对营养缺乏风险高的育龄期妇女和孕妇提供蛋白质 - 能量均衡饮食以及多种微量营养素有助于降低宫内生长受限、小于胎龄儿和死产的发生风险。妊娠期补充铁或叶酸 - 铁联合制剂可以降低小于胎龄儿和早产的风险，强化补充叶酸有助于预防神经管缺陷并且降低不良出生结局的发生风险。

对于出生后到 6 月龄的婴儿，需要进行纯母乳喂养；母乳喂养需持续到儿童 2 岁。母乳喂养具有明确的短期效益，包括促进儿童健康、降低传染病患病率和死亡率以及促进健康肠道菌群的形成。一篇纳入了 17 项有关母乳喂养观察性研究的系统评价研究显示，母乳喂养有助于提高儿童和青少年期智力测验的成绩，智商（intelligence quotient，IQ）平均提高 3.44 分。2015 年发表的一项巴西出生队列研究结果表明，母乳喂养持续时间与提高儿童智力、受教育水平以及 30 岁时的收入水平之间呈量效关系。

婴儿在 6 月龄之后需要添加辅食，需要关注辅食添加的频率和多样性，以便为婴儿提供能够满足其身体和大脑快速发育所需的微量营养素。一篇关于补铁的系统评价显示，补铁能改善心智发展并且提高 IQ。同时，作为对母乳的补充，辅食添加过程中需要以适应婴儿的社交和情感互动的方式来进行喂养。此外，食品安全和家庭食品安全对于保证儿童获得充足的营养同样重要。

（三）回应性照护

回应性照护（responsive caregiving）包括观察和回应儿童的动作、声音、手势和口头要求，是保护儿童免受伤害和逆境的负面影响、识别并应对儿童疾病、丰富儿童学习内容、建立信任和社会关系的基础。

婴儿出生后，就会自发地与他人进行交流，会和喂养他 / 她、给他 / 她爱和亲情的看护人特别亲密。在母乳喂养期间，婴儿会通过回应母亲轻微的动作、声音，甚至味道来进行交流，与母亲非常亲密。这种特殊的回应有点像跳舞，婴儿会越来越 "依恋" 这个一直抱他 / 她、爱他 / 她和给他 / 她安全感的人，这种联系或情感会持续一生。

回应性照护还包括顺应喂养，这对于低体重或患病婴儿尤其重要。在儿童学习说话之前，儿童和看护人之间的交流通过拥抱、眼神交流、微笑、发声和手势来表达。这些愉快的互动产生了一个情感纽带，能够帮助儿童认识周围的世界，对周围的人、人际关系和语言形成认知。这些社交互动能够刺激大脑内部神经联系的形成。

（四）早期学习

儿童不是只有在 3 岁或 4 岁开始上幼儿园或学前班时才开始学习，接受颜色、形状和字母的教育。相反，学习是人类的内在机制，在儿童早期就一直存在。在最初的几年中，儿童通过微笑、目光交流、说话和唱歌、示范 / 模仿和简单游戏来获得人际交往的技能和能力。玩耍日常家用物品（例如搪瓷杯、空容器和炊具）可以帮助儿童了解物体的质地、质量以及用法。即使是忙碌的看护人，也可以在进食、洗澡和其他日常家务劳动时获得与儿童互动的机会。这些互动有助于儿童了解他人，学习考虑他人感受和观点的重要性，为儿童提供了重要的早期社会学习经验。

婴儿和低龄幼儿完全依赖看护人发现和满足他们的需求，有技能的看护人能够识别儿童的信号，解读儿童的所需所想，并持续恰当地作出回应。敏感的、回应性的、可预测的、温情的、关爱的看护人有助于儿童早期社交和情绪的发展，促进安全型亲子依恋关系的建立，并有助于儿童进行学习。

为促进儿童获得早期学习的机会，看护人可以关注以下几个方面：

1．观察如何抚慰，回应和表达对孩子的爱，并不断进行探索；

2．建立信心，更多地与孩子交流，例如一起使用家庭物品和自制玩具，一起做游戏、唱歌和阅读图书等；

3．强化亲子互动的质量，更多地了解与儿童年龄和发展水平相适宜的交流和玩耍内容；

4．增加陪伴孩子的时间。

（五）安全保障

孕妇和儿童最容易受到环境的影响，包括空气污染和接触化学药品。儿童无法保护自己，容易受到意外风险、躯体疼痛和情绪压力的影响。儿童一旦可以到处走动，就可能触摸并吞下伤害到他们的物体，而不清洁或不安全的环境也充满了潜在的威胁。当儿童遭到抛弃或受到惩罚的威胁时，他们会感到极大的恐惧。

在世界各地，儿童是受到体罚频率最高的群体，经常被他人用棍棒、皮带和其他工具殴打。这些经历会导致他们产生无法控制的恐惧和压力，从而影响儿童反应机制的形成，导致情感、心理和社会适应不良的状况。因此，需要确保看护人的心理健康，尽可能地减少体罚，给儿童成长提供安全保障。

三、促进儿童早期发展的策略

养育照护会减少不利因素对儿童大脑结构和功能的不良影响，从而改善儿童的健康、生长和发育。对儿童最具影响的经历来自父母、其他家庭成员、照护者和以社区为基础提供的养育照护。养育照护的特征是有稳定的环境，通过充满爱的互动和亲子关系，促进儿童的健康和营养，保护儿童避免威胁，并为他们提供早期学习的机会。这种照护的益处是终生的，包括增进健康、福祉以及学习和获得收入的能力。家庭需要得到支持以便为幼儿提供养育照护，其中包括物力和财力资源、带薪产假等国家政策以及包括卫生、营养、教育、儿童与社会保护在内的多部门参与。

（一）医疗卫生和营养部门

医疗卫生和营养部门向来不被看作是儿童早期发展中的重要参与者。然而，医疗卫生工作者在母亲妊娠期和儿童3岁前提供服务，这是解决儿童早期发展问题最佳的时机。在医疗卫生部门进行产前保健可以保证子宫内合适的营养来促进胎儿大脑发育，也能避免因不安全分娩造成的对母亲健康的伤害和风险。宣传和支持产后母乳喂养可促进母婴关系，持续的纯母乳喂养则促进儿童的心智发展。儿童来进行免疫接种时，医疗人员可以告诉看护人回应性照护和刺激的重要性。针对有风险的儿童提供的服务平台，比如针对严重营养不良或低出生体重婴儿的康复治疗计划，也是提供回应性照护和早期学习咨询的重要平台。

以下是关于医疗卫生和营养部门如何提升养育照护服务的建议。

1. 保证妇女和儿童可获取优质医疗卫生和营养服务 由于许多医疗卫生和营养干预措施对儿童发展有直接影响，这些措施必须覆盖广，质量高。致力于实现全民健康覆盖的目标也是一个契机，以保证贯穿妇女和儿童照护全程的一揽子服务计划易于获得，负担得起，而且有效。

2. 确保医疗卫生和营养服务更加积极地支持养育照护 产前保健、产后护理、患病儿童家访等都是家庭接触社会服务的时机。对回应性照护的支持，包括早期学习的机会、父母的心理健康、安全和保护等必须被有效地整合到这些服务中。这能提高常规服务的质量，也有助于提高照护者的满意度和对服务的需求。

3. 加大对发展状况欠佳、风险系数较高的家庭和儿童的主动援助力度 发展状况欠佳、风险系数最高的家庭和孩子，可以在常规服务之外接受有针对性的额外服务。研究证据显示，家访和参与式学习小组能有效帮助家庭和儿童克服养育照护方面的挑战。受过专业培训的社区卫生工作者在提供上述支持方面可以发挥重要作用，以作为卫生机构服务的延伸。通常针对最贫穷和最弱势家庭的社会救助项目可以提供支持并鼓励他们使用现有的社会服务。

4. 为有发育障碍和残障的家庭和儿童提供专业服务 除了加强有针对性的常规服务外，国家必须要投资建立当地专业技术和服务，为有特殊需求的家庭和儿童提供支持，包括有发育困难和发育性残疾、患有慢性疾病或有受虐风险的儿童，以及有药物滥用风险和患有精神疾病的看护人等。

5. 与其他部门合作，以确保对养育照护的连续性 卫生部门必须与其他部门合作以确保为家庭和儿童，特别是那些最弱势的家庭和儿童搭建架构最为完整的"安全网"。这样的合作能够形成有利的环境，确保没有任何家庭或儿童掉队。部门合作的项目包括低价高质的儿童日托、为贫困家庭提供的补贴、清洁安全的环境、应对家庭暴力的社会和法律支持以及儿童友好型的就业环境等。

（二）教育部门

教育部门一直以来多面向年龄较大的儿童提供服务，只是在近几年才开始将低年龄儿童纳入其服务对象的范畴。教育部门可以在帮助3岁以下儿童方面发挥重要作用。有相当数量的儿童在其看护人找工作或上班时被送到了日托机构，有些儿童甚至从出生后2～3个月就被送去日托。儿童日托的托管人员需要接受培训和监督，以便为被托管儿童提供养育照护服务。

以下是关于教育部门如何提高养育照护水平的建议。

1. 强化教育始于出生的理念 学习不等于入学。学习不是等到儿童入学才开始，而是始于家庭和母亲怀孕的时候。社区儿童保健项目和看护人小组活动可以成为促进儿童早期学习经历的重要平台。通过参加这些干预活动，孕妇及儿童看护人可以强化教育始于出生的理念，对儿童认知能力、身体发育、社会交际和情感培养起到推动作用。

2. 在儿童早期照护项目中要确保落实良好的举措 幼儿园及其他儿童早期照护项目需要为儿童营造良好的环境，为儿童提供营养餐食或点心以及足够的体育锻炼。这将有助于促进儿童视觉、听觉和口腔健康，培养儿童良好的卫生习惯，促进家庭改善饮食习惯和喂养方法，同时还能促进不同背景的孩子之间的尊重和包容。

3. 把家庭参与摆在儿童早期照护项目的核心位置 尽管以往教育的重点是在儿童身上，越来越多的证据表明，家庭在学前教育和儿童照护项目中的参与也是很重要的。看护人可以担任志愿者加入到儿童早期教育和社交活动中，进一步增强看护人的养育照护能力和拥有感，让看护人进一步体会到自己在儿童的生活中扮演了非常重要的角色。

4. 考虑弱势儿童的需求 所有儿童都有权参与儿童早期保健项目。然而最弱势的家庭往往容易被忽视，因为他们没有获取服务的渠道。通过社区评估、走访等方式来查明最弱势的家庭是至关重要的。在学前教育和社区儿童早期保健项目中，要尽可能地满足弱势儿童的需求，争取不让任何一个儿童掉队。

5. 投资青少年教育和成人教育　成人教育能促进儿童早期发展，中学教育也同样如此，因为很多青少年终将成为父母。未来可以考虑将养育照护纳入到中学课程，可以使未来的看护人做好准备，促进下一代儿童的成长养育照护。

（三）社会和儿童保护部门

社会和儿童保护部门在创造有利的养育照护环境方面发挥着关键作用，可以加强弱势家庭养育照护儿童的能力和在有需要时获取服务的能力。营造一个安全有保障的养育环境，包括关爱性照护和回应性照护，可以帮助孩子建立对逆境、创伤、威胁和重大生活压力的适应能力。

以下是关于社会和儿童保护部门如何支持养育照护的建议。

1. 保障每个儿童的公民权　由于公民登记和国家身份认证制度的缺陷，数百万中低收入国家的人民获得基本服务和保障合法权益的权利正在逐渐被剥夺。为了支持养育照护工作，每个儿童都应该进行出生登记，以确保获得服务和权利。

2. 帮助家庭和儿童摆脱贫困　为儿童、孕妇、无法获得足够收入的家庭等提供基本收入保障，在缓解贫困对儿童所造成的影响方面将发挥至关重要的作用。发现弱势群体并为其提供基本的社会保障，不仅有助于改善其家庭生活的质量，还有助于拓宽其获取基本医疗卫生等其他公共服务的渠道。

3. 将支持养育照护的服务与福利联系起来　社会保护制度惠及许多弱势家庭，这一渠道为推广儿童养育照护提供了重要的机会，包括向孕妇、儿童及其家庭提供信息、支持、保护和服务等措施。二者的联系具有互惠性，不仅能推广养育照护相关内容，还能增强社会保护的影响力。

4. 确保儿童养育照护的连续统一　由于生物因素（如残疾）或环境因素（如社区或家庭暴力）的影响，面临发展状况欠佳风险的儿童需要得到更加专业的社区照护服务。为了使儿童获得连续统一的养育照护服务，需要拥有获取服务的渠道、合格的养育照护服务提供者、能够提供服务的机构以及能将这些环节整合起来的服务管理机制。

5. 保护儿童免受虐待　要确保让各级服务提供人员了解虐待儿童的危害性，能够辨别儿童是否正在遭受虐待，在怀疑有儿童受到虐待时需要能够根据儿童的最佳利益做出反应。可以借助父亲小组、全国宣传、亲子项目等方式开展干预，尽可能地降低儿童遭受虐待或家庭暴力的可能。

（周　虹）

参考文献

1. 石淑华，戴耀华. 儿童保健学. 3 版. 北京：人民卫生出版社，2014.
2. 让蔚清，刘烈刚. 妇幼营养学. 北京：人民卫生出版社，2014.
3. World Health Organization，United Nations Children's Fund，World Bank Group. Nurturing care for early childhood development：a framework for helping children survive and thrive to transform health and human potential. Geneva：World Health Organization，2018.
4. Lu C，Black MM，Richter LM. Risk of poor development in young children in low-income and middle-income countries：an estimation and analysis at the global，regional，and country level. Lancet Glob Health，2016，4（12）：e916-e922.

第四章 ｜ 妇女保健

妇女是人类的母亲，女性的健康直接关系到家庭和社会的幸福与发展。保证妇女的身心健康是社会文明的标志，是社会前进与国家昌盛的根本保证。女性的一生经历儿童期、青春期、育龄期、围绝经期和绝经后期，各阶段伴随着生理的变化同时存在不同的心理与社会发展需求，所需的保健服务亦不同。

妇女保健学是研究女性一生中不同时期的生理、心理、社会特点及保健需求，研究影响妇女健康的生物、心理、社会、环境等方面的各种危险因素，研究危害妇女健康的各种常见病、多发病的流行病学特征及防治措施，研究有利于提高防治和监护质量的适宜技术，研究有利于促进妇女健康的保健对策和管理方法的学科。

第一节　婚前保健

婚前保健（premarital health care）是为准备结婚的男女双方，在结婚登记前所进行的婚前医学检查、婚前卫生指导和婚前卫生咨询服务。婚前保健的目的在于避免医学上认为不适当的婚育，保证双方健康的婚配，促进婚后夫妻生活的和谐，防止遗传性疾病的延续及传染性疾病的传播。婚前保健服务遵循预防为主、保健结合的妇幼卫生工作方针，严格按照《中华人民共和国母婴保健法》关于婚前医学检查的内容，出具医学意见，达到指导男女双方健康婚配，及时发现影响婚育的疾病，及早治疗的目的。根据《中华人民共和国母婴保健法》《中华人民共和国母婴保健法实施办法》及相关法律法规，卫生部于 2002 年出台了《婚前保健工作规范（试行）》，并于 2005 年颁布了《婚前保健工作规范（修订）》，对婚前保健服务提出了一系列的规范要求。

一、婚前医学检查

婚前医学检查是指对准备结婚的男女双方可能患影响结婚和生育的疾病进行的医学检查。我国政府于 1994 年颁布的《中华人民共和国母婴保健法》第 12 条规定：男女双方在结婚登记时，应当持有婚前医学检查证明或者医学鉴定证明。因而，当时每对登记结婚的男女都需要先进行婚前医学检查。2003 年 10 月，《新婚姻登记条例》正式实施，婚检不再作为强制规定，我国婚检从强制走向自愿。取消强制婚检，体现了我国法律、法规尊重和保护公民的基本人权。但取消强制婚检并不意味着婚检不重要，通过婚前医学检查，可以尽早发现影响结婚、生育的生殖系统疾病、遗传性疾病及传染性疾病等，从而达到及早诊断、积极治疗与防治出生缺陷的目的。国家不再实行强制婚检后，婚检数量骤减，2004 年全国婚检率为 2.6%，个别地方不足 1%，与此相应的是病残新生儿、夫妻相互染病等情况剧增，导致家庭失和。为了促进婚检率的提升，各地政府制定了相应的措施促进自愿婚检，例如免费婚检、一站式服务——将婚检场所与婚姻登记设置于一处、积极广泛的婚前保健健康教育等。现在各地的婚检率已有大幅增高，一些省市的婚检率已超过 90%，但地区间差异悬殊，有的省份仍处于较低水平。

（一）婚前医学检查的主要疾病

婚前医学检查项目包括询问病史、体格检查、常规辅助检查和其他特殊检查。婚前医学检查实行逐级转诊制度。《中华人民共和国母婴保健法》第 8 条规定婚前医学检查的主要疾病包括严重遗传性疾病、指定传染病、有关精神病、重要脏器的严重疾病等 4 类。

1．严重遗传性疾病 指由于遗传因素先天形成，患者全部或部分丧失自主生活能力，子代再发风险高，医学上认为不宜生育的疾病。

2．指定传染病 指《中华人民共和国传染病防治法》规定的艾滋病、淋病、梅毒、麻风病以及医学上认为影响结婚和生育的其他传染病。

3．有关精神病 指精神分裂症、躁狂抑郁型精神病以及其他重型精神病。

4．重要脏器的严重疾病 指心、肝、肺、肾等重要脏器影响结婚和生育的严重疾病及生殖系统发育障碍或畸形、疾病等。

（二）婚前医学检查的项目

根据《婚前保健工作规范（修订）》的要求，婚前医学检查的项目应包括询问病史、体格检查和辅助检查。

1．询问病史 双方的一般情况如姓名、出生日期、家庭住址、职业、文化程度、工作单位、联系方式等，重点询问有无影响婚育疾病的现病史、既往病史、月经史（女）、既往婚育史、与遗传有关的家族史及家族近亲婚配史。

2．体格检查 体格检查应包括下列各方面的检查。

（1）全身检查：血压、身高、体重、步态，女方体重指数（body mass index，BMI）＞24 kg/m² 或＜18.5 kg/m² 在妊娠时都将成为高风险孕妇，血压过高或者过低也不利于生育。身材过高或过低提示机体存在内分泌异常，如巨人症、垂体性侏儒症、脆性 X 染色体综合征等。检查时需注意有无特殊面容、步态、体态等，观察智力表现和精神状态等。皮肤、毛发分布、色素异常、异常皮疹、有无水肿、淋巴结是否肿大；有无盲、聋、哑、近视、色盲、面部特殊体征；有无颈蹼，甲状腺是否肿大；乳腺检查；心率是否正常、心界是否扩大、各瓣膜有无异常；肝脾是否肿大；脊柱、四肢有无畸形。

（2）第二性征及生殖器官检查：对未婚女性生殖器的检查一般进行腹部肛门双合诊，由妇产科医生进行，取膀胱截石位，观察外阴发育及阴毛分布、大小阴唇和阴蒂发育，检查子宫大小、附件情况，注意处女膜有无闭锁，注意阴道分泌物；除处女膜发育异常外，严禁对其完整性进行描述，并对隐私进行保密。如发现异常需行阴道检查时，必须征得本人及家属同意后方可进行。检查时动作应轻柔、细致、尽量避免擦伤处女膜。在女性第二性征检查时，除检查乳房、阴毛、腋毛成熟发育特征外，还应注意音调、骨盆宽大、肩、胸、臀部皮下脂肪丰满等女性体表征象。

3．辅助检查

（1）常规检查项目：胸部透视，血常规、尿常规、梅毒筛查，血转氨酶和乙肝表面抗原检测、女性阴道分泌物、滴虫、真菌检查。

（2）建议或自愿检查项目：如丙肝抗体测定、乙肝血清学标志检测、抗人类免疫缺陷病毒抗体检测、宫颈分泌物淋球菌培养、衣原体检测、精液常规、B 超、心电图、乳腺、染色体检测等。

（三）婚前医学检查的转诊及医学意见

对不能确诊的疑难病症，应由原婚前医学检查单位填写统一的转诊单，转至设区的市级以上卫生行政部门指定的医疗保健机构进行确诊。该机构应将确诊结果和检测报告反馈给原婚前医学检查单位。原婚前医学检查单位应根据确诊结果填写《婚前医学检查证明》，并保留原始资料。婚前医学检查单位应向接受婚前医学检查的当事人出具《婚前医学检查证明》，在出具任何一种医学意见时，婚检医师应当向当事人说明情况，并进行指导。对婚前医学检查结果有异议的，可申请母婴保健技术鉴定。

根据《婚前保健工作规范（修订）》，婚前医学检查意见是医疗机构综合检查结果，是相关医疗机构向服务对象提出的有关结婚和生育的建议。婚前医学检查单位应向接受婚前医学检查的当事人出具《婚前医学检查证明》，并在"医学意见"栏内注明。

1. 未发现医学上不宜结婚的情形 是指经婚前医学检查未发现影响婚育的疾病或者异常情况，并已接受婚前卫生指导和咨询者。

2. 建议不宜结婚 包括：①直系血亲或三代以内旁系血亲；②一方或双方为极重度、重度智力低下，不具有婚姻意识能力；③重型精神病，在发病期间有攻击行为的。

3. 建议暂缓结婚 是患指定传染病在传染期内、有关精神病在发病期以内或其他医学上认为应暂缓结婚的疾病。目的是为阻止传染病的传播及避免精神病患者在患病时对他人的攻击。

4. 建议采取医学措施，尊重受检者意愿 指不在急性发作期，但可能会终身传染的患者或传染病原体携带者，如乙型肝炎病毒携带者、人类免疫缺陷病毒（human immunodeficiency virus，HIV）感染者。医生应向受检者说明情况，提出预防、治疗及采取其他医学措施的意见，并提出告知对方的建议，但尊重受检者的最终意愿。

5. 建议不宜生育 针对患有医学上认为不宜生育的严重遗传病及其他重要脏器疾病者。

6. 其他应劝阻婚育的疾病包括 ①影响性生活和生育的生殖器官缺陷或疾病，应在双方了解病情，经治疗有效后结婚。如无法矫治的严重缺陷，应说明情况，知情选择。②患重要脏器严重疾病或晚期恶性肿瘤，结婚生育可能使病情恶化，甚至缩短生命期限者，应劝阻婚育。

二、婚前卫生指导

婚前卫生指导（premarital health instruction）是对准备结婚的男女双方进行的以生殖健康为核心，与结婚和生育有关的保健知识的宣传教育。其内容包括有关性保健和性教育，新婚避孕知识及计划生育指导，受孕前的准备、环境和疾病对后代影响等孕前保健知识，遗传病的基本知识，影响婚育的有关疾病的基本知识以及其他生殖健康知识。

（一）婚前性保健和性教育

婚前性保健和性教育包括指导对象了解两性生殖系统的构造和功能、男女双方性生理发育的规律、正常的生理现象、性生理活动的调控及生殖器官的卫生保健知识等。

性保健教育可分为性道德教育和性保健知识教育。性保健知识应包括性生理、性心理和性卫生的基础知识。

1. 性生理 首先应为准备结婚的男女双方讲解男女生殖器官的解剖和功能。围婚期夫妇性生理发育已经成熟，性生理活动是由于受到适当的性刺激，在性心理的驱动下，在神经、内分泌和生殖系统健康协调下进行的一系列微妙的性生理反应的过程。性活动得以进行的前提是男女双方都有正常的性器官，任何一方存在生殖器的缺陷或疾病，都可能引起性活动的障碍。性功能的发挥是中枢神经系统 - 垂体 - 性腺轴三者相互作用、相互制约的一系列生理反应，健全的神经内分泌系统在整个性活动中起着主导作用。性激素则具备诱发和驱动性欲的作用，女性在没有性经验的时候，雌激素的作用尤为重要；男性的性功能发挥则一生都需要雄激素的作用。必要的性刺激是诱发性生理反应的先决条件，各种性刺激，包括视觉、听觉、触觉的刺激，包括想象、图片、回忆等，都可通过大脑皮质转化为性欲，激起中枢兴奋，完成性生理活动。

一个健康完整的性生理活动过程，是从性欲开始被唤起到平复的连续的生理活动过程，称为"一个性反应周期"。按照玛斯特 - 约翰逊的 4 相"性反应周期"，可分为兴奋期、持续期、高潮期和消退期 4 个阶段。

（1）兴奋期：性兴奋期是性冲动的萌发和性功能全面发挥的准备阶段。男性兴奋期的特征表现为阴茎的勃起。女性性兴奋期的主要特征是阴道内 2/3 扩张，阴道变得润滑，阴道壁血管充血，导致大量润滑液体从充血的阴道腺体分泌出来。女性兴奋期时阴道扩张，子宫颈和子宫体提升。

（2）持续期：又称高涨期或平台期。从阴茎进入阴道开始，双方便进入了持续期。女性阴道外 1/3 血管进一步充血，阴道口缩窄，加强了对阴茎的围裹。前庭大腺也分泌黏液，使阴部更为湿润。

（3）高潮期：当性刺激积累到一定高度时，男女双方可相继达到性满足的高潮期。男性的高潮期表现为射精活动，女性则以阴部肌肉、子宫和肛门括约肌的不可控制地节律收缩为特征。男女在高潮期时均有性快感体验，约几秒钟，表现为全身肌肉不自主地轻微颤抖、身心极度兴奋，心跳、呼吸次数和血压上升。

（4）消退期：性高潮后，各种生理变化迅速复原而进入消退期，有出汗反应，双方性器官的充血逐渐消退，全身松弛，情绪渐趋平静。男性的阴茎迅速软缩，进入不应期。

应注意的是男女两性的性反应和生理过程存在差异，大多数男子的性欲比女子旺盛，性冲动易于激发且发展较快，平复也较迅速；而女性的性兴奋相对不易唤起，进展也较慢，消退徐缓。因而在女性性兴奋之前，需要一定的诱导，尽力缩短男女间性反应的差异，争取性生活的和谐。

2．性心理 性心理是围绕性征、性欲和性行为而展开的心理活动，由性意识、性观念、性知识、性经验、性情感等构成。性心理是驱动性生理活动的必备条件；性意识是指对性的感觉、作用和地位的自我认识，是性心理活动的基础。大多数性功能障碍都是由于性心理发展异常所致。围婚期性心理活动主要是围绕性行为而展开的一系列心理活动，通过性行为来表达彼此间的情感，逐渐建立起夫妻间的和谐性生活。

3．性卫生 应避免新婚初次性生活不和谐形成的心理障碍，有的男子可因过度紧张引起勃起不能，或过度兴奋导致早泄或动作鲁莽致女方疼痛，但随着时间推移男女双方会相互适应。每对夫妇性交的频率与时间并无固定的模式，原则上以性交后次日不感觉疲劳为适度。应严格遵守女性各特殊时期性生活的禁忌。

（1）月经期：严禁性交，由于月经期宫颈口较松，内膜剥落后存在创面，性交会增加生殖道感染、子宫内膜异位和产生抗精子抗体等风险。此外，性交会加重盆腔充血，引起月经过多、经期延长、淋漓不净等。

（2）妊娠期：有流产史者早孕期应避免性生活。一般孕妇在孕早期和孕晚期是否应禁止仍有争议，但性冲动可引起盆腔充血、子宫收缩导致流产或早产，因而需谨慎。妊娠中期性交时，应注意选择适当姿势，以避免腹部受压。

（3）产褥期性卫生：妇女生殖器产后一般需 6 ~ 8 周才能复原，产后 8 周内应避免性生活，如恶露未净应推迟恢复性生活的时间。

（4）哺乳期性卫生：这期间妇女对性要求较少，而且生殖器官处于暂时萎缩状态，组织比较脆弱，性交活动可能会造成组织创伤而引起出血，故男方应注意避免动作粗鲁。世界卫生组织推荐至少 2 年的生育间隔期，以达到最佳的母亲与儿童健康状态，因而应采取适宜的避孕措施保持生育间隔。

（5）其他情况下的性卫生：对不再有生育要求或暂时不希望生育的育龄夫妇应采取有效的、适合夫妇双方的避孕措施、避免意外妊娠。

夫妇双方中有一方患性传播疾病时，夫妇双方应同时治疗。患病期间推荐使用避孕套，预防夫妇间再感染。

（二）新婚避孕和节育方法的指导

详见本章第四节。

（三）婚前健康教育的形式

婚前健康教育一般可采用集中宣教、个别指导和提供资料的方式。集中宣教可利用服务对象在等待辅助检查报告期间，组织婚前服务对象集中听课和观看《新婚学校》录像，从而系统地讲解性保健、性教育、新婚避孕知识、孕前保健知识、遗传病和影响婚育疾病的基本知识。若服务对象对某些问题存在进一步了解的需求，婚前保健服务人员应给予详细的解答，热情的指导。集中宣教和个别指导后，应向每一对服务对象提供《新婚教育》等宣传资料，作为宣教后补充，加深理解和巩固知识。婚前健康教育的时间应不少于 40 min。当前社会现代通信技术的快速发展，手机和平板电脑的拥有率高，与这相适应的是，婚前健康教育的形式也越来越多样化，相关的信息也常常通过公众号等线上新媒体形式发布，有助于服务对象方便地获取需要的信息。

三、婚前卫生咨询

婚前卫生咨询（premarital health counseling）是按照《中华人民共和国母婴保健法》的规定，婚检医师针对医学检查结果发现的异常情况以及服务对象提出的具体问题进行解答、交换意见、提供信息，帮助受检对象在知情的基础上作出适宜的决定。

婚前卫生咨询的服务对象主要是经过婚前医学检查的婚配对象，咨询的内容包括婚前医学检查的医学指导意见、婚检时检出疾病的就诊指导、性问题的咨询指导、优生指导和节育方法咨询等。每位提供健康咨询的婚检医师，必须掌握健康咨询的原则和技能，熟悉咨询的步骤。婚前健康咨询的步骤应包括问候、询问、科学阐明、交流、帮助作出"知情选择"和回访。医师在提出"不宜结婚""不宜生育"和"暂缓结婚"等医学意见时，应充分尊重服务对象的意愿，耐心、细致地讲明科学道理，对可能产生的后果给予重点解释，并由受检双方在体检表上签署知情意见。

婚前遗传咨询（premarital genetic counseling）是通过婚检咨询医生与准备结婚的男女双方及其家属共同商讨咨询者提出的各种有关后代遗传病问题，并在咨询医生指导帮助下合理解决问题的过程。咨询医生或咨询者需要解答有关遗传病病因、遗传方式、诊断、预防、治疗、预后等问题，估计再生育时子女中该病的再发风险（率）或患病风险，并提出可以选择的各种处理方案，供服务对象作出决策时参考。

（蒋　泓）

第二节 孕产期保健

孕产期保健（maternal health care）是指各级各类医疗保健机构为准备妊娠至产后42天的妇女及胎婴儿提供全程系列的医疗保健服务。孕前保健（preconception health care）和孕期保健（prenatal care）是降低孕产妇和围产儿并发症发生率及死亡率、减少出生缺陷的重要措施。

一、孕前保健

孕前保健是通过评估和改善计划妊娠夫妇的健康状况，减少或消除导致出生缺陷等不良妊娠结局的风险因素，预防出生缺陷发生，提高出生人口素质。孕前保健是婚前保健的延续，是孕产期保健的前移。卫生部于2007年颁布了《孕前保健服务工作规范（试行）》，对孕前保健服务提出了规范与要求。2011年，中华医学会妇产科学会产科学组制定了《孕前和孕期保健指南（第1版）》；2018年，在原有指南基础上，同时参考了美国、英国、加拿大和世界卫生组织等发布的最新指南，在遵循《中华人民共和国母婴保健法》、国家卫健委发布的相关管理办法与技术规范的原则下，制定了《孕前和孕期保健指南（2018）》。

孕前保健从孕前3个月开始，内容主要包括健康教育及指导和健康状况检查。

（一）孕前健康教育及指导

孕前保健服务应遵循普遍性指导和个体化指导相结合的原则，对计划妊娠的夫妇进行孕前健康教育及指导。孕前保健服务人员应热情接待孕前夫妇，讲解孕前保健的重要性，介绍孕前保健服务内容及流程。通过询问、讲座及健康资料的发放等，为准备怀孕的夫妇提供健康教育服务。

孕前保健健康教育及指导主要包括：

1. 有准备、有计划地妊娠，尽量避免高龄妊娠。

2. 合理营养，控制体重增加。

3. 补充叶酸 $0.4 \sim 0.8$ mg/d，或含叶酸的复合维生素。既往生育过神经管缺陷儿的孕妇，则需每天补充叶酸4 mg。

4. 有遗传病、慢性疾病和传染病而准备妊娠的妇女，应予以评估和指导。

5. 合理用药，避免使用可能影响胎儿正常发育的药物。

6. 避免接触生活及职业环境中的有毒有害物质（包括放射线、高温、铅、汞、苯、砷、农药等），避免密切接触宠物。

7. 改变不良的生活习惯（如吸烟、酗酒、吸毒等）及生活方式，避免高强度的工作、高噪声环境和家庭暴力。

8. 保持心理健康，解除精神压力，预防孕期及产后心理问题的发生。

9. 合理选择运动方式。

（二）健康状况检查

通过孕前咨询和医学检查，对准备怀孕夫妇的健康状况做出初步评估，以便了解夫妇双方存在的可能影响生育的健康问题，提出建议。

我国财政部与人口计生委于2010年颁布了《国家免费孕前优生健康检查项目试点专项资金管理办法（试行）》，在农村地区开展免费孕前优生健康检查。2013年，国家人口计生委与财政部颁布了《关于推进国家免费孕前优生健康检查项目全覆盖的通知》，在农村与城市全面实施"国家免费孕前优生健康检查服务"政策。

1．评估孕前高危因素 孕前保健服务人员应做好以下工作。

（1）询问计划妊娠夫妇的健康状况。

（2）评估既往慢性疾病史、家庭史和遗传病史，不宜妊娠者应及时告之。

（3）详细了解不良孕产史和前次分娩史，是否为瘢痕子宫。

（4）了解并评估生活方式、饮食营养、职业状况及工作环境、运动情况，是否存在家庭暴力，了解人际关系和社会支持等情况。

2．孕前医学检查 包括体格检查、实验室和影像学等辅助检查。体格检查主要包括心肺听诊；测量血压、体重，计算 BMI；男女双方生殖系统的专业妇科及男科检查，按常规操作进行，应在知情选择的基础上进行，同时应保护服务对象的隐私。

3．辅助检查

（1）必查项目：包括以下项目：①血常规；②尿常规；③血型（ABO 和 Rh 血型）；④肝功能；⑤肾功能；⑥空腹血糖；⑦乙肝表面抗原筛查（hepatitis B surface antigen，HBsAg）；⑧梅毒血清抗体筛查；⑨ HIV；⑩地中海贫血筛查（广东、广西、海南、湖南、湖北、四川、重庆等地区）。

（2）备查项目：包括以下项目：①宫颈细胞学检查（1 年内未查者）；② TORCH [toxoplasma（弓形虫），others（其他）：梅毒和乙肝病毒，rubella（风疹病毒），cytomegalovirus（巨细胞病毒），herpes（单纯疱疹病毒）] 筛查；③阴道分泌物检查，包括常规检查及淋球菌、沙眼衣原体检查；④甲状腺功能检测；⑤ 75 g 口服葡萄糖耐量试验（oral glucose tolerance test，OGTT），针对高危妇女；⑥血脂水平检查；⑦妇科超声检查；⑧心电图检查；⑨胸部 X 线检查。

基于孕前高危因素评估、体格检查与辅助检查结果，孕前妇幼保健人员应为计划妊娠的夫妇在遵循普遍性指导和个性化指导相结合的原则下，提供孕前健康指导与咨询，包括建立健康生活方式、调整避孕方法、进行孕前免疫接种、确定适宜的受孕时间及条件，以及进行遗传病相关问题的咨询。

二、孕期保健

妊娠期自卵子受精开始，至胎儿及其附属物从母体排出终止。孕期保健是指从确定妊娠之日开始至临产前，为孕妇及胎儿提供的系列保健服务。

（一）妊娠期的生理特点

1．生殖系统的变化 妊娠期子宫的变化最大，从怀孕开始，宫体逐渐增大变软，到足月时，容量增加约 1000 倍，重量增加约 20 倍。随着孕周的增长，子宫的血液供应增加。子宫峡部变软，拉长变薄，形成子宫下段。宫颈血管增多，组织水肿、着色和变软。卵巢和输卵管位置有所改变，血管增加。卵巢增大，输卵管变长、充血。阴道变软，急剧扩张，血管增加，阴道黏膜充血。阴道 pH 降低。

2．乳房 乳房增大、充血，乳头增大，乳房发胀或有刺痛感，并有触痛。乳晕周围出现散在的皮脂腺肥大隆起，称为"蒙氏结节"。

3．血液及循环系统 血容量自妊娠 6 ~ 8 周开始增加，至 32 ~ 34 周达高峰，平均增加约 1500 ml。血浆增加大于红细胞增加，出现血液稀释。

妊娠期骨髓不断产生红细胞，为适应红细胞增加和胎儿生长及孕妇各器官生理变化的需要，容易缺铁。白细胞从妊娠 7 ~ 8 周开始增加，至妊娠 30 周达高峰，主要为中性粒细胞增多。凝血因子增加，孕妇血液处于高凝状态。血浆蛋白由于血液稀释，从妊娠早期开始下降，主要是白蛋白减少。

妊娠早期，周围血管阻力开始下降，妊娠期收缩压维持稳定，舒张压略有下降。心率自孕

8～10周开始增加，34～36周达高峰，以后逐渐下降。随着子宫的增加心脏被推向右上方，随着心率加速和心搏量加大，心脏的负荷加大。

4．呼吸系统　随着子宫的不断增大，膈肌被向上推，活动受到限制。但因为胸廓增大，肺活量并不减少。妊娠期气体交换需要量增加，呼吸频率稍增快。

5．消化系统　妊娠初期，孕妇常出现食欲减退、恶心、呕吐等症状，于孕早期末逐渐消失。在孕激素的影响下，胃肠道的平滑肌蠕动减低。

6．泌尿系统　妊娠期不仅母体的代谢产物增加，还代替胎儿排泄废物，因此母体肾的负担加重。肾小球滤过率和肾血浆流量于妊娠早期开始增加，肾小球滤过率增约50%，肾血浆流量增加约75%。肾排蛋白及糖的阈值降低，可产生生理性蛋白尿或糖尿。由于孕激素的影响，输尿管扩张，蠕动减弱，尿液淤滞，易引起肾盂肾炎。妊娠期由于增大的子宫向前压迫膀胱，孕晚期胎先露下降向下压迫膀胱，可引起尿频。

7．内分泌系统　受精卵着床后人绒毛膜促性腺激素（human chorionic gonadotropin，hCG）水平开始升高，在妊娠8～9周hCG分泌达到顶峰，10周后下降。垂体、甲状腺、甲状旁腺、肾上腺均有不同程度的增生。垂体前叶分泌的催乳素、促甲状腺素（thyroid stimulating hormone，TSH）、促肾上腺皮质激素（adrenocorticotrophic hormone，ACTH）和促黑激素（melanocyte stimulating hormone，MSH）增多，生长激素（growth hormone，GH）的分泌无改变，而促性腺激素包括卵泡刺激素（follicle-stimulating hormone，FSH）和黄体生成素（luteinizing hormone，LH）分泌减少。血清甲状腺素（serum thyroxine，T_4）、甲状旁腺激素（parathyroid hormone，PTH）、皮质醇、醛固酮、胰岛素的分泌增加。

（二）孕早期健康问题

1．早孕反应　妊娠早期（停经6周）开始出现恶心、呕吐、厌油等症状，轻微者多持续至12周自行消失，称为早孕反应。

妊娠剧吐造成酮症酸中毒会导致胎儿发育异常，呕吐引起的营养不平衡也可以影响胎儿正常生长，因此应注意营养平衡顺利度过孕早期。如果呕吐较为严重，应尽早补充营养及液体，积极治疗。

2．尿频　妊娠早期因增大的子宫压迫膀胱，孕妇可出现尿频，妊娠12周之后子宫超出盆腔，症状多自然消失。

3．异常阴道流血　妊娠早期阴道流血可能为自然流产、异位妊娠、葡萄胎等。

（1）自然流产：妊娠不足28周、胎儿体重不足1000 g而终止者，称为流产。发生在妊娠12周前者，称早期流产。

流产病因包括胚胎因素、母体因素、父亲因素和环境因素。①胚胎因素：胚胎或者胎儿染色体异常是早期流产的最常见原因；染色体异常包括数目异常和结构异常。除遗传因素外，感染、药物等因素也可致染色体异常。②母体因素：包括全身性疾病如严重贫血、严重感染、高热、血栓性疾病、慢性肝肾疾病或高血压等。生殖器官异常如子宫畸形、子宫肌瘤等。内分泌异常如黄体功能不全、多囊卵巢综合征、高泌乳素血症、甲状腺功能减退或糖尿病血糖控制不良等。免疫功能异常如抗磷脂抗体、狼疮抗凝物因子阳性者，可表现为自然流产或复发性流产。此外，妊娠期强烈应激与不良习惯如手术、直接撞击腹部、性交过频或心理过度紧张、焦虑、恐惧等均可致流产。③父亲因素：精子的染色体异常。④环境因素：过多接触放射线和化学物质，如甲醛、铅、砷、苯、氧化乙烯等，均可能导致流产。

（2）异位妊娠：受精卵在子宫体腔以外着床称异位妊娠。其中输卵管妊娠占异位妊娠95%左右。输卵管管腔狭小，管壁薄、肌层薄弱，妊娠时不能形成完好蜕膜，常发生输卵管妊娠流产或输卵管妊娠破裂致腹腔内出血、休克，危及生命，为妇科常见急症。停经、腹痛及阴道流血三联征为典型临床表现，妇科检查：宫颈举痛，子宫一侧或后方可及包块，血 β-hCG 检测及阴道超声检查有助于确诊。因此，出现停经后阴道出血、腹痛、伴或不伴脉速、血压下降等休克表现者都应及时医院诊治。

（3）葡萄胎：葡萄胎因妊娠后胎盘绒毛滋养细胞增生、间质水肿形成大小不一的水泡，水泡间相连成串，形如葡萄而得名，为良性疾病，但部分可发展为妊娠滋养细胞肿瘤。典型临床表现为停经后阴道流血，子宫异常增大，早孕反应出现时间较正常妊娠早、严重且持续时间长。经阴道彩色多普勒超声是诊断葡萄胎的可靠且敏感的辅助检查。葡萄胎诊断一经成立，应及时清宫，刮出物必须送组织学检查。葡萄胎患者清宫后必须严密随访，定期检测 β-hCG、妇科检查、B 超等；避孕 1 年。

（三）孕中期常见的健康问题

1. 贫血　孕妇于妊娠中晚期对铁的需求量增加，建议于妊娠 16 ～ 20 周开始补充铁剂，预防贫血。已出现贫血者以缺铁性贫血最常见，应补充铁元素，例如硫酸亚铁，并补充维生素 C 及钙剂，增加铁吸收。

2. 下肢肌肉痉挛　属孕妇缺钙表现，肌肉痉挛多发生在小腿腓肠肌，常于夜间发作，多能迅速缓解。我国营养学会建议孕中晚期需增加膳食钙的摄入量 200 mg/d，日均钙摄入量达到 1000 mg/d。

3. 便秘　妊娠期肠蠕动减弱，排空时间延长，且因增大的子宫及胎先露部对肠道下段的压迫，易引起便秘。孕妇应多食易消化的、含纤维素多的新鲜蔬菜和水果；每日进行适量运动；养成按时排便习惯；必要时可口服缓泻剂，或应用开塞露等，但禁用刺激性泻药或大剂量渗透性泻药。

4. 妊娠期高血压疾病　妊娠期高血压疾病（hypertensive disorders of pregnancy）是妊娠与血压升高并存的一组疾病，严重影响母婴健康。高危因素为孕妇年龄 ≥ 40 岁；子痫前期病史；抗磷脂抗体阳性；高血压、慢性肾炎、糖尿病病史；初次产检时 BMI ≥ 35 kg/m^2；本次妊娠为多胎妊娠；妊娠间隔时间 ≥ 10 年；妊娠早期收缩压 ≥ 130 mmHg 或舒张压 ≥ 80 mmHg 等。对高危孕妇应强调预防：适度锻炼、合理饮食、补钙（1.5 ～ 2.0 g/d）（WHO，2013）；对高凝倾向者应予低剂量阿司匹林（75 mg/d）（WHO，2013）直至分娩；不推荐常规服用维生素 D 或维生素 C 预防子痫前期及其并发症的发生（WHO，2013）。凡妊娠期出现收缩压 ≥ 140 mmHg 和（或）舒张压 ≥ 90 mmHg 伴或不伴有蛋白尿、头晕、头痛、视觉障碍、肝肾功能异常或血液系统异常甚至抽搐等均应考虑此组疾病，应及时医院诊治，防止危及母胎生命。

5. 妊娠期糖尿病　妊娠期糖尿病（gestational diabetes mellitus，GDM）孕妇患妊娠期高血压、子痫前期、感染、酮症酸中毒、低血糖、微血管病变如视网膜病变、肾病和神经病变的风险增加；对胎儿和新生儿的影响包括：流产、死产、胎儿畸形、巨大儿致肩难产、分娩损伤、新生儿呼吸窘迫综合征及低血糖。因此建议在妊娠 24 ～ 28 周及以后，对所有尚未被诊断为糖尿病的孕妇进行妊娠期糖尿病筛查。

GDM 的诊断，主要是针对尚未被诊断为糖尿病的孕妇，在妊娠 24 ～ 28 周以及 28 周后首次就诊时进行 75 g OGTT。OGTT 前禁食至少 8 h，试验前连续 3 天正常饮食，每日碳水化合物不少于 150 g，检查期间静坐、禁烟。检查时，5 min 内口服含 75 g 葡萄糖的液体 300 ml，分别抽取孕妇服糖前及服糖后 1 h 和 2 h 的静脉血，放入含有氟化纳的试管中，采用葡萄糖氧化酶法测定血糖水平。OGTT 服糖前、服糖后 1、2 h 血糖值应分别低于 5.1、10.0 和 8.5（mmol/L）。任何一项血糖值达到或超过上述标准即诊断为 GDM。孕妇具有 GDM 高危因素或者医疗资源缺乏地区，建议妊娠 24 ～ 28 周首先检查空腹血浆葡萄糖（fasting plasma glucose，FPG），若 ≥ 5.1 mmol/L，可以直接诊断 GDM，不必行 OGTT；FPG ≤ 4.4 mmol/L，发生 GDM 的可能性小，可以暂不行 OGTT。FPG ≥ 4.4 mmol/L 且 < 5.1 mmol/L 时，应尽早行 OGTT。

一旦确诊 GDM，应立即对患者进行医学营养治疗和运动指导，并进行血糖监测的健康教育。医学营养治疗指营养摄入量的指导，包括每日摄入总能量，妊娠早期不低于 1500 kcal/d，妊娠晚期不低于 1800 kcal/d；碳水化合物的推荐摄入量宜为总能量的 50% ~ 60%；蛋白质摄入量宜为总能量的 15% ~ 20%，脂肪摄入为总能量摄入的 25% ~ 30% 为宜；推荐每日摄入膳食纤维 25 ~ 30 g；妊娠期有计划地增加富含维生素 B_6、钙、钾、铁、锌、铜的食物，如瘦肉、家禽、鱼、虾、奶制品、新鲜水果和蔬菜。餐次的安排应少量多餐、定时定量进餐，早、中、晚三餐的能量应控制在每日摄入总能量的 10% ~ 15%、30%、30%，每次加餐的能量可以占 5% ~ 10%，有助于防止餐前过度饥饿。运动疗法可降低妊娠期基础胰岛素抵抗，是妊娠期糖尿病的综合治疗措施之一。运动治疗时选择一种低至中等强度的有氧运动，步行是常用的简单有氧运动，运动的时间可自 10 min 开始，逐步延长至 30 min，可穿插必要的间歇，建议餐后运动，建议运动保持 3 ~ 4 次 / 周的频率。医学营养和运动指导后，FPG 和餐后 2 h 血糖仍异常者，推荐及时应用胰岛素。

6．早产 早产（preterm birth，PB）是指妊娠不足 37 周分娩者。临床上，早产分先兆早产和早产临产。先兆早产是指有规律或不规律宫缩，伴宫颈管进行性缩短。早产临产是指 20 min ≥ 4 次或 60 min ≥ 8 次的规律宫缩，伴宫颈进行性改变：宫颈扩张 1 cm 以上且宫颈展平 ≥ 80%。早产应注意与妊娠晚期的生理性宫缩鉴别。生理性宫缩一般不规则、无痛感，不伴有宫颈管的缩短及宫口的扩张。积极预防早产是降低围产儿死亡率的重要措施之一：①定期进行产前检查，关注孕期卫生，积极治疗泌尿生殖道感染，注意孕晚期性生活，以免胎膜早破。②加强对早产高危孕妇管理，定期进行风险评估，及时处理；积极治疗妊娠合并症，预防并发症发生，减少治疗性早产率，提高治疗性早产的新生儿生存率。③明确宫颈功能不全者，于孕 14 ~ 18 周行宫颈环扎术。

（四）孕晚期常见的健康问题

1．妊娠晚期阴道流血

（1）前置胎盘：妊娠 28 周以后，胎盘附着于子宫下段、下缘达到或覆盖宫颈内口，位置低于胎先露部，称为前置胎盘。典型临床表现为妊娠晚期或临产时无诱因、无痛性反复阴道流血。一经出现应及时就诊。

预防措施：①采取积极有效避孕措施，避免多产、多次刮宫或引产，降低剖宫产率，预防感染；②加强孕妇管理，定期产前检查及正确孕期指导，尽量做到早期诊断和及时处理。

（2）胎盘早剥：妊娠 20 周或分娩期，正常位置胎盘在胎儿娩出前，部分或全部从子宫壁剥离，称为胎盘早剥。主要临床表现为腹痛伴阴道流血，贫血程度不一定与阴道流血量相符，严重者出现面色苍白、脉搏细数、血压下降等休克表现及凝血功能障碍。妊娠晚期出现上述症状者，应立即就诊。

预防措施：①开展妊娠风险评估，对妊娠期高血压疾病、慢性高血压、肾疾病孕妇，加强妊娠期管理；②妊娠晚期或分娩期应鼓励孕妇作适当活动，避免长时间仰卧；③避免腹部外伤。

2．妊娠晚期阴道流液 临产前胎膜破裂，称为胎膜早破。典型临床表现为孕妇突然感觉有较多液体自阴道流出，无腹痛等其他产兆。胎膜早破可致早产、脐带脱垂、胎儿窘迫等，孕产妇及胎儿感染率、围产儿病死率均显著升高，因此，应积极预防，出现胎膜早破症状者及时就诊。

3．下肢及外阴静脉曲张 妊娠期增大的子宫压迫下腔静脉使股静脉压力增高，易出现下肢静脉曲张，并随妊娠次数增多逐渐加重。孕妇于妊娠晚期应避免长时间站立，下肢绑以弹性绷带，晚间睡眠时适当垫高下肢以利于静脉回流。

4．下肢水肿 妊娠晚期孕妇常有踝部、小腿下半部轻度水肿，休息后消退，属生理现象。睡眠取左侧卧位，下肢垫高15°可改善下肢血液回流，水肿减轻。若下肢水肿明显且休息后不能消退，应考虑病理性疾病，及时医院就诊。

5．仰卧位低血压 妊娠晚期，孕妇如较长时间仰卧位，增大的子宫压迫下腔静脉，使回心血量及心排出量突然减少，出现低血压，此时孕妇改为侧卧位，血压即恢复正常。

6．外阴阴道假丝酵母菌病 妊娠期30%孕妇阴道分泌物可培养出假丝酵母菌，有阴道分泌物增多、外阴瘙痒伴疼痛、红肿者应予阴道放置克霉唑栓局部治疗。

7．胎动异常 胎动指胎儿不规律的肢体活动，是孕妇感知胎儿安危的客观指标，通过胎动的计数可以初步判断胎儿的安危。通常，胎动的明显减少与不良的围产结局相关，是胎儿宫内窒息的信号，往往由于一些病理情况导致，例如脐带绕颈或胎盘功能障碍等。但有时短时间内胎动过于频繁，也是宫内缺氧的表现。一般进入孕晚期后，孕妇需要对胎动进行日常计数，每天3次，可选择在早上9～10时，下午2～3时，晚上6～7时各数一小时，最好每天固定在相同时间计数1 h。正常胎动次数为每小时3～5次，将早、中、晚3次的胎动数相加再乘以4，即为12 h胎动数。12 h胎动30～40次为正常范围，胎动次数异常或每小时少于3次或无胎动，需即刻就医，一般无胎动后12～15 h胎心才会消失，因此如能早期发现胎动异常，及早采取措施，可降低围产儿死亡风险。

（五）孕期保健

孕期保健要求在特定的时间，系统提供有证可循的产前检查项目。产前检查的时间安排，要根据产前检查的目的来决定。合理的产前检查次数及孕周不仅能保证孕期保健的质量，也可节省医疗卫生资源。世界卫生组织（World Health Organization，WHO）于2016年发布的孕期保健指南，将产前检查次数由原来的至少4次增加到8次，且建议时间分别为：妊娠<12周、20周、26周、30周、34周、36周、38周和40周。2018年中华医学会妇产科学分会产科学组根据我国孕期保健的现状和产前检查项目的需要，做出了我国产前检查的推荐，孕周分别为：妊娠6～13^{+6}周，14～19^{+6}周，20～24周，25～28周，29～32周，33～36周，37～41周。共7～11次。有高危因素者，酌情增加次数。

产前检查按不同孕周开展相应的内容。

1．首次产前检查（妊娠6～13^{+6}周）

（1）健康教育及指导：①流产的认识和预防。②营养和生活方式的指导（卫生、性生活、运动锻炼、旅行、工作。根据孕前BMI，提出孕期体重增加建议，见表4-1）。③继续补充叶酸0.4～0.8 mg/d至孕3个月，有条件者可继续服用含叶酸的复合维生素。④避免接触有毒有害物质（如放射线、高温、铅、汞、苯、砷、农药等），避免密切接触宠物。⑤慎用药物，避免使用可能影响胎儿正常发育的药物。⑥改变不良的生活习惯（如吸烟、酗酒、吸毒等）及生活方式；避免高强度的工作、高噪声环境和家庭暴力。⑦保持心理健康，解除精神压力，预防孕期及产后心理问题的发生。

表4-1 我国孕期体重增加范围建议

孕前体重分类	BMI	孕期体重增加范围（kg）
低体重	<18.5	12.5～18.0
正常体重	18.5～24.9	11.5～16.0
超重	25.0～29.9	7.0～11.5
肥胖	≥30.0	5.0～9.0

注：体质指数（body mass index，BMI）

（2）常规保健：①建立孕期保健手册。②仔细询问月经情况，确定孕周，推算预产期。③评估孕期高危因素。孕产史（特别是不良孕产史如流产、早产、死胎、死产史），生殖道手术史，有无胎儿畸形或幼儿智力低下，孕前准备情况，孕妇及配偶的家族史和遗传病史。注意有无妊娠合并症，如：慢性高血压、心脏病、糖尿病、肝肾疾病、系统性红斑狼疮、血液病、神经和精神疾病等，及时请相关学科会诊，不宜继续妊娠者应告知并及时终止妊娠；高危妊娠继续妊娠者，评估是否转诊。本次妊娠有无阴道出血，有无可能致畸的因素。④全面体格检查，包括心肺听诊，测量血压、体重，计算 BMI；常规妇科检查（孕前 3 个月未查者）；胎心率测定（多普勒听诊，妊娠 12 周左右）。

（3）必查项目：血常规，尿常规，血型（ABO 和 Rh 血型），肝功能，肾功能，空腹血糖水平，HBsAg 筛查，梅毒血清抗体筛查，HIV 筛查，地中海贫血筛查（广东、广西、海南、湖南、湖北、四川、重庆等地区），在孕早期（妊娠 6～8 周）行超声检查，以确定是否为宫内妊娠及孕周、胎儿是否存活、胎儿数目、子宫附件情况。

（4）备查项目：丙型肝炎（hepatitis C virus，HCV）筛查，抗 D 滴度检测（Rh 阴性者），75 g OGTT（高危孕妇），甲状腺功能检测，血清铁蛋白（血红蛋白 < 110 g/L 者）；结核菌素试验（高危孕妇），子宫颈细胞学检查（孕前 12 个月未检查者），子宫颈分泌物检测淋球菌和沙眼衣原体（高危孕妇或有症状者），细菌性阴道病（bacterial vaginosis S. BV）的检测（有症状或早产史者），胎儿染色体非整倍体异常的孕早期（妊娠 10～13^{+6} 周）母体血清学筛查（妊娠相关血浆蛋白 A 和游离人绒毛膜促性腺激素 β）。超声检查，包括妊娠 11～13^{+6} 周测量胎儿颈项透明层（nuchal translucency，NT）的厚度，孕周的核定；双胎妊娠还需确定绒毛膜性质。高危者，可考虑绒毛活检或羊膜腔穿刺检查；绒毛穿刺取样检查（妊娠 10～13^{+6} 周，主要针对高危孕妇）。同时，还需进行心电图检查。

2．妊娠 14～19^{+6} 周产前检查

（1）健康教育及指导：对流产的认识和预防，妊娠生理知识，营养和生活方式的指导，中孕期胎儿染色体非整倍体异常筛查的意义。非贫血孕妇，如血清铁蛋白 < 30 μg/L，应补充元素铁 60 mg/d；诊断明确的缺铁性贫血孕妇，应补充元素铁 100～200 mg/d，具体参考中华医学会围产医学分会发布的《妊娠期铁缺乏和缺铁性贫血诊治指南》。开始常规补充钙剂 0.6～1.5 g/d。

（2）常规保健：分析首次产前检查的结果，询问阴道出血、饮食、运动情况。进行体格检查，包括血压、体重，评估孕妇体重增加是否合理；子宫底高度；胎心率测定。

（3）必查项目：无。

（4）备查项目：无创产前基因检测（non-invasive prenatal testing，NIPT）：NIPT 筛查的目标疾病为 3 种常见胎儿染色体非整倍体异常，即唐氏综合征、18 三体综合征、13 三体综合征。适宜孕周为 12～22 周。具体参考原国家卫计委发布的《孕妇外周血胎儿游离 DNA 产前筛查与诊断技术规范》。NIPT 检测结果为阳性，应进行介入性产前诊断。NIPT 报告应当由产前诊断机构出具，并由副高以上职称并具备产前诊断资质的临床医师签署。

胎儿染色体非整倍体异常的中孕期母体血清学筛查（妊娠 15～20 周。最佳检测孕周为 16～18 周）。针对高危人群行羊膜腔穿刺术检查胎儿染色体核型（妊娠 16～22 周）。

3．妊娠 20～24 周产前检查

（1）健康教育及指导：早产的认识和预防、营养和生活方式的指导、宣讲胎儿系统超声筛查的意义。

（2）常规保健：询问胎动、阴道出血、饮食、运动情况，体格检查同妊娠 14～19 周"产前检查"。

（3）必查项目：胎儿系统超声筛查（妊娠 20～24 周），筛查胎儿的严重畸形，血常规和尿常规。

（4）备查项目：经阴道超声测量子宫颈长度，进行早产的预测。

4．妊娠 25 ～ 28 周产前检查

（1）健康教育及指导：早产的认识和预防，宣讲妊娠期糖尿病筛查的意义。

（2）常规保健询问胎动、阴道出血、宫缩、饮食、运动情况，体格检查同妊娠 14 ～ 19^{+6} 周产前检查。

（3）必查项目：GDM 筛查。直接行 75 g OGTT，其正常上限为：空腹血糖水平为 5.1 mmol/L，餐后 1 h 血糖水平为 10.0 mmol/L，餐后 2 h 血糖水平为 8.5 mmol/L。有一项超标者，即为患有 GDM。孕妇具有 GDM 高危因素或者医疗资源缺乏的地区，建议妊娠 24 ～ 28 周首先检测空腹血糖。需开展血常规、尿常规检查。

（4）备查项目：抗 D 滴度检测（Rh 血型阴性者）。子宫颈分泌物检测胎儿纤连蛋白（fetal fibronectin，fFN）水平（子宫颈长度为 20 ～ 30 mm 者）。

5．妊娠 29 ～ 32 周产前检查

（1）健康教育及指导：分娩方式的讨论与指导，指导注意胎动或计数胎动，开展母乳喂养的指导，开展新生儿护理指导。

（2）常规保健：询问胎动、阴道出血、宫缩、饮食、运动情况。体格检查的内容同妊娠 14 ～ 19 周产前检查，进行胎位检查。

（3）必查项目：包括血常规、尿常规和超声检查：胎儿生长发育情况、羊水量、胎位、胎盘位置等。

（4）备查项目：无。

6．妊娠 33 ～ 36 周产前检查

（1）健康教育及指导：分娩前生活方式的指导，分娩相关知识（临产的症状、分娩方式指导、分娩镇痛），新生儿疾病筛查，抑郁症的预防。

（2）常规保健：询问胎动、阴道出血、宫缩、皮肤瘙痒、饮食、运动、分娩前准备情况。体格检查同妊娠 30 ～ 32 周产前检查。

（3）必查项目：尿常规。

（4）备查项目：妊娠 35 ～ 37 周具有高危因素的孕妇（如合并糖尿病、前次妊娠出生的新生儿有 B 族链球菌感染等），取直肠和阴道下 1/3 分泌物培养，进行 B 族链球菌筛查。妊娠 32 ～ 34 周肝功能、血清胆汁酸检测（妊娠期肝内胆汁淤积症高发病率地区的孕妇）。妊娠 32 ～ 34 周后可开始电子胎心监护 [无应激试验（高危孕妇）]。心电图复查（高危孕妇）。

7．妊娠 37 ～ 41 周产前检查

（1）健康教育及指导：分娩相关知识，包括临产的症状、分娩方式指导、分娩镇痛等，新生儿免疫接种知识的普及与指导。产褥期保健的指导。胎儿宫内情况的监护。若妊娠孕周 ≥ 41 周，需住院并引产。

（2）常规保健内容：询问胎动情况，是否有宫缩、见红等情况。体格检查的内容同妊娠 30 ～ 32 周产前检查。

（3）必查项目：超声检查（评估胎儿大小、羊水量、胎盘成熟度、胎位），有条件可检测脐动脉收缩期峰值和舒张末期流速之比等。电子胎心监护无应激试验（每周 1 次）。

（4）备查项目：子宫颈检查及 Bishop 评分。

（六）预防艾滋病、梅毒和乙肝母婴传播

阻断母婴传播是消除乙型肝炎病毒（hepatitis B virus，HBV）感染的关键环节，预防艾滋病、梅毒和乙肝母婴传播工作对降低孕产妇和 5 岁以下儿童死亡率，提高出生人口素质，保护妇女儿童健康具有重要意义。我国 2001 年启动预防艾滋病母婴传播试点工作，2010 年起整合开展预防艾滋病、梅毒和乙肝母婴传播工作，各项干预措施逐步得到落实，取得了明显成效。为进一步控制艾滋病、梅毒和乙肝母婴传播，力争率先在儿童中实现"零艾滋"、消除儿童新发感染，国家卫生健康和计划生育委员会自 2015 年起在全国全面开展预防艾滋病、梅毒和乙肝母婴传播工作，要求结合孕产期保健与儿童保健服务，为所有孕产妇及所生儿童提供全面、整合的预防艾滋病、梅毒和乙肝母婴传播服务。服务内容包括：

1. 健康教育及健康促进　各级卫生部门应当开展形式多样的健康教育活动和知识宣传。各级医疗卫生机构应当结合婚前保健、孕前保健、孕产期保健、青少年保健、性病防治、社区卫生服务等常规医疗保健服务开展预防艾滋病、梅毒和乙肝母婴传播的大众健康教育和咨询指导，提高育龄妇女及其家庭，特别是孕产妇对预防母婴传播的认知，促进健康行为。

2. 孕产妇检测与咨询服务　各级医疗卫生机构应当主动提供艾滋病、梅毒和乙肝检测与咨询，尽早明确其感染状况。在孕早期或初次产前检查时，告知预防母婴传播及相关检测的信息，提供适宜、规范的检测，依据检测结果提供检测后咨询。对临产时才寻求助产服务的孕产妇，也应及时提供检测与咨询。

3. 感染孕产妇及所生儿童的保健服务　各级医疗卫生机构应当对感染孕产妇实行首诊负责，将其纳入高危管理，遵循保密原则，提供高质量的保健服务。除常规孕产期保健外，还要提供安全性行为指导、感染症状和体征监测、营养支持、心理支持、性伴告知与检测等服务。给予感染孕产妇安全助产服务，提倡自然分娩，实施普遍性防护措施，减少分娩过程中疾病的传播。帮助产妇及其家人制订适宜的生育计划，落实避孕措施、促进安全套使用，减少非意愿妊娠和疾病传播。为感染孕产妇所生儿童提供常规保健与随访服务，强化生长发育监测、喂养指导、疾病综合管理、感染症状和体征监测等服务。

4. 预防母婴传播干预服务

（1）预防艾滋病母婴传播干预服务：一旦发现艾滋病感染孕产妇，应当及时为其提供免费抗病毒治疗，不具备抗病毒治疗能力的各级医疗卫生机构都应当为其提供转介服务，并做好转介过程的信息交流。在用药前和用药过程中，特别在用药初期以及孕晚期，要进行 CD_4^+T 淋巴细胞计数、病毒载量和其他相关检测，以评估感染状况及监测用药。在用药前和用药期间要持续给予用药依从性的咨询指导。

儿童出生后，及时提供免费抗病毒用药；给予科学的婴儿喂养指导，提倡人工喂养，避免母乳喂养，杜绝混合喂养；进行感染状况监测，提供艾滋病感染早期诊断检测和抗体检测服务；必要时进行转介。

（2）预防梅毒母婴传播干预服务：各级医疗卫生机构应当对孕早期发现的梅毒感染孕产妇（包括既往感染者）在孕早期及孕晚期进行规范的青霉素治疗；对孕中、晚期以及临产发现的梅毒感染孕产妇，也要及时给予治疗。在治疗过程中要定期进行随访和疗效评价，对复发或再感染者应追加治疗。

所生儿童出生时即进行梅毒感染相关检测（如非梅毒螺旋体抗原血清学定量检测等），及时发现先天梅毒患儿。根据需要，为所生儿童实施预防性青霉素治疗。对出生时明确诊断的先天梅毒儿童及时给予规范治疗，并上报先天梅毒感染信息；对出生时不能明确诊断先天梅毒的儿童，应定期检测和随访，以及时诊断或排除先天梅毒；对随访过程中诊断的先天梅毒儿童及时给予规范治疗并上报先天梅毒感染信息。在没有条件或无法进行先天梅毒诊断、治疗的情况下应及时进行转诊。

（3）预防乙肝母婴传播干预服务：各级医疗卫生机构应当为乙肝感染孕产妇提供必要的实验室检测和辅助检查，密切监测肝功能情况，给予专科指导。必要时给予转介服务。对乙肝感染孕产妇所生儿童，按要求及时注射乙肝免疫球蛋白，按照国家免疫程序接种乙肝疫苗。

2019 年中华医学会感染病学分会基于中国国情和多学科合作，结合患者意愿，制定了循证的 HBV 母婴传播防治指南，为预防乙肝母婴传播的临床实践提供了各项推荐意见。

5．感染孕产妇及所生儿童综合关怀与支持 医疗卫生机构、社区及其他相关组织应当根据自身服务的特点和能力，通过多种形式或渠道，为艾滋病、梅毒和乙肝感染孕产妇、儿童及其家庭，提供预防母婴传播的相关咨询指导、心理支持、综合关怀及转介等医疗保健综合服务。

（七）高龄孕妇的孕期保健

1．仔细询问孕前病史 重点询问是否患有糖尿病、慢性高血压、肥胖、肾及心脏疾病等，询问既往生育史；本次妊娠是否为辅助生殖治疗受孕；2 次妊娠的间隔时间；明确并记录高危因素。

2．评估并告知高龄孕妇的妊娠风险 包括流产、胎儿染色体异常、胎儿畸形、妊娠期高血压疾病、GDM、胎儿生长受限、早产和死胎等。

3． 规范补充叶酸或含叶酸的复合维生素；及时规范补充钙剂和铁剂，根据情况可考虑适当增加剂量。

4．高龄孕妇是产前筛查和产前诊断的重点人群 重点检查项目包括：①妊娠 11 ～ 13^{+6} 周应行早孕期超声筛查：胎儿 NT、有无鼻骨缺如、NTD 等。②预产期年龄在 35 ～ 39 岁而且单纯年龄为高危因素，签署知情同意书可先行 NIPT 进行胎儿染色体非整倍体异常的筛查；预产期年龄 ≥ 40 岁的孕妇，建议绒毛穿刺取样术或羊膜腔穿刺术，进行胎儿染色体核型分析和（或）染色体微阵列分析（chromosomal microarray analysis，CMA）。③妊娠 20 ～ 24 周，行胎儿系统超声筛查和子宫颈长度测量。④重视 GDM 筛查、妊娠期高血压疾病和胎儿生长受限的诊断。

5． 年龄 ≥ 40 岁的孕妇，应加强胎儿监护，妊娠 40 周前适时终止妊娠。

三、分娩期保健

分娩期保健是指从临产开始到胎儿胎盘娩出期间的各种保健和处理。妊娠 28 周以后，胎儿及其附属物从临产发动至从母体全部娩出的过程，称为"分娩"。

（一）分娩期母体生理和心理的特点

1．子宫 分娩期子宫下段逐渐伸展拉长，可达 7 ～ 10 cm。当宫缩时，子宫下段被动扩张。由于子宫肌纤维的缩复作用，子宫上段肌壁越来越厚，而下段肌壁被牵拉越来越薄，在子宫上下段之间形成一环状隆起，为生理性缩复环。当胎先露下降受阻，子宫收缩过强，子宫体部肌肉增厚变短，子宫下段肌肉变薄拉长，在两者间形成环状凹陷，称为病理性缩复环。随着子宫下段的高度扩张，不仅分娩受阻，也易发生子宫破裂。子宫破裂一般都发生在子宫下段，是导致母婴死亡的重要产时并发症。

2．循环系统 在妊娠末期，心脏容量约增加 10%，心排出量在孕 32 ～ 34 周达到高峰。分娩期第一产程，每当子宫收缩时，约有 500 ml 血液增加到周围血循环内，使回心血量增加，心脏负荷明显加重。在第二产程，产妇随子宫收缩用力向下屏气，肺循环压力增高，腹压增大，内脏血液涌向心脏，腹肌和骨骼肌的收缩使外周阻力增加，产妇的心搏量和心排出量增加，为心脏负荷最重的阶段。第三产程胎儿娩出后，腹内压降低，子宫收缩，血液暂时淤滞在内脏血管，回心血量骤减。胎盘排出后，胎盘血循环中断，大量血液又回到血循环中，全身血流动力学急剧变化，心脏负担加重，心功能不全者易诱发心衰。

宫缩时子宫壁血管、脐带及胎盘受到挤压，胎儿出现暂时性缺氧，迷走神经兴奋，胎心减慢。宫缩停止 15 s 胎心可恢复正常，但若较长时间不能恢复正常胎心率，则提示胎儿宫内窘迫，因此必要时需缩短第二产程。

3．呼吸系统 产程中，母亲的氧耗量增加，约等于孕末期的两倍。多表现为浅表、快速呼吸，每分钟呼吸次数增加。若采用快而深的呼吸，可出现过度通气，血中 CO_2 急剧排出，引起一过性脑血管痉挛，导致脑出血。

4．消化系统 分娩期胃肠平滑肌处于低张力状态，胃的排空时间延长，结肠蠕动减弱，排空推迟。

5．泌尿系统 分娩期产程进展时，胎头下降挤压膀胱，可致尿液淤滞、排尿困难。

6．心理应激 分娩期产妇处于巨大的身心应激状态，处于恐惧和焦虑中。紧张和焦虑可引起体内儿茶酚胺分泌的增加，导致子宫收缩乏力，产程延长，增加产后出血的可能。心理应激还可经交感神经影响子宫的血液供应，从而使胎儿的供氧减少。

（二）分娩期保健

分娩期应当对孕产妇的健康情况进行全面了解和动态评估，加强对孕产妇与胎儿的全产程监护，积极预防和处理分娩期并发症，及时诊治妊娠合并症。高危孕妇应提前入院。2021 年我国住院分娩率已达 99.9%。

1．全面了解孕产妇情况

（1）接诊时详细询问孕期情况、既往史和生育史，进行全面体格检查。

（2）进行胎位、胎先露、胎心率、骨盆检查，了解宫缩、宫口开大及胎先露下降情况。

（3）辅助检查。

1）全面了解孕期各项辅助检查结果。

2）基本检查项目：血常规、尿常规、凝血功能。孕期未进行血型、肝肾功能、乙肝表面抗原、梅毒血清学检测者，应进行相应检查。

3）建议检查项目：孕期未进行 HIV 检测者，入院后应进行检测，并根据病情需要适当增加其他检查项目。

（4）快速评估孕妇健康、胎儿生长发育及宫内安危情况；筛查有无妊娠合并症与并发症，以及胎儿有无宫内窘迫；综合判断是否存在影响阴道分娩的因素；接诊的医疗保健机构根据职责及服务能力，判断能否承担相应处理与抢救，及时决定是否转诊。

（5）及早识别和诊治妊娠合并症及并发症，加强对高危产妇的监护，密切监护产妇生命体征，及时诊治妊娠合并症，必要时转诊或会诊。

2．胎儿情况评估

（1）确定胎龄：确定孕妇系早产、足月产或过期妊娠，避免医源性早产。

（2）评价胎儿生长：根据绘制的妊娠图或通过宫高、腹围、超声检查了解胎儿发育情况；估测胎儿体重。

（3）胎动计数：是评估胎儿宫内情况最简便有效的方法之一。

（4）胎心监测：是观察胎儿安危极重要的指标。可通过听诊器或胎儿监护仪监测。

（5）胎儿生物物理监测：利用胎儿电子监护仪和 H 型超声联合评估胎儿宫内缺氧和胎儿酸中毒情况。可根据检测结果，制定处理原则。

3．进行保健指导

（1）产程中应当以产妇及胎儿为中心，提供全程生理及心理支持、陪伴分娩等人性化服务。

（2）鼓励阴道分娩，减少不必要的人为干预。开展导乐分娩，"导乐"是希腊语"Doula"的音译，原意为"女性照顾女性"。在产妇分娩的全过程中，由一位富有爱心，态度和蔼，善解人意，精通妇产科知识的女性始终陪伴在产妇身边，这位陪伴女性即为"导乐"；同时倡导提供分娩镇痛等人性化服务，减轻产妇分娩恐惧和疼痛，树立阴道分娩的信心，提高阴道分娩率。

4．对孕产妇和胎婴儿进行全产程监护。

（1）及时识别和处理难产。

1）严密观察产程进展，正确绘制和应用产程图，尽早发现产程异常并及时处理。无处理难产条件的医疗保健机构应当及时予以转诊。

2）在胎儿娩出前严格掌握缩宫素应用指征，并正确使用。

3）正确掌握剖宫产医学指征，严格限制非医学指征的剖宫产术。

（2）积极预防产后出血。

1）对有产后出血危险因素的孕妇，应当做好防治产后出血的准备，必要时及早转诊。

2）胎儿娩出后应当立即使用缩宫素，并准确测量出血量。

3）正确、积极处理胎盘娩出，仔细检查胎盘、胎膜、产道，严密观察子宫收缩情况。

4）产妇需在分娩室内观察 2 h，由专人监测生命体征、宫缩及阴道出血情况。

5）发生产后出血时，应当及时查找原因并进行处理，严格执行产后出血的抢救常规及流程。若无处理能力，应当及时会诊或转诊。

（3）积极预防产褥感染。

1）助产过程中须严格无菌操作。进行产包、产妇外阴、接生者手和手臂、新生儿脐带的消毒。

2）对有可能发生产褥感染的产妇要合理应用抗生素，做好产褥期卫生指导。

（4）积极预防新生儿窒息。

1）产程中密切监护胎儿，及时发现胎儿窘迫，及时处理。

2）胎头娩出后及时清理呼吸道。

3）及早发现新生儿窒息，并及时复苏。

4）所有助产人员及新生儿科医生，均应当熟练掌握新生儿窒息复苏技术，每次助产均须有 1 名经过新生儿窒息复苏培训的人员在场。

5）新生儿窒息复苏器械应当完备，并处于功能状态。

（5）积极预防产道裂伤和新生儿产伤。

1）正确掌握手术助产的指征，规范实施助产技术。

2）认真检查软产道，及早发现损伤，及时修补。

3）对新生儿认真查体，及早发现产伤，及时处理。

四、产褥期保健

产褥期（puerperium）指产妇从胎盘娩出至全身各器官（乳腺除外）逐渐恢复到未孕状态的一段时期，一般需时 6 ~ 8 周。

（一）产褥期妇女的生理特点

1．生殖器官的生理特点

（1）子宫：分娩结束后子宫体积缩小并逐渐恢复至未孕状态的过程称为"子宫复旧"，包括宫体纤维缩复与子宫内膜再生。产后由阴道排出的血液、坏死蜕膜、上皮及黏液等，统称为"恶露"。产褥期最初 3 ~ 4 天内恶露含血较多，色红，称为"血性恶露"；以后血渐减少，呈褐色，称为"浆液性恶露"；产后 10 天左右，因含多量白细胞及黏液而呈黄白色，称为"白色恶露"，可持续数周。产后第 3 周左右，除胎盘附着部外，宫腔表面均由新生的内膜覆盖。胎盘附着部全部修复约需至产后 6 周。

（2）宫颈：宫颈内口及外形完全恢复成原来的形状一般需要 7～10 天。因阴道分娩时宫颈外口发生轻度裂伤，多在 3 点及 9 点处，因而初产妇的宫颈外口由原来的未产型（圆形）改变为经产型（横裂型）。

（3）阴道及外阴：分娩后阴道壁松弛，黏膜皱襞因过度伸展而减少甚至消失。产褥期内，阴道逐渐缩窄，张力逐渐恢复，阴道黏膜皱襞约在产后 3 周重新出现。产后 2～3 天外阴水肿自行消退，阴道侧切或撕裂缝合的伤口一般在产后 3～5 天愈合。

（4）盆底组织：盆底肌肉及筋膜因分娩过度扩张而弹性减弱，肌纤维部分断裂。产后若能开展适当锻炼，盆底肌肉张力可恢复或接近孕前状态。如果产褥期过早劳动负重，或盆底组织损伤严重时，可能导致阴道壁膨出，甚至发生子宫脱垂。

2．乳房　胎盘娩出后，母体雌、孕激素水平迅速下降。婴儿吸吮乳头、乳晕刺激腺垂体和神经垂体释放的催乳素和催产素均有利于乳汁的合成和分泌。

3．血液及循环系统　由于产后胎盘循环停止及子宫复旧，大量血液进入体循环，加上妊娠期潴留的组织间液回流，产后 3 天内血容量增加 15%～25%，因而在产后 3 天内，尤其是产后 24 h 内，心脏病产妇极易发生心力衰竭。

产褥早期血液仍处于高凝状态，虽有利于减少产后出血，但也容易形成静脉栓塞，应注意尽早下床活动和适当运动。分娩时白细胞增高，多在 1 周左右恢复正常。红细胞计数及血红蛋白逐渐增高，红细胞沉降率于产后 3～4 周恢复正常。

4．呼吸和消化系统　分娩后由于腹压降低、膈肌下降，妊娠期的胸式呼吸改变为胸腹式呼吸。由于胃肠肌张力及蠕动力减弱，产后腹直肌及盆底肌肉组织松弛，产妇易出现食欲不佳、肠胀气、便秘等症状，但在产后 1～2 周可恢复正常。

5．泌尿系统　妊娠期体内潴留的水需要经肾排出，在产褥期早期尿量明显增多，但阴道分娩的产妇由于分娩过程中膀胱受压致黏膜充血、水肿，加上会阴伤口疼痛，产妇容易产生排尿困难，发生尿潴留和泌尿系统感染。

6．内分泌系统　胎盘娩出后，雌激素和孕激素水平急剧下降，于产后 1 周达到非孕时水平。垂体、甲状腺、肾上腺在产褥期内逐渐恢复至孕前状态。垂体催乳素的下降程度与是否哺乳有关。不哺乳的产妇一般在产后 6～8 周月经复潮，平均在产后 10 周左右恢复排卵。而哺乳产妇一般在产后 4～6 个月恢复排卵，月经复潮延迟，有的产妇在哺乳期间月经一直不恢复，因而哺乳期妇女有在恢复月经之前受孕的可能。

（二）产褥期产妇的心理特点

分娩结束后，产妇需要扮演新的多重社会角色，包括母亲、妻子、儿媳等。生理与心理的转变，使产妇对各种生物、心理、社会因素的敏感性提高。新生儿的健康状况、居住环境、经济状况、个人的能力及社会习俗等都可能对产妇的心理健康产生影响。尤其是产后 2 周内，产妇会经历获得孩子的兴奋状态到分娩后体能消耗、压力加重、疲劳和睡眠时间减少导致的抑郁过程，如果此阶段能够给予产妇足够的关怀，则产妇能作出适应性调整，顺利度过该时期。如果抑郁加重，则可能导致精神疾病。

产褥期精神障碍又称"产后精神障碍（postnatal psychological disturbances）"。产后内分泌的变化是产后精神障碍发生的生物学基础。雌、孕激素在产后急剧减少，催乳素呈高分泌状态，既往有产后精神障碍史、不良妊娠分娩史；本次有妊娠合并症或并发症、既往有脑电异常史；有精神障碍潜在的遗传因素；社交能力不良及不成熟人格等都与其发病有关。婴儿的出生造成的压力也是危险因素；婚姻关系紧张、夫妻分离、家庭不和睦、生活困难、缺少社会支持、童年不良经历等均是重要诱因。按照严重程度可分为产后郁闷（maternity blues）、产后抑郁症（postpartum depression）和产后精神病（postpartum psychosis）。

（三）产褥期保健

1. 住院期间保健

（1）产妇保健

1）正常分娩的产妇至少住院观察 24 h，及时发现产后出血。

2）加强对孕产期合并症和并发症的产后病情监测。

3）创造良好的休养环境，加强营养、心理及卫生指导，注意产妇心理健康。

4）做好婴儿喂养及营养指导，提供母乳喂养的条件，进行母乳喂养知识和技能、产褥期保健、新生儿保健及产后避孕指导。

5）产妇出院时，进行全面健康评估，对有合并症及并发症者，应当转交产妇住地的医疗保健机构继续实施高危管理。

（2）新生儿保健

1）新生儿出生后 1 h 内，实行早接触、早吸吮、早开奶。

2）对新生儿进行全面体检和胎龄、生长发育评估，及时发现异常，及时处理。做好出生缺陷的诊断与报告。

3）加强对高危新生儿的监护，必要时应当转入有条件的医疗保健机构进行监护及治疗。

4）进行新生儿疾病筛查及预防接种。

5）出院时对新生儿进行全面健康评估。对有高危因素者，应当转交当地医疗保健机构实施高危新生儿管理。

2. 产后访视 产后 3 ~ 7 天、28 天分别进行家庭访视 1 次，如出现母婴异常情况，应当适当增加访视次数或指导及时就医。

（1）产妇访视

1）了解产妇分娩情况、孕产期有无异常以及诊治过程。

2）询问一般情况，观察精神状态、面色和恶露情况。

3）监测体温、血压、脉搏，检查子宫复旧、伤口愈合及乳房有无异常。

4）提供喂养、营养、心理、卫生及避孕方法等指导，关注产后抑郁等心理问题，督促产后 42 天进行母婴健康检查。

（2）新生儿访视

1）了解新生儿出生、喂养等情况。

2）观察精神状态、吸吮、哭声、肤色、脐部、臀部及四肢活动等。

3）听心肺，测量体温、体重和身长。

4）提供新生儿喂养、护理及预防接种等保健指导。

3. 产后 42 天健康检查

（1）产妇

1）了解产褥期基本情况。

2）测量体重、血压，进行盆腔检查，了解子宫复旧及伤口愈合情况。

3）对孕产期有合并症和并发症者，应当进行相关检查，提出诊疗意见。

4）提供喂养、营养、心理、卫生及避孕方法等指导。

（2）婴儿

1）了解婴儿基本情况。

2）测量体重和身长，进行全面体格检查，如发现出生缺陷，应当做好登记、报告与管理。

3）对有高危因素的婴儿，进行相应的检查和处理。

4）提供婴儿喂养和儿童早期发展及口腔保健等方面的指导。

孕产妇妊娠风险评估
与管理工作流程

妊娠风险筛查阳性孕
产妇转诊单

五、妊娠风险评估与管理

我国国家卫生和计划生育委员会于 2017 年发布了《孕产妇妊娠风险评估与管理工作规范》，将孕产妇妊娠风险评估与管理作为孕产期保健的重要组成部分。孕产妇妊娠风险评估与管理是指各级各类医疗机构对怀孕至产后 42 天的妇女进行妊娠相关风险的筛查、评估分级和管理，及时发现、干预影响妊娠的风险因素，防范不良妊娠结局，保障母婴安全。

孕产妇妊娠风险评估包括妊娠风险筛查、妊娠风险评估分级、妊娠风险管理和产后风险评估。

（一）妊娠风险筛查

首诊医疗机构应当对首次建册的孕产妇进行妊娠风险筛查。孕产妇符合筛查表中 1 项及以上情形的即认为筛查阳性。

1．筛查内容　筛查项目分为"必选"和"建议"两类项目。必选项目为对所有孕妇应当询问、检查的基本项目，建议项目由筛查机构根据自身服务水平提供。卫生计生行政部门在制定实施方案时可根据当地实际适当调整必选和建议检查项目。

（1）必选项目：①确定孕周；②询问孕妇基本情况、现病史、既往史、生育史、手术史、药物过敏史、夫妇双方家族史和遗传病史等；③体格检查：测量身高、体重、血压，进行常规体检及妇科检查等；④注意孕妇需要关注的表现特征及病史。

（2）建议项目：血常规、血型、尿常规、血糖测定、心电图检查、肝功能、肾功能，艾滋病、梅毒和乙肝筛查等。

2．筛查结果处理

（1）对于筛查未见异常的孕妇，应当在其《母子健康手册》上标注绿色标识，按照要求进行管理。

（2）对于筛查结果阳性的孕妇，应当在其《母子健康手册》上标注筛查阳性。筛查机构为基层医疗卫生机构的，应当填写《妊娠风险筛查阳性孕产妇转诊单》并告知筛查阳性孕妇在 2 周内至上级医疗机构接受妊娠风险评估，由接诊机构完成风险评估并填写转诊单后，反馈筛查机构。基层医疗卫生机构应当按照国家基本公共卫生服务规范要求，落实后续随访。

（二）妊娠风险评估分级

妊娠风险评估分级原则上应当在开展助产服务的二级以上医疗机构进行。

1．首次评估　对妊娠风险筛查阳性的孕妇，医疗机构应当对照《孕产妇妊娠风险评估表》，进行首次妊娠风险评估。按照风险严重程度分别以"绿（低风险）、黄（一般风险）、橙（较高风险）、红（高风险）、紫（传染病）"5 种颜色进行分级标识。

（1）绿色标识：妊娠风险低。孕妇基本情况良好，未发现妊娠合并症、并发症。

（2）黄色标识：妊娠风险一般。孕妇基本情况存在一定危险因素，或患有孕产期合并症、并发症，但病情较轻且稳定。

（3）橙色标识：妊娠风险较高。孕妇年龄 ≥ 40 岁或 BMI ≥ 28，或患有较严重的妊娠合并症、并发症，对母婴安全有一定威胁。

（4）红色标识：妊娠风险高。孕妇患有严重的妊娠合并症、并发症，继续妊娠可能危及孕妇生命。

（5）紫色标识：孕妇患有传染性疾病。紫色标识孕妇可同时伴有其他颜色的风险标识。

医疗机构应当根据孕产妇妊娠风险评估结果，在《母子健康手册》上标注评估结果和评估日期。对于风险评估分级为"橙色""红色"的孕产妇，医疗机构应当填写《孕产妇妊娠风险评估分级报告单》，在 3 日内将报告单报送辖区妇幼保健机构。如孕产妇妊娠风险分类为红色，应当在 24 h 内报送。

2．动态评估　医疗机构应当结合孕产期保健服务，发现孕产妇健康状况有变化时，立即进行妊娠风险动态评估，根据病情变化及时调整妊娠风险分级和相应管理措施，并在《母子健康手册》上顺序标注评估结果和评估日期。

（三）妊娠风险管理

各级医疗机构应当根据孕妇妊娠风险评估分级情况，对其进行分类管理。要注意信息安全和孕产妇隐私保护。

1．对妊娠风险分级为"绿色"的孕产妇，应当按照《孕产期保健工作规范》以及相关诊疗指南、技术规范，规范提供孕产期保健服务。

2．对妊娠风险分级为"黄色"的孕产妇，应当建议其在二级以上医疗机构接受孕产期保健和住院分娩。如有异常，应当尽快转诊到三级医疗机构。

3．对妊娠风险分级为"橙色""红色"和"紫色"的孕产妇，医疗机构应当将其作为重点人群纳入高危孕产妇专案管理，合理调配资源，保证专人专案、全程管理、动态监管、集中救治，确保做到"发现一例、登记一例、报告一例、管理一例、救治一例"。对妊娠风险分级为"橙色"和"红色"的孕产妇，要及时向辖区妇幼保健机构报送相关信息，并尽快与上级危重孕产妇救治中心共同研究制订个性化管理方案、诊疗方案和应急预案。

（1）对妊娠风险分级为"橙色"的孕产妇，应当建议其在县级及以上危重孕产妇救治中心接受孕产期保健服务，有条件的原则上应当在三级医疗机构住院分娩。

（2）对妊娠风险分级为"红色"的孕产妇，应当建议其尽快到三级医疗机构接受评估以明确是否适宜继续妊娠。如适宜继续妊娠，应当建议其在县级及以上危重孕产妇救治中心接受孕产期保健服务，原则上应当在三级医疗机构住院分娩。

对于患有可能危及生命的疾病而不宜继续妊娠的孕产妇，应当由副主任以上任职资格的医师进行评估和确诊，告知本人继续妊娠风险，提出科学严谨的医学建议。

（3）对妊娠风险分级为"紫色"的孕产妇，应当按照传染病防治相关要求进行管理，并落实预防艾滋病、梅毒和乙肝母婴传播综合干预措施。

（四）产后风险评估与管理

医疗机构在进行产后访视和产后 42 天健康检查时，应当落实孕产妇健康管理服务规范有关要求，再次对产妇进行风险评估。如发现阳性症状和体征，应当及时进行干预。

六、危重孕产妇和孕产妇死亡评审

（一）危重孕产妇评审

危重孕产妇是指在妊娠、分娩或产后 42 天内，发生威胁生命、濒临死亡的情况，经成功救治继续存活的孕产妇。对于危重孕产妇及时开展评审，有助于各级助产医疗机构发现孕产保健服务的薄弱点，提高危重孕产妇救治能力与水平，不断降低孕产妇死亡率。危重孕产妇评审的开展目的在于提高医务人员对危重孕产妇的早期识别、干预和救治能力；提高各级管理人员对产科质量管理的认识与重视，加大投入与管理力度；总结经验教训，及时发现和解决医疗保健服务过程中存在的问题，推广行之有效的适宜技术和管理经验。

危重孕产妇评审的过程包括回顾分析危重孕产妇医疗服务的全过程，对危重孕产妇就医至出院的主要环节，包括入院、诊断、医疗 / 管理 / 监测、护理 / 监测 / 执行医嘱、出院、转诊等各环节进行深入分析，确定薄弱环节和改善的对策。分析不恰当的医疗服务行为产生的原因，对医疗服务的影响因素，包括医务人员、医疗常规/治疗指南、设备、药物、组织和管理等因素进行分析，提出完善影响服务提供各因素的管理措施。总结经验和教训，总结好的医疗服务经验，推广适宜技术和管理经验；对存在的问题和不足提出改进和干预意见，不断提高抢救能力和水平。

（二）孕产妇死亡评审

孕产妇死亡是指女性在妊娠期至产后42天内，由于任何与妊娠有关的原因所致的死亡，但不包括意外事故死亡。孕产妇死亡率是衡量一个地区卫生综合实力的重要指标，是国际公认的评价医疗卫生综合效果和居民健康水平的指标之一。为了及时发现孕产妇死亡过程中各个环节存在的问题，对孕产妇的死亡原因进行客观分析，寻找并确定孕产妇死因，有针对性地制定干预措施，提高孕产妇管理和产科质量是降低孕产妇死亡率的必要途径。孕产妇死亡评审，是对孕产妇死亡过程中所涉及的各因素、各环节进行客观的分析，以明确孕产妇死亡原因。WHO提出从3个环节——个人/家庭，居民团体/医疗保健系统，社会部门；4个方面——知识/技能、态度、资源、管理对每一例孕产妇死亡进行评审。利用死亡孕产妇评审的十二格法，客观、科学地分析孕产妇死亡全过程，明确死亡诊断，找出孕产保健和产科处理上的薄弱环节，提出合理的改进意见及对策（表4-2）。同时，对孕产妇死亡的全过程分析，经常可基于"孕产妇死亡原因的3个延误"理论确定孕产妇死亡原因：①就诊延误，指决定就医的延误；②交通延误，指到达卫生机构的时间延误，例如距离医院太远、交通不便等；③诊治延误，指在医疗机构中接受治疗的时间延误，例如低估病情导致误诊、治疗不及时或无效治疗、团队无法处理危重疾病、未能及时转诊等。

表4-2 死亡孕产妇评审的十二格法

项目	知识/技能	态度	资源	管理
个人/家庭				
居民团体/医疗保健系统				
社会部门				

参照孕产妇死亡评审的分类，孕产妇死亡分为可以避免、创造条件可以避免及不可避免3个大类。Ⅰ类，可以避免的死亡：根据临床医学诊疗常规或孕产妇保健管理规范，有明显处理不当和（或）不规范管理而造成的死亡。Ⅱ类，创造条件可以避免的死亡：在临床医学诊疗或孕产妇保健管理中存在不足而发生的死亡。Ⅲ类，不可避免的死亡：根据目前临床医学诊疗水平和孕产妇保健管理规范无法避免的死亡。

（蒋 泓）

第三节 围绝经期及绝经后妇女保健

随着我国经济发展和人口老龄化的加速，围绝经期人口数量逐年增加，绝经相关疾病已逐渐成为影响广大中老年女性健康的主要问题，迫切需要通过科学的保健措施帮助妇女顺利度过绝经期，预防相关疾病，提高生活质量。中国妇女发展纲要2021—2030中提出建立完善妇女全生命周期健康管理模式，针对不同时期妇女的健康需求，提供全方位健康管理服务。

绝经（menopause）是指妇女一生中最后一次月经，表示卵巢功能衰退，生殖功能终止，是一个渐进的过程。绝经是妇女生命进程中必然发生的生理过程，是一个平常事件。月经终止是最明显的标志。绝大多数妇女绝经年龄在 45 ～ 55 岁，平均 49.5 岁。围绝经期（perimenopause）指妇女 40 岁以后从出现与绝经有关的内分泌、生物学改变和临床特征起至最后一次月经后 12 个月的时期。其相关概念还有以绝经为标志分为绝经前期（premenopause）和绝经后期（postmenopause），前者指最后月经前的整个生育阶段，后者指从最后月经直至生命终止的阶段。绝经过渡期（menopause transition）是指妇女开始出现卵巢功能衰退的征兆，即从临床上或血中激素水平最早出现绝经的趋势开始到最后一次月经的阶段。多数妇女的绝经过渡期开始于 40 岁以后，平均 45 岁左右，持续 1 ～ 10 年，平均 4 ～ 5 年。

一、围绝经期及绝经期后的生理与心理特点

围绝经期是妇女从生育功能旺盛走向衰退必然经历的生理过渡时期，此期最突出的表现是绝经，卵泡明显减少并逐渐耗竭，从而引起生殖器官、心血管系统、神经系统及内分泌代谢等一系列变化和症状。

（一）月经改变

月经失调是绝经过渡期的显著标志。在围绝经期，由于卵巢的衰老，卵泡数目不可逆地减少，与此同时，卵泡对促性腺激素敏感性降低，卵泡发育缓慢或不充分，这一时期可出现排卵而黄体功能不足；随着卵巢储备功能的继续下降，卵巢内环境发生改变，从而阻碍卵泡的发育而无排卵，同时加快剩余卵泡的闭锁，临床上可表现为月经稀发或功能失调性子宫出血。当卵巢内残留的卵泡对促性腺激素不产生反应，卵泡的活动即停止，临床上表现为月经停止即绝经。

（二）内分泌改变

由于卵巢功能减退，卵巢激素分泌减少及排卵功能障碍，孕激素相对不足直至完全缺乏。早期 FSH 分泌增高，LH 仍可保持在正常水平，因为 LH 更易被类固醇负反馈作用所抑制。绝经后卵巢功能基本停止，卵泡发育停止，雌激素、孕激素对下丘脑与垂体的周期性反馈作用消失，FSH 进一步升高，可达育龄妇女的 10 ～ 20 倍，此时 LH 也升高，可达育龄妇女的 3 ～ 5 倍，FSH/LH 升高。由于体内自身稳定功能对下丘脑－垂体－卵巢轴的调节作用，FSH 可重新降至正常水平。因此，有些妇女在经过数次高促性腺激素水平的无排卵周期后，还可能再出现不规则的排卵性周期，且仍有可能受孕，应当采取避孕措施。育龄妇女体内雌激素主要是卵巢优势卵泡和黄体分泌的雌二醇（estradiol，E_2），而绝经妇女体内雌激素以雌酮（estrone，E_1）为主，主要来源于肾上腺皮质雄烯二酮（androstenedione，ASD）在脂肪、肌肉、肝及骨骼等组织的外周转化，与体重呈正相关，肥胖者转化率较高，无周期性改变。因此，WHO 专家组建议以 E_1 反映绝经后妇女体内雌激素状况。

（三）生殖器官萎缩与第二性征的变化

随着卵巢功能逐渐衰退，卵巢体积减小，质地变硬，表面光滑。由于雌激素水平下降，子宫体变小，内膜变薄，宫颈开始萎缩，腺体分泌减少；阴道缩短变窄，褶皱减少，阴道黏膜变薄，弹性降低；阴毛脱落，外阴皮肤干燥；乳房退化，下泌尿道黏膜萎缩，肌肉功能减退，可出现张力性尿失禁。

（四）血管舒缩性症状及围绝经期症候群

在围绝经期，自主神经功能失调可能出现阵发性潮红（hot flush）、潮热、多汗、心悸、

眩晕、头痛及血压波动等血管舒缩功能失调表现。

（五）代谢变化

雌激素通过与破骨细胞发生作用，具有促使骨中钙沉积从而延缓骨质丢失的作用。低雌激素使骨钙流失增加，骨密度降低，易引起骨质疏松甚至骨折。低雌激素使低密度脂蛋白增加，而高密度脂蛋白水平降低，从而增加心脑血管疾病风险。低雌激素使糖代谢功能下降，易于体重增加、体态发胖、诱发糖尿病等。

（六）心理特点

由于雌激素水平下降、大脑皮质抑制能力减弱、兴奋过程不稳定等因素，围绝经期妇女易出现负性情绪，如抑郁、焦虑、偏执、易怒、注意力不集中、情绪波动大、敏感多疑、自我封闭、自责感、失眠、记忆力下降、耳鸣眼花等症状。围绝经期生理功能与心理功能互相作用，使性心理发生很大的变化，可产生性淡漠、性厌烦、性心理损伤。这些性心理变化与传统的性意识思想有关，或与围绝经期妇女身体状况不佳、情绪不愉快有关，个人的文化意识和自身修养也是导致围绝经期心理改变的重要因素。

二、绝经相关的主要健康问题与保健措施

（一）绝期相关的主要健康问题

1. 围绝经期综合征 围绝经期综合征（perimenopausal syndrome）是指妇女绝经前后由于卵巢功能逐渐衰竭，雌激素波动或减少引起的自主神经调节功能紊乱及心理症状的症候群，突出表现为潮红、潮热、多汗、心悸、眩晕、耳鸣及血压波动等，伴有情绪波动，易激动或焦虑等，记忆力减退也常见。其症状的出现及严重程度还与社会心理因素有关，存在明显的个体差异，15% ～ 20% 症状严重并影响正常生活和工作，需要治疗。

2. 功能失调性子宫出血 功能失调性子宫出血（dysfunctional uterine bleeding，DUB）简称功血，是指下丘脑 - 垂体 - 卵巢轴调节功能失调而出现的子宫异常出血，而非生殖系统或全身性疾病所致。绝经期功血是由于卵巢对垂体促性腺激素反应性低下，卵泡发育障碍而不能排卵所致。

3. 泌尿生殖系统萎缩性疾病 绝经妇女生殖器官逐渐萎缩，子宫缩小，宫颈黏液分泌减少，外阴大、小阴唇皮下脂肪减少，皮肤变薄，弹性减弱，外阴干燥，阴道缩短变窄，可引起性交困难。由于阴道上皮变薄且糖原含量减少，使乳酸杆菌作用下生成的乳酸减少，阴道 pH 上升，变为中性或弱碱性，局部生理防御功能及抵抗力下降，致病菌容易入侵繁殖引起老年性阴道炎。

绝经后期，由于雌激素缺乏，盆底肌肉和筋膜失去弹性及张力而变得松弛，可发生子宫脱垂、膀胱膨出及直肠膨出、压力性尿失禁等。表现为下腹坠胀、腰酸、排尿困难或稍活动腹压增加即有尿液不自主流出等，给生活带来不便。

4. 绝经后骨质疏松症 骨质疏松症（osteoporosis，OP）是一种以低骨量和骨组织细微结构退行性改变并导致骨脆性增加，易于发生骨折为特征的全身性骨骼疾病。它是影响中老年人群生活质量和病死率的重要原因。绝经后妇女骨质疏松症的发病是同龄男性的 6 倍。研究发现，饮食习惯可影响骨密度，高糖低钙饮食、吸烟、口服类固醇激素及缺乏运动等是诱发骨质疏松症的重要因素。

绝经后骨质疏松症（postmenopausal osteoporosis，PMO）一般发生于绝经后 5 ～ 10 年内，最常见发生在椎体，出现压缩性骨折而驼背。家族史、绝经、年龄增加、多产次、低体重、缺

乏锻炼、糖尿病及长期使用糖皮质激素等是骨质疏松的高危因素。

5. 绝经妇女性问题　围绝经期及绝经后期是妇女卵巢衰老的过程，但并非表明妇女的性要求与性反应能力终止，其仍具有享受性生活乐趣的能力，身体健康、感情融洽的夫妇可维持到 80 岁以上。一般而言，健康且一贯保持性生活者，性欲衰减较慢，如长期性戒断，则使双方难以保持性功能。适度的性生活有利于老年人保持身心健康，消除孤独、自卑感，减缓全身各系统器官功能的衰老速度，延年益寿。

（二）围绝经期及绝经后妇女的保健措施

随着人均期望寿命的延长，女性处于绝经及绝经后期的时间占到整个人生的 1/3 以上。由于卵巢功能减退，雌激素水平降低，易发生围绝经期综合征、功能失调性子宫出血、老年性阴道炎及泌尿系统疾病等，也是宫颈癌、子宫内膜癌及卵巢癌等女性生殖器官恶性肿瘤的高发时期。因此，须落实预防保健措施，有效促进绝经妇女身心健康，改善并提高生命质量。

1. 加强绝经相关知识的健康教育宣传　宣传绝经期生理、心理及社会适应特点，正确认识绝经是自然事件，认真落实保健措施。合理安排生活，培养良好的饮食习惯，坚持适当运动，维持合理体重，保证充足睡眠，注意心理平衡及情绪管理，培养健康的娱乐嗜好及人际交往，保持个人卫生，提高妇女自我保健意识和能力。

2. 绝经期妇女营养保健措施　随着年龄增长，基础代谢率逐渐下降，绝经期女性能量供应适当降低，要以碳水化合物作为主要能量来源，既不能缺少，但也不能过多，以免体重快速增加。主食中增加五谷杂粮量，供给适量的优质蛋白质，多选用鱼类、奶类、豆类及豆制品，适量食用蛋类、禽畜肉类等，避免食用动物性脂肪和内脏，选用植物油烹调。应多吃新鲜蔬菜、水果。特别强调，绝经期女性应重视钙的摄入，以减缓骨质疏松症的发生。

3. 定期进行体格检查　妇女体格检查包括全身及生殖系统疾病检查，感觉器官结构与功能、心脑血管疾病、糖尿病及骨质疏松等慢性疾病，乳腺癌、妇女生殖系统三大恶性肿瘤（包括宫颈癌、子宫内膜癌及卵巢癌）等筛查，做到疾病的早发现、早诊断及早治疗。

4. 骨质疏松的防治措施　应包括：①提高峰值骨量可大大减少 PMO 风险，是预防骨质疏松的最佳措施，而女性最快速的骨量获得时机是青春期，因此首先应促进女性青春期骨量增加。②培养良好的生活习惯，保持适当的 BMI，喝牛奶，不吸烟不酗酒，坚持户外活动，适当日照。③饮食疗法补钙是根据人体生理对钙的需求，通过食物补充钙元素和维生素 D，牛奶和大豆及其制品利于人体吸收钙，虾皮、扇贝等海产品也是含钙较高的食物，是较好的补钙食物。乳糖和氨基酸如赖氨酸、色氨酸、精氨酸等利于钙的吸收，而粮食中植酸较多、蔬菜中草酸和膳食纤维较多及高磷膳食会降低钙的吸收，高脂膳食可延长钙与肠黏膜接触时间，促进钙吸收，但过多的脂肪可使脂肪酸与钙形成脂肪酸钙，也干扰钙的吸收，应注意各类食品的膳食搭配。必要时补充钙制剂，绝经妇女每天需要钙 1000 ~ 1500 mg。④合理使用抑制骨吸收和增加骨量药物。⑤小剂量雌激素治疗。⑥防止跌倒，避免外伤。

5. 激素替代治疗的临床应用　激素替代疗法（hormone replacement therapy，HRT）是指当机体缺乏性激素并由此引发健康问题时，补充外源性具有性激素活性的药物，以防治与性激素不足有关的健康问题或疾病而采用的临床医疗措施。应在有适应证（需要用）而无禁忌证（可以用）的情况下应用。绝经早期应用受益更大。

在使用时应根据个体健康情况和期望，权衡利弊。建议：①对于身体无雌孕激素禁忌证及乳腺癌高危因素，主要表现为绝经相关症状、泌尿生殖道萎缩症状及骨质疏松症者应将 HRT 作为首选。采用雌孕激素联合疗法，切除子宫者可单纯雌激素疗法。②对于无 HRT 适应证者，不推荐将 HRT 作为心血管疾病、老年痴呆等预防性使用。③近期有活动性静脉血栓栓塞性疾病（vein thrombo-embolia，VTE）患者、乳腺癌等性激素依赖性恶性肿瘤患者应禁用 HRT。

如既往有 VTE 病史或 VTE 高危因素者需要使用 HRT，可考虑减少剂量、采用经皮途径给药。④子宫肌瘤、子宫内膜异位症、糖尿病、高血压、系统性红斑狼疮及乳腺癌家族史等患者应用 HRT 的影响尚无明确定论，需慎重使用。但已有 RCT 和系统评价显示，单用雌激素达 7 年不会增加乳腺癌发病风险，而雌孕激素联合治疗可能增加风险，但这种风险的概率 < 1/1000，属罕见事件，远低于吸烟、饮酒或绝经后体重增加等导致的乳腺癌风险增加。

在激素替代疗法的临床医疗决策中，应详细全面了解绝经妇女的健康状况，充分评估采用 HRT 的适应证与禁忌证，原则上给予个性化的最低有效剂量，定期随访，应坚持规范化原则，规律用药，避免长期不间断用药。科学、合理地应用 HRT，以获得最大健康利益，承受最小的风险。

应该强调 HRT 只是解决绝经妇女某些健康问题的措施之一，应通过鼓励妇女改善生活方式、合理膳食及适量运动等达到预防疾病、提高生活质量、降低心脑血管疾病死亡率及总死亡率的目的。

（蒋　泓）

第四节　生育调节及流产后保健

生育调节是通过人工的方法（包括通过使用甾体激素类避孕方法、放置宫内节育器或皮下埋植、使用男性或女性屏障避孕方法、外科手术等）或根据人体体内的激素变化所导致的一系列生理变化征象来调节人的生育功能，达到避孕或计划受孕的目的。

生育调节有着双重目的。恰当选用各类生育调节技术，现代人能够根据自己的需求和健康状况，在考虑生育时有计划地生育，在不打算生育时可以有效地避孕，以确保其生殖健康。生育调节尽管与计划生育相关，但两者各有不同的侧重点。生育调节更注重各种技术及其服务的开发和利用。

一、生育调节

生育调节的方法有很多，分类方法也有很多种。

按照其避孕效果维持的时间长短分类，大致分为长效（一次使用避孕效果可长达 1 个月以上）避孕方法和短效（一次使用避孕效果维持时间短于或相当于 1 个月经周期）避孕方法；也可按照避孕效果（在通常情况下，100 名妇女使用一年内非意愿妊娠率的高低）分为高效避孕方法（使用第一年非意愿妊娠率 ≤ 1%）和非高效避孕方法，其中使用第一年内非意愿妊娠率 2% ~ 9% 称为有效避孕方法，非意愿妊娠率 > 9% 称为效果较差的避孕方法（表 4-3）。

表4-3　常见避孕方法使用第一年非意愿妊娠率

避孕方法			使用第一年非意愿妊娠率 [人/(百妇女·年)]	
高效避孕方法	长效避孕方法	短效避孕方法	完美使用	一般使用
	含铜宫内节育器		0.6	0.8
	皮下埋植剂		0.05	0.05
	女性绝育术		0.5	0.5
	男性绝育术		0.1	0.15

续表

避孕方法			使用第一年非意愿妊娠率［人/（百妇女·年）］	
高效避孕方法 · 长效避孕方法		短效避孕方法	完美使用	一般使用
	单纯孕激素避孕针		0.3	3
	复方雌-孕激素避孕针		0.05	3
	复方阴道环		0.3	8
		复方口服避孕药	0.3	8
		复方透皮贴剂	0.3	8
非高效避孕方法		男用避孕套	2	15
		女用避孕套	5	21
		外用避孕药（膜剂、栓剂、凝胶）	18	29
		安全期法*	5	25
		体外排精法	4	27

数据来源：世界卫生组织《避孕方法选用的医学标准（第4版）》

* 安全期法：指在月经周期波动在 26～32 天的女性在月经第 8～19 天避免性交实现避孕的方法。

下面按避孕方法的大类进行简单的介绍。

（一）甾体激素类避孕方法

甾体激素类避孕方法（hormonal contraceptive methods）包括一系列由外源性、人工合成的低剂量甾体激素（雌激素和孕激素或单纯孕激素）制剂组成的避孕方法，通过口服、注射或缓慢释放等方式，抑制排卵、干扰内膜生长、使宫颈黏液变得稠厚，多环节协同发挥避孕作用，避孕效果在99%左右；而且可逆，停用后可以迅速恢复正常的生育能力。

甾体激素避孕方法除了高效可逆的避孕效果外，还有其他的健康益处，该类方法可以降低卵巢癌和子宫内膜癌的发生概率，有助于女性调整月经、减少痛经，改善皮肤光洁度等，但无预防性传播性感染/疾病的作用。甾体激素避孕方法有口服、注射或缓慢释放等方式。口服药包括短效药、长效药、紧急避孕药（与前两者不同在于紧急避孕药不属于常规避孕方法）。注射针剂包括每月、每2月、每3月注射一次的注射制剂，有复方雌孕合剂，也有单孕制剂。缓慢释放制剂是将一定量的雌孕激素或单孕激素存放在硅胶棒（如皮下埋植）或管腔（如阴道避孕药环）或节育器纵臂缓慢释放装置中，置入体内后每天恒定释放低剂量的激素，如同每日服药，视制剂不同维持避孕效果时间长短有所不同。甾体激素避孕方法最常用的甾体激素方法为口服复方短效避孕药（combined oral contraceptives，COC）。一般为"21+7"的服药方式，即首次服用从月经第一天开始，连续服用21天，接着7天服用不含活性药物的提醒片，或停药7天，待第8天开始服用下一周期的药物。漏服3天以上需要采取补救措施。

甾体激素避孕方法使用时可能会有不良反应，大多不严重，不会影响健康。单纯孕激素避孕方法（如皮下埋植、长效单孕避孕针）使用后可能出现点滴出血。

（二）宫内避孕

宫内避孕（intrauterine contraception，IUC）是我国育龄妇女中使用比例最高的一类避孕方法，属于最常用的长效可逆的避孕方法。其包括宫内节育器和宫内避孕系统。宫内节育器是指置入子宫腔内的小型器具，通过改变宫内环境，影响受精卵着床，起到避孕作用。宫内避孕系统在前者的基础上，同时释放甾体激素避孕药物。

目前使用的节育器都是活性宫内节育器，即在节育器塑料或金属支架上或内腔加有铜（铜段、铜丝或铜套），以增强抗生育作用；或加有药物，如吲哚美辛以减少放置早期不良反应，或在节育器纵臂上加有缓慢释放装置，释放单纯孕激素，以增强避孕作用。

宫内节育器具有长效、高效、可逆等特点。一次置入，可以避孕5年以上，甚至10～20年。活性节育器避孕效果高达99%，取出后可以很快恢复生育能力。但无预防性传播性感染/疾病的作用。放置和取出必须在有资质的医疗机构进行。

放置后可能有月经改变。主要表现为月经量增多（取决于节育器结构和类型）、出血期延长。随着节育器的更新换代，目前使用活性宫内节育器对象发生带器妊娠和节育器脱落的概率明显降低。其不仅适用于完成生育计划的对象，同样适用于尚未生育或间隔生育，但需要避孕较长时间的对象。

（三）屏障避孕方法

屏障避孕方法（barrier methods）包括物理屏障和化学屏障，属于短效的避孕方法，每次性生活都要使用。通过物理阻隔或化学制剂，阻挡精子进入阴道或进入子宫腔，影响精卵结合，从而起到避孕作用。

物理屏障以男用阴茎套（或称避孕套、安全套）为常见，同时也有女用阴道套，但使用者相对较少。化学屏障是化学杀精制剂（壬苯醇醚、苯扎氯铵等），有些需要在置入阴道深部后溶解（如避孕栓、避孕药膜、避孕药片等），有些是已经溶解好的（如避孕胶冻）。

物理屏障避孕方法的避孕效果可达85%～95%，但强调必须每次性生活都要坚持正确使用，不得持有侥幸心理。化学屏障方法避孕效果较差，在规范使用下，使用一年避孕效果也仅75%～80%，是现有常用避孕方法中避孕效果最差的。

物理屏障方法有预防性传播性感染/疾病的作用，故称为安全套；但化学屏障方法不仅没有预防性病的作用，甚至还有可能增加感染，所以性病高发人群不宜选用。

（四）易受孕期知晓法

易受孕期知晓法（fertility awareness methods）包括一系列方法，通过观察女性月经周期中由于性激素的周期变化所致一些生理征象，间接判断排卵过程，识别易受孕期和不易受孕期。对于需要避免怀孕的性伴侣需要实行周期性禁欲或避免阴道性交，而对于准备怀孕的对象，可以有意识地选择易受孕期性交，以提高受孕概率。

根据识别易受孕期的不同方法，可分为日程推算法（WHO在此基础上改良为"标准日法"）、宫颈黏液观察法（WHO改良为"二日法"）、基础体温测量法和症状-体温法等。其中日程推算的基本原则包括以下3方面：①女性的排卵期发生在下次月经来潮前14天左右。②男性精子可以在女性阴道深部、宫颈隐窝维持受精能力3～5天。③女性卵子排出后存活12～24 h。

运用以上原则的前提是女性具有规则的月经周期。该方法不需要使用任何具体的避孕药物或器具，又不需任何的医疗手段，也就无任何可能的不良反应。经济实惠，需要性伴双方互相配合。严格按照使用规则进行周期性避免阴道性交，避孕效果可达80%以上，但需使用者经过适当的培训和自己经验积累的阶段。临床上使用失败大多由于未严格规范使用。月经周期不规则或处于特殊生理阶段（如青春早期、产后哺乳期、围绝经期），会增加使用的困难。单纯推算安全期，避孕效率极为有限，因为女性的月经周期会受很多因素影响，建议结合其他的生理征象进行判断。

（五）男女绝育

男性绝育是通过外科手术切断或阻塞阴囊内的输精管，而女性绝育则是切断或阻塞输卵管，起到避孕作用。尽管现在临床上能实施输精（卵）管吻合术，但复通后复孕概率因人而异，所以仍属于长效永久避孕方法。男女绝育避孕效果可达 99% 以上，但均无预防性传播性感染 / 疾病的作用。适用于已经完成生育计划或因男、女任何一方自身健康原因不宜妊娠的夫妇。应在接受医务人员专业咨询后充分知情、慎重选择。一般需要住院施术。

（六）紧急避孕

紧急避孕（emergency contraception）指在一个月经周期中偶然因无保护性交（包括未使用任何避孕措施或避孕方法使用失误）而采取的短效补救措施。常采用在无保护性交后 72 ～ 120 h 口服药物和放置含铜的宫内节育器。

1. 可以在以下情况下使用紧急避孕措施 包括：①性交时未使用任何避孕措施。②避孕措施失败或使用不当，如避孕套破裂、滑脱或使用不当；安全期推算错误、易受孕期禁欲失败。体外排精失控，如阴道内或阴道口射精。外用杀精剂起效前性交或性交时间超过 30 min。发觉宫内节育器脱落。复方短效口服避孕药漏服 3 片以上。③遭受性暴力伤害，疑有精液射入阴道。

2. 紧急避孕 属于性交后短效补救措施，强调适宜使用的时限，使用越早，效果越好。与常规避孕的复方口服避孕药相比，紧急避孕药激素含量大、避孕有效率低（仅有 75% ～ 80%），因此不能替代常规的避孕方法，也不能作为流产手段。除非放置宫内节育器，紧急避孕药物对服用后的性交没有避孕保护作用。为此紧急避孕药物不推荐短期内反复使用，需尽快转换为使用常规的避孕方法。

（七）不同人群避孕方法的选择

各种避孕方法都有利有弊，只有最适合自己的才是最好的。

1. 避孕方法知情选择 育龄群众（服务对象）在服务提供者的咨询指导下，学习了解各种避孕方法相关信息（包括优缺点、具体的使用方法和注意事项、可能发生的不良反应和并发症及其对健康的影响、供给方式、价格等），结合自身和性伴的健康状况、喜好和避孕需求，知情、自主选择一种适宜自己又符合医学的避孕方法，并将其落实到位，最大限度地发挥其避孕效用。这就是避孕方法的知情选择。

知情权和选择权是计划生育服务对象拥有的生殖权利中非常基本的两项权利。在知情选择的过程中，服务对象是服务的主体，也是其自身情况的"专家"，相对于对象，服务提供者是避孕方法的专家，所以，避孕方法咨询指导是两个专家在共同工作，将自己所知晓的信息与对方分享，且围绕服务对象的需求，并由服务对象自身最终做出适宜的避孕决定。

2. 已经完成生育计划的对象的避孕选择

（1）特点：在选择避孕方法时更多地关注避孕效果，希望是高效、长效、安全的，必要时兼顾双重保护的作用。当然，随着年龄的增长，自身患有的慢性疾病可能禁忌使用某些避孕方法。一般而言，这些对象可以首选长效稳定的避孕措施，也可以两种方法同时使用。

（2）适宜的避孕选择：宫内避孕方法、男女绝育、激素类避孕方法（口服短效避孕药、皮下埋植、长效避孕针等）、避孕套、外用杀精剂。

（3）相对不适宜的避孕选择：安全期推算、体外排精。

3. 未完成生育计划的对象的避孕选择

（1）特点：除具有已完成生育计划对象的基本需求外，还需考虑该避孕方法是否可逆，且停用后生育力恢复的难易程度。由于这些对象在性和避孕方面的经验有限，希望选择的避孕方法获得容易，使用简单，且最好具有双重保护的作用。强调使用者年龄和婚姻状况不是选用任何避孕方法的适应证或禁忌证。

（2）适宜的避孕选择：避孕套、短效口服避孕药、宫内节育器、皮下埋植、外用杀精剂等。

（3）相对不适宜的避孕选择：安全期推算、体外排精、长效避孕药。

（4）绝对禁忌的避孕选择：男性绝育和女性绝育。

二、流产后保健

人工流产是发生非意愿妊娠后，通过手术或药物，人工、非自然地终止妊娠。根据我国计划生育技术服务规范，可以人工终止停经 27 周以内的妊娠，其中≤孕 13 周属于早期人流，孕 14～27 周属于中期人流，一般称为中期妊娠引产。人工流产不是避孕手段，而是避孕失败后的补救措施。妊娠周数越大，人工终止所致的健康风险越大。多次重复人工流产、不安全的流产严重影响女性生育能力和身心健康。

在我国，人工流产属于合法的手术，绝大多数流产手术都是在正规的医疗机构实施。而很多统计数据和调查研究发现我国人工流产一直处于高发水平，占有相当大的比例的流产对象在受孕周期未使用任何避孕措施，或未按要求规范使用避孕措施，而且重复流产比例高。

流产后保健（post-abortion care，PAC）是以流产妇女及其性伴侣为主要服务对象展开的系列保健服务，包括在社区和医疗服务机构开展宣传倡导和外展服务，提高受众预防非意愿妊娠和不安全流产的意识；同时为流产妇女及其性伴侣提供个性化的咨询指导，发现并满足其在情感上、生理上和其他方面的健康需求，诊治流产（特别是不安全流产、不全流产）所致的威胁生命的并发症，提供避孕和计划生育服务以满足预防非意愿妊娠和延长生育间隔的需求，并扩展到生殖保健及其他的健康服务。

我国的流产后保健着重在流产后避孕及计划生育服务，同时也根据对象流产状况，提供针对性的流产并发症防治和其他生殖保健服务。2018 年底国家卫生健康委员会妇幼司出台了《人工流产后避孕服务规范》（2018 版），其主要目的是推进预防为主、避孕为主服务落实，指导接受人工流产的妇女即时落实高效避孕措施，减少重复流产，保障女性健康和生育能力，促进母婴安全。

（一）流产后避孕节育服务

流产后及时提供避孕节育服务是有效降低重复流产，提高避孕有效率的重要手段，也是流产后保健服务中至关重要的一环。

1．根据《人工流产后避孕服务规范》（2018 版），流产后避孕服务的目的

（1）提高服务对象及其配偶（伴侣）预防非意愿妊娠的意识和能力。

（2）提高服务对象流产后即时和半年内长效、可逆、高效避孕措施落实率，避免非意愿妊娠。

（3）降低服务对象流产后 1 年内重复流产率，保护生育能力，保护妇女健康。

（4）促进有计划的妊娠。

2．流产后避孕服务的内容与方式　流产后避孕服务涉及术前初诊、手术当日和术后随访等环节，服务内容包括宣传教育、一对一咨询、指导人工流产后即时落实高效避孕措施等服务。其中，术前初诊、术后首次随访提供的 2 次一对一咨询服务最为重要。

3．一对一咨询　在实施人工流产术之前，与服务对象一同分析意外怀孕的原因及存在的高风险因素，澄清避孕节育的误区，有针对性地向对象提供人工流产、避孕节育相关知识和咨询指导，指导服务对象在接受人工流产术之前，在充分知情的基础上，对人工流产后期望采用的避孕措施自主作出选择，重点指导服务对象落实高效避孕方法。对于有生育计划的服务对象，提供计划妊娠知识和相应的咨询指导。

手术后，在对象离院前及后续随访过程中，不断强化前期的指导效果，确保避孕措施落实到位并有效使用。鼓励使用长效避孕方法。对服务对象自行使用的避孕方法，给予科学指导。对于口服避孕药、避孕套等避孕效果受服务对象使用行为影响较大的方法，强调必须坚持和正确使用。告知国家免费提供宫内节育器、皮下埋植剂、长效避孕针、复方短效口服避孕药、避孕套、外用避孕药等计划生育药具及获取渠道。

（二）流产并发症防治

人工流产术中及术后可能会发生一些并发症，特别是在短期内反复流产，以及接受不安全流产的人群中。

1. 人流并发症　各类并发症的症状体征严重程度取决于人工终止时的孕周和终止方式。轻则人流不全、药流不全，重则术中或术后近期多量出血、感染，脏器损伤（包括子宫及邻近脏器穿孔、损伤等）。术后也可能发生月经失调、不孕不育、再次妊娠时胎盘前置或粘连、产前或产后出血等。当然，对受术对象而言，手术的并发症还可能是心理上和情感上的。

2. 流产并发症的防治

（1）通过有效使用各种避孕措施，减少非意愿妊娠的发生，避免短期内反复妊娠、反复终止。

（2）一旦发现怀孕，无论是否为计划怀孕，如果不打算保留至足月，都应尽早在有资质正规的医疗机构实施流产手术，避免不安全流产的发生。

（3）医疗机构在实施流产手术时应严格按照临床技术常规和操作规范，包括完善术前检查、规范操作流程、遵守无菌原则、强化术后保健。

（4）发生并发症时，医务人员应遵循诊疗规范，及时、规范给予治疗。同时要反思并发症发生的原因，找出改进的方法，为类似情形制定预案，避免严重并发症的再次发生。

（三）流产后生殖保健服务

针对流产对象的需求，提供后续的生殖保健服务，包括流产后性生活恢复和再次妊娠的相关指导，性传播性疾病和生殖道感染的防治，必要时跟踪随访。

（胡晓宇）

第五节　生殖道感染的防治与安全性行为

生殖道感染（reproductive tract infection，RTI）是影响女性生殖健康最常见的生殖道疾病，但并非女性独有，男女均可能感染患病，很多女性还是由其男性性伴传染的。

女性生殖道感染的危害较男性更为明显。由于女性生殖道生理脆弱，很容易被细菌、病毒、支原体等感染。除了生殖道本身受到影响外，还会引起一系列的并发症。反复的生殖道感染，会导致生殖器肿瘤、月经疾患、不孕不育、妊娠疾病、产科疾病等，影响女性的生殖健康。同时因为有些感染有较强的传染性，也可通过性活动、共用物品（如浴巾、脸盆等）传染给家人，包括孩子，影响家庭的和睦及社会的安定。由于感染部位的独特性，生殖道感染常属于女性的"难言之隐"，长期感染不愈对其情感和心理会带来极大的压力。

安全性行为是基于无保护的性行为可能产生的不良结果（如意外怀孕、性传播性感染）而强调性行为的安全，也就是是通过采取适宜的保护措施，避免性伴双方发生这些不良后果。在当今社会日益开放的形势下，初次性行为的低龄化、多个性伴、滥交、吸毒等，导致性传播性疾病如艾滋病、生殖道感染的高发。

一、生殖道感染的定义

生殖道感染是指正常存在于生殖道的微生物过度生长，或通过性接触或医疗操作等，外源性的病原微生物由体外进入体内的生殖器官而导致的一系列感染性疾病。根据其传播途径，可以分为性传播性感染（sexually transmitted infection，STI）、内源性感染（endogenous infection）和医源性感染（iatrogenic infection）（表4-4）。

（一）性传播性感染

通过性接触传播病原微生物进入尿道、阴道、口腔或直肠等性接触部位。病原体包括细菌（如淋球菌）、病毒［如人乳头瘤病毒（human papillomavirus，HPV）、HIV］和其他微生物（如沙眼衣原体、梅毒螺旋体、阴道毛滴虫等）。性传播性感染的风险与个人的行为、其性伴侣的行为以及在这个地区该种感染流行程度有关。有些感染后短期内会出现明显的感染症状，但也有些感染后会有很长的一段时间没有明显的自觉症状，导致推迟治疗，并扩大了传染的可能。如果有定期筛查（包括生殖器检查、分泌物培养、血液检查等）可以及早发现感染征象。有些感染后血液抗体检测阴性，有可能是感染后的"窗口期"，需要过一段时间重复检测。有些感染暂无有效的根治方式，如HIV感染的艾滋病，其结果则是致死性的。尽管男女性都可能发生性传播性感染，女性生殖道特殊解剖结构及女性在性关系中的相对被动弱势地位，都可能使得女性生殖道感染发生概率高于男性。

（二）内源性感染

内源性感染指女性阴道内正常微生物的过度生长，是生殖道感染的最常见原因。包括外阴阴道感染、假丝酵母菌性外阴阴道炎（俗称霉菌性阴道炎）、细菌性阴道病和老年性阴道病等。这些感染是可治愈的，但如不及时进行规则治疗，感染症状体征会迁延，导致更严重的后果。

（三）医源性感染

医源性感染通过医疗实践过程中传播，在医疗操作过程（如放置宫内节育器、人工流产、诊断性刮宫、分娩等）中，医务人员未严格执行无菌操作原则，使用消毒不全或被污染的医疗器械，将病原体带入生殖道，或将下生殖道原有的病原体通过进入宫腔的操作，危及上生殖道，引发宫颈、宫腔、输卵管和盆腔感染。

在上述三类生殖道感染中，性传播性感染是最多见的，也是危害最大的，疾病负担最大。而且一种未治愈的生殖道感染状态，会增加其他种类的感染概率。如梅毒未治愈，会增加HIV感染的可能（表4-4）。

表4-4 生殖道感染来源与传播方式

类别	来源	传播方式	常见疾病
内源性感染	阴道正常微生物	过度繁殖	假丝酵母菌性外阴阴道炎、细菌性阴道病
性传播性感染	性伴已有感染	性接触	淋病，沙眼衣原体感染，梅毒，生殖器疱疹，尖锐湿疣，软下疳，HIV感染/AIDS
医源性感染	体内或体外	妇科医疗过程，妇科手术，计划生育手术，分娩或产后等	各种手术后感染，孕期感染、产后感染

二、生殖道感染的防治与安全性行为

绝大多数的生殖道感染是可以预防，也可以治愈的，关键在于培养良好的个人卫生习惯，采用安全的性行为，合理利用医疗保健服务，严格规范并按照诊疗技术常规进行医疗操作。

（一）一级预防

加强宣传教育，提高健康素养，防患于未然是一级预防措施。

1．预防性传播性感染／疾病　最主要的是建立安全的性意识和性行为，包括推迟初次性行为的年龄，减少非意愿的性行为；减少同时期及一生的性伴侣个数，性伴之间彼此忠诚；推广使用双重保护措施（男性或女性屏障避孕方法，如安全套）；为自己和性伴的性行为做出适宜的决定，拒绝不安全的性行为。

2．预防内源性感染　平时注意个人卫生和经期卫生，无论男女都应每日用温水清洗外阴，更换内衣裤，并尽量在阳光下曝晒；女性经期使用合格的经期用品，并及时更换；在医生指导下正确使用阴道内药物，不随意使用阴道冲洗（包括清洁剂、消毒剂、中药制剂等各类洗剂）；提高对生殖保健的认识，改善就医行为，在医生指导下使用抗生素，尽量避免长期使用。

3．预防医源性感染　医院的医务人员应注意手卫生，临床操作中，特别是进入宫腔的操作，应严格遵守无菌操作的原则和临床操作常规。医疗器械应按规定进行消毒灭菌，不使用超过灭菌有效期的器械。全面提高服务质量和服务技能，进宫腔手术前做好生殖道感染评估，提供安全流产，杜绝不安全流产。按照规定对诊疗环境和医疗废物进行处理。

（二）二级预防

识别并处理已有的生殖道感染是二级预防措施。

1．无症状感染的筛查　包括对孕妇在孕期的筛查，如梅毒血清学试验、乙肝表面抗原的血清学检测、淋球菌检查、沙眼衣原体检查、HIV 感染的检查、宫颈癌筛查等，也包括育龄期和育龄期后的妇女定期进行常规的妇女常见病筛查时的生殖道感染筛查。

2．有症状感染的管理　育龄群众应具备良好的健康素养，学会识别生殖道感染常见的症状和体征（表 4-5），在合适的医疗机构寻求有效的诊治，包括及时的诊断、足量全程使用药物、治疗期间禁止性活动，保护性伴免受感染，必要时性伴同诊同治，尊重并保护患者的隐私。

表4-5　性传播性感染常见的症状和体征

症状和体征	可能原因
阴茎分泌物——脓性，清亮或黄绿色点滴状	常见：沙眼衣原体感染、淋病 有时：阴道滴虫病
阴道分泌物异常或性交痛	沙眼衣原体感染，淋病，盆腔炎
排尿时烧灼感或疼痛	沙眼衣原体感染，淋病，疱疹
下腹痛或性交痛	沙眼衣原体感染，淋病，盆腔炎
睾丸肿胀和（或）疼痛	沙眼衣原体感染，淋病
生殖器瘙痒或刺痛	常见：阴道滴虫病 有时：疱疹
生殖器、肛门及其周边部位，或口腔水疱或溃疡	疱疹，梅毒，软下疳
生殖器、肛门或周边部位疣	人类乳头状病毒感染
宫颈分泌物异常——颜色、黏稠度、数量、气味	最常见：细菌性阴道病，假丝酵母菌感染 常见：阴道滴虫病 有时：沙眼衣原体感染，淋病

（三）三级预防

减少生殖道感染的并发症，包括感染性流产的处理，警惕和处理异位妊娠，不育症的处置，宫颈癌筛查。

（胡晓宇）

第六节　妇女常见病防治

妇女常见病防治一直受到国际社会的广泛关注，从公共卫生和预防医学角度，妇女常见病防治策略主要包括：开展健康教育和预防性疫苗接种的一级预防，为阻止或延缓疾病发生而采取早发现、早诊断、早治疗措施的二级预防，在疾病临床期为防止伤残、促进功能恢复、延长寿命、降低死亡率而采取对症治疗和康复治疗的三级预防。妇女常见病筛查是有效的二级预防举措。妇女常见病主要包括生殖系统疾病和乳房疾病。

一、妇女常见病筛查管理

妇女常见病筛查是妇女保健的重要工作内容，通过有效、简便、经济的检查措施，对无症状的适龄妇女定期实施的生殖器官和乳房常见病专项普查，通过早期发现、早期诊断和早期治疗各种妇女常见病，尤其是早期识别癌前病变和恶性肿瘤并进行治疗，提高妇女生殖健康，最终目的是降低女性特有疾病的发病率和死亡率。

（一）我国妇女常见病筛查的历史、现状和发展

我国从 20 世纪 50 年代起就开展了妇女病普查普治，历经 70 余年，目前我国妇女常见病筛查网络已逐渐健全，筛查的技术手段有了突飞猛进的发展，危害妇女健康的疾病谱发生了较大变化。然而在新的历史时期，妇女常见病的筛查仍然面临着一些挑战，例如基础卫生医疗条件的薄弱性制约了妇女常见病筛查的开展。

（二）妇女常见病筛查的组织和实施

1．工作模式　目前主要有以下几种类型：

（1）政府主导，多部门合作，发挥新农合作用。

（2）妇联组织，妇幼保健专业机构实施，政府财政提供经费支持。

（3）以项目管理作为运作模式。

2．工作内容　包括医学检查、医学建议、健康教育与咨询、阳性病例的初诊或转诊、随访、信息管理。

3．筛查对象和筛查时间　自愿接受妇女常见病筛查的适龄女性，重点为 35 ~ 64 岁妇女。建议每位妇女每 1 ~ 3 年进行一次妇女常见病筛查。

4．筛查项目

（1）基本筛查项目包括：妇科检查、阴道分泌物常规化验、宫颈细胞学涂片检查、宫颈醋酸染色肉眼观察（visual inspection with cervical acetic acid，VIA）及复方碘染色肉眼观察、盆腔超声检查、乳房视诊触诊检查、乳腺超声。

（2）推荐筛查项目包括：宫颈液基细胞学检查、HPV 检测、乳腺钼靶检查。根据各地政府不同的经济状况和发展特点，筛查项目的选择有所不同。

5．从事筛查的医疗技术人员要求　应获得《医师资格证书》进行执业注册并获得相应专

业资格证书。具有从事本专业的理论知识、临床工作经验及与筛查任务相适应的服务技能。应定期接受妇女常见病筛查相关知识和管理要求的培训。

6．筛查机构要求　开展妇女常见病筛查工作的机构应当取得《医疗机构执业许可证》，得到卫生行政部门审核批准。在执业登记的诊疗科目中须同时设置有妇产科、检验科、病理科、医学影像（超声诊断专业）和外科（乳腺外科专业）。配备与服务范围和能力相适应的人员、设施、设备和物品。具有妇女常见病筛查相关工作制度、技术标准和预防医源性感染的措施。获得妇女常见病筛查资质的各级医疗保健机构在提供筛查服务过程中应开展多种形式的健康教育和咨询。对筛查结果可疑或异常者做好追踪随访管理，并做好信息管理和上报工作。

7．筛查管理　各级妇幼保健机构受本辖区卫生行政部门委托，负责妇女常见病筛查的技术管理工作，制定相关管理制度和筛查工作流程，开展专业人员的技术指导、培训与考核。定期对各级各类医疗保健机构的妇女常见病筛查工作进行技术指导、质量控制和评价。负责信息资料的收集、上报和分析。开发制作健康教育材料，有计划地组织开展健康教育活动。

二、妇女常见良性疾病的防治

妇女常见良性疾病包括外阴疾病、阴道疾病、子宫疾病、输卵管疾病、卵巢疾病和乳房疾病。其致病因素比较复杂，如发现治疗不及时或治疗不当，就可能加重病变，甚至导致生命危险。

（一）女性外阴阴道常见良性疾病的防治

外阴阴道与尿道、肛门毗邻，局部潮湿，易受污染；生育期妇女性活动较频繁，且外阴阴道是分娩、宫腔操作的必经之道，容易受到损伤及外界病原体的感染；绝经后妇女及婴幼儿雌激素水平低，局部抵抗力下降，也易发生感染。

女性外阴阴道常见良性疾病包括外阴炎、前庭大腺炎症、滴虫阴道炎、外阴阴道假丝酵母菌病、细菌性阴道病、萎缩性阴道炎。外阴及阴道炎症是妇科最常见疾病，各年龄组均可发病。

1．外阴炎　外阴易受经血、阴道分泌物刺激，若患者不注意清洁，或粪瘘患者受到粪便污染刺激、尿瘘患者受到尿液长期浸渍等，均可引起非特异性炎症反应。长期穿紧身化纤内裤或经期长时间使用卫生用品所导致的物理化学刺激，如皮肤黏膜摩擦、局部潮湿、透气性差等，亦可引起非特异性外阴炎。临床表现为外阴皮肤黏膜有瘙痒、疼痛、烧灼感，于活动、性交、排尿及排便时加重。治疗原则为消除病因，保持外阴局部清洁、干燥，对症治疗。

2．前庭大腺炎症　由病原体侵入前庭大腺所致，可分为前庭大腺炎、前庭大腺脓肿和前庭大腺囊肿。生育期妇女多见，幼女及绝经后期妇女少见。急性炎症期主要表现为局部肿胀、疼痛等。治疗主要是抗感染，若形成前庭大腺脓肿，需及时行切开引流术。前庭大腺囊肿可观察或行造口术。

3．滴虫阴道炎　由阴道毛滴虫引起的常见阴道炎症，也是常见的性传播疾病。经性交直接传播是其主要传播方式，也可经公共浴池、浴盆、浴巾、游泳池、坐式便器、衣物、污染的器械及敷料等间接传播。主要症状为阴道分泌物异常及外阴瘙痒，分泌物典型特点为稀薄脓性、泡沫状、有异味。治疗多采用口服抗滴虫药物，性伴侣需同时治疗，并告知患者及性伴侣治愈前应避免无保护性行为。由于滴虫阴道炎患者再感染率很高，最初感染3个月内需要追踪、复查。为避免重复感染，对密切接触的用品如内裤、毛巾等建议高温消毒。

4．外阴阴道假丝酵母菌病　曾称念珠菌性阴道炎，病原体为假丝酵母菌，属机会致病菌，主要为内源性传染。国外资料显示，约75%妇女一生中至少患过1次，45%妇女经历过2次或2次以上的发病。10%～20%非孕妇女及30%孕妇阴道中可能有假丝酵母菌寄生，但菌量极少，呈酵母相，并不引起炎症反应。发病的常见诱因有：长期应用广谱抗生素、妊娠、糖尿病、大量应用免疫抑制剂以及接受大量雌激素治疗等，胃肠道假丝酵母菌感染者粪便污染阴道、穿紧身化纤内裤及肥胖使外阴局部温度与湿度增加，也是发病的影响因素。主要症状为外阴阴道瘙痒、灼热痛，阴道分泌物呈豆渣状或凝乳样。确诊依据为阴道分泌物检查发现假丝酵母菌的芽生孢子或假菌丝。治疗选择局部和（或）全身抗真菌药物治疗，以局部用药为主。症状反复发作者，需考虑阴道混合性感染及非白假丝酵母菌病的可能。在治疗结束的 7 ~ 14 日，建议追踪复查。预防措施：消除诱因，及时停用广谱抗生素、雌激素等药物，积极治疗糖尿病。患者应勤换内裤，用过的毛巾等生活用品用开水烫洗。男性伴侣有龟头炎症者，需要进行假丝酵母菌检查及治疗，以预防女性重复感染。男性伴侣包皮过长者，需要每天清洗，建议择期手术。

5．细菌性阴道病 该疾病是阴道内正常菌群失调所致的以带有鱼腥臭味的稀薄阴道分泌物增多为主要表现的混合感染。阴道分泌物中见大量线索细胞。治疗主要采用针对厌氧菌的治疗，首选甲硝唑。促使阴道菌群发生变化的原因仍不清楚，可能与频繁性交、反复阴道灌洗等因素有关。应避免经常阴道冲洗，合理安排性交频率，改掉各种不良卫生习惯以降低患病风险。

6．萎缩性阴道炎 为雌激素水平降低、局部抵抗力下降引起的、以需氧菌感染为主的阴道炎症。常见于自然绝经或人工绝经后的妇女，也可见于产后闭经、接受药物假绝经治疗者。临床表现为阴道分泌物增多、外阴瘙痒等。治疗原则为补充雌激素，增强阴道抵抗力，抑制细菌生长。预防应从改善阴道环境、增强阴道黏膜抵抗力、抑制细菌生长三方面着手。

（二）宫颈常见良性疾病的防治

宫颈常见良性疾病主要是子宫颈炎，包括急性子宫颈炎、慢性子宫颈炎。

1．急性子宫颈炎 可由多种病原体引起，也可由物理因素、化学因素刺激或机械性子宫颈损伤、子宫颈异物伴发感染所致。临床表现为阴道分泌物增多、经间期出血或伴泌尿系统感染等。子宫颈分泌物呈黏液脓性或棉拭子擦拭子宫颈管易诱发出血，分泌物镜检白细胞增多，可初步诊断。治疗主要选择抗生素治疗，包括经验性和针对病原体的抗生素治疗。预防需注意讲究性生活卫生，适当控制性生活频率，避免经期性交。

2．慢性子宫颈炎 可由急性子宫颈炎症迁延而来，也可为病原体持续感染所致，病原体与急性子宫颈炎相似。多数患者无症状，临床可表现为宫颈肥大、宫颈息肉等。对持续存在的慢性子宫颈管黏膜炎应查找原因，对因处理。若子宫颈炎症进一步加重，可导致上行感染，因此对子宫颈炎患者应注意有无上生殖道感染。有症状的慢性子宫颈炎症和子宫颈息肉可采用局部物理治疗。预防建议定期妇科检查，以便及时发现并治疗。及时有效采取避孕措施，以降低人工流产、引产的发生率，减少人为的创伤和细菌感染的机会。

（三）子宫、附件常见疾病的防治

子宫、附件常见良性疾病包括子宫肌瘤、子宫内膜异位性疾病、盆腔炎性疾病、卵巢良性肿瘤等。

1．子宫肌瘤 是女性生殖器最常见的良性肿瘤，常见于 30 ~ 50 岁妇女。临床表现与肌瘤的类型、大小和有无变性相关，最常见的症状是月经改变。超声检查是常用、准确的辅助检查手段。无症状者一般不需治疗，症状轻、近绝经年龄者可采用非手术治疗。手术是最有效的治疗方法，适用于有症状或疑有肉瘤变者。目前确切病因尚未明了，故尚无有效的预防措施。

2．子宫内膜异位性疾病 包括子宫内膜异位症和子宫腺肌病，两者均由具有生长功能的异位子宫内膜所致，临床上常可并存。子宫内膜异位症绝大多数位于盆腔脏器和壁腹膜，以卵巢、宫骶韧带最常见。临床主要症状为下腹痛与痛经、不孕及性交不适。腹腔镜检查是确诊盆腔内异症的标准方法，病理检查阴性不能排除内异症诊断。治疗分为手术治疗和药物治疗，根据患者年龄、症状、分期、病变部位及对生育要求等给予个体化治疗。子宫腺肌病多发生于生育年龄的经产妇，常合并内异症和子宫肌瘤。临床主要症状是月经改变和进行性痛经。目前无根治性的药物，手术是主要的治疗手段。

近年来子宫内膜异位性疾病发病率呈明显上升趋势，生育少、生育晚的妇女发病明显高于生育多、生育早者。预防措施：

（1）经血逆流：月经期尽量避免加重腹压的运动，绝对禁止在经期过性生活，杜绝多个性伙伴。

（2）口服避孕药：可抑制排卵、促使子宫内膜萎缩，降低内异症的发病风险，对有高发家族史、容易带器妊娠者，可以选择。

（3）减少医源性创伤机会：尽量避免多次的宫腔手术操作。月经前禁作输卵管通畅试验，以免将内膜碎屑推入腹腔。宫颈及阴道手术不宜在经前进行，以避免经血中内膜碎片种植于手术创面。月经期间不要做妇科检查，不做或少做人工流产。

（4）预防高危因素：有异位症家族史者应定期做妇科检查，以便及时发现、及早治疗。提倡适时生育。

3. 盆腔炎性疾病 指女性上生殖道的一组感染性疾病，主要包括子宫内膜炎、输卵管炎、输卵管卵巢脓肿、盆腔腹膜炎。轻者无症状或仅有下腹痛、阴道分泌物增多；重者有发热或伴消化和泌尿系统症状。诊断中以妇科检查为最低标准，实验室检查为附加标准，病理或影像学检查为特异标准。治疗手段主要依赖抗生素治疗，必要时手术治疗。

盆腔炎性疾病多发生在性活跃的生育期妇女，初潮前、无性生活和绝经后妇女很少发生盆腔炎性疾病，即使发生也常常是邻近器官炎症的扩散。盆腔炎性疾病若未能得到及时、彻底治疗，可引起不孕、异位妊娠、慢性盆腔痛等后遗症，从而严重影响妇女的生殖健康。

（1）高危因素：①年龄：据美国资料，盆腔炎性疾病的高发年龄为 15～25 岁。②性活动：盆腔炎性疾病多发生在性活跃期妇女，尤其是初次性交年龄小、有多个性伴侣、性交过频以及性伴侣有性传播疾病者。③下生殖道感染：下生殖道感染如淋病奈瑟菌性子宫颈炎、沙眼衣原体性子宫颈炎以及细菌性阴道病与盆腔炎性疾病的发生密切相关。④子宫腔内手术操作后感染：如刮宫术、输卵管通液术、子宫输卵管造影术、宫腔镜检查等。⑤性卫生不良：经期性交，使用不洁月经垫等，均可使病原体侵入而引起炎症。此外，低收入群体不注意性卫生保健，阴道冲洗者盆腔炎性疾病的发生率高。⑥邻近器官炎症直接蔓延：如阑尾炎、腹膜炎等蔓延至盆腔，病原体以大肠埃希菌为主。⑦盆腔炎性疾病再次急性发作：盆腔炎性疾病所致的盆腔广泛粘连、输卵管损伤、输卵管防御能力下降，容易造成再次感染，导致急性发作。

（2）预防措施：①注意性生活卫生，减少性传播疾病。对沙眼衣原体感染高危妇女（如年龄＜25 岁、新的性伙伴、多个性伴侣、性伴侣有性传播疾病、社会地位低）筛查和治疗可减少盆腔炎性疾病发生率。②及时治疗下生殖道感染。③公共卫生教育，提高公众对生殖道感染的认识及预防感染的重要性。④严格掌握妇科手术指征，做好术前准备，术时注意无菌操作，预防感染。⑤及时治疗盆腔炎性疾病，防止后遗症发生。在女性盆腔炎性疾病患者治疗期间应避免无保护性交。

4. 卵巢良性肿瘤 为常见的妇科肿瘤，可发生于任何年龄。组织学类型繁多，不同类型的肿瘤有不同的生物学行为。肿瘤较小时多无症状，常在妇科检查时偶然发现。肿瘤增大时，感腹胀或腹部扪及肿块。常见并发症有：蒂扭转、破裂、感染、恶变。主要应用盆腔超声检查进行筛查。手术是主要治疗手段。预防措施：35 岁以上女性应每年进行一次妇科检查，高危人群更应定期做妇科检查并做 B 超监测和肿瘤标志物检查。尽量少吃油炸、烧烤食品，更不要吃煎炸变黑的食品，日常生活中多吃绿色蔬菜和水果。

（四）乳房常见疾病的防治

随着现代社会工作和生活压力的增大，环境因素、人们饮食生活方式的改变，乳腺的保健也越来越受到重视。常见的乳房良性疾病包括乳腺炎、乳腺囊性增生病、乳房纤维腺瘤等。

1. 乳腺炎 分为急性乳腺炎和慢性乳腺炎。急性乳腺炎一般是细菌感染所致，多见于哺乳期。慢性乳腺炎发病开始即是慢性炎症过程，多因排乳不畅乳汁淤积形成硬结。乳腺炎治疗原则是消除感染、排空乳汁。治疗周期长，而且容易反复发作，如不及时控制，很容易发生脓肿，产生菌血症、败血症。预防措施：①青春期女孩应佩戴合适的乳罩，以防束胸影响乳房发育。②妊娠期应经常用温热水擦洗，清洁乳头，乳头内陷者洗后轻柔按摩提拉。③哺乳期注意乳头清洁，定期哺乳，每次喂乳应将乳汁吸空，防止乳汁淤积。④按时做乳房的自我检查，一般应在月经结束后的 3～5 天或月经来潮开始的 9～11 天进行。

2. 乳腺囊性增生病 亦称乳腺病，是妇女的多发病，常见于中年妇女，与内分泌紊乱、卵巢功能失调等因素有关。临床表现为乳房疼痛，乳房肿块，月经失调，情绪改变等。目前常用的辅助检查方法是超声检查和钼靶摄片。目前缺乏特殊有效的治疗方法，主要是对症治疗，可用中药。要特别注意乳腺癌与本病有同时存在的可能，应嘱患者每隔 3～6 个月复查。预防措施包括：

（1）保持良好的心态。

（2）调整饮食习惯：不吃或少吃高脂肪食品和腌渍、烟熏、油煎、火烤食品。

（3）保持良好的生活习惯：有规律的作息时间，不熬夜，做到劳逸结合。

（4）减少体内雌激素：运动、控制体重对乳房有保护作用。

（5）控制雌激素的摄入：避免滥用避孕药物，少吃激素喂养的家禽、水产品。

（6）妊娠与哺乳：适时妊娠哺乳有利于保护乳腺。

3. 乳房纤维腺瘤 为乳房内最常见的良性肿瘤，多见于青年女性，可能与纤维细胞所含雌激素受体的量或质的异常有关，除肿块外，患者常无明显自觉症状。肿块增长缓慢，边界清晰，表面光滑，在乳房内很容易被推动，但在妊娠和哺乳期可迅速增大，有 5% 左右的恶变率。月经周期对肿块的大小无明显影响。目前手术是最有效的治疗方法，但如果体内的内分泌失调状况未得以纠正，则易复发，微创手术可最大限度减少手术瘢痕。预防措施包括：

（1）爱护乳房，坚持体检。

（2）保持良好的心态和健康的生活节奏。

（3）正确对待乳腺疾病，不可讳疾忌医。

三、妇女常见恶性肿瘤的防治

妇女常见的恶性肿瘤包括子宫颈癌、子宫内膜癌、卵巢癌、乳腺癌等。其中子宫颈癌和乳腺癌是目前威胁广大女性健康最主要的恶性肿瘤，也是妇女常见病筛查的重点。

（一）子宫颈癌筛查与防治

1. 子宫颈癌筛查

（1）筛查起始年龄：美国建议对 21 岁以上有性生活史的女性开始进行宫颈癌筛查，欧洲定为 25 岁以上，WHO 建议在 30 岁或以上的女性中筛查，我国推荐筛查起始年龄在 25～30 岁。发展中国家决定筛查策略的关键因素是可利用资源和期望人群覆盖率。不管使用何种筛查方法，将筛查年龄确定在 30～59 岁，比更大年龄范围的筛查更有效，可降低 30% 浸润癌的发病率。

（2）筛查方法：国内外大量证据表明 HPV 检测筛查灵敏度高、阴性预测值高，客观性和可重复性强。2014年美国首次批准HPV用于一线宫颈癌初筛。我国25～29岁推荐首选细胞学检查，30～64岁可选细胞学检查、HPV检测、HPV和细胞学联合筛查或VIA检查，根据不同的筛查结果决定后续管理。65岁及以上女性若过去10年内每3年一次连续3次细胞学检查无异常或每5年一次连续2次HPV检测阴性，无宫颈上皮内瘤变（cervical intraepithelial neoplasia，CIN）病史，则不需要继续筛查。

（3）筛查流程：子宫颈癌筛查流程主要遵循细胞学检查—阴道镜检查—病理学检查—治疗的步骤。

2. 子宫颈癌防治

（1）子宫颈鳞状上皮内病变（squamous intraepithelial lesion，SIL）是与子宫颈浸润癌密切相关的一组子宫颈病变，常发生于25～35岁妇女。可分为低级别和高级别病变，高级别病变为癌前病变。发病与高危型HPV持续感染密切相关，转化区是子宫颈鳞状上皮内病变及子宫颈癌的好发部位。临床可无特殊症状。偶有阴道排液增多，伴或不伴臭味。也可在性生活或妇科检查后发生接触性出血。检查子宫颈或光滑，或仅见局部红斑、白色上皮，或子宫颈糜烂样表现，未见明显病灶。组织学诊断是确诊和分级的依据。大部分低级别鳞状上皮内病变（low-grade squamous intraepithelial lesion，LSIL）可自然消退，但高级别鳞状上皮内病变（high-grade squamous intraepithelial lesion，HSIL）具有癌变潜能。SIL反映了子宫颈癌发生发展中的连续过程。子宫颈锥切术是治疗高级别病变的主要手段。

（2）子宫颈癌：是最常见的妇科恶性肿瘤，高发年龄为50～55岁。主要组织学类型是鳞癌，腺癌次之。直接蔓延和淋巴转移是子宫颈癌的主要转移途径。接触性出血是外生型子宫颈癌的早期症状。根据国际妇产科联盟（International Federation of Gynecology，FIGO）临床分期选择治疗方法。一般早期采用手术治疗，晚期采用放射治疗。

（3）子宫颈癌及癌前病变的高危因素：①高危型HPV持续感染者；②性传播感染病史；③早婚、早孕、多孕、多产；④过早性生活、多个性伴侣或性伴侣有多性伴；⑤吸烟或吸毒、长期口服避孕药、营养不良、免疫力低下等。

（4）预防措施包括：①开展预防子宫颈癌知识宣教，提高预防性疫苗注射率和筛查率，建立健康的生活方式。②推广HPV预防性疫苗接种（一级预防），通过阻断HPV感染预防子宫颈癌的发生。作为宫颈癌一级预防措施的HPV疫苗目前已在全球130多个国家和地区上市，其中37%国家和地区已经将HPV疫苗纳入国家免疫规划。WHO在2017年5月更新的立场文件中确认宫颈癌和其他HPV相关疾病在全球公共卫生问题中的重要性，并再次建议应将HPV疫苗纳入国家免疫规划。因此提出为预防宫颈癌，建议9～14岁未发生性生活的女性作为主要目标人群，15岁以上的女性或男性为次要目标人群。目前我国将HPV疫苗定为第二类疫苗，于2017年获批上市使用，推荐接种的年龄范围为9～45岁女性，建议最佳年龄为13～15岁女孩。推荐于0/1（或2）和6月分别接种1剂次，共接种3剂。③普及、规范子宫颈癌筛查，早期发现SIL（二级预防）；及时治疗高级别病变，阻断子宫颈浸润癌的发生（三级预防）。

（二）乳腺癌筛查与防治

1. 乳腺癌筛查　英国在20世纪90年代中期实现乳腺癌筛查全国覆盖，50岁以上的女性每3年使用乳腺X线进行筛查。55～69岁乳腺癌患者的死亡率下降了1/3。美国、澳大利亚等国家已将乳腺癌筛查作为一项国民政策并持续开展。多项研究证实，作为二级预防的一个重要措施，乳腺癌普查能够降低乳腺癌死亡率和提高生存率，WHO、国际抗癌联盟（Union for International Cancer Control，UICC）、美国癌症协会（American Cancer Society，ACS）等的评价结果都认为乳腺癌筛查计划是有效的并值得各个国家推行。新加坡是亚洲乳腺癌发病率最高的国家，也是亚洲第一个开展乳腺癌筛查的国家，2002年开始全民基础的乳腺癌筛查，使用乳腺钼靶筛查的方法，目标人群年龄为 50 ～ 65 岁，每两年一次。世界上近年来发表的乳腺癌筛查指南均认为筛查人群适宜年龄在 40 岁以上。从筛查敏感度和卫生经济学角度，B 超初筛 - 可疑病例钼靶检查 - 必要时活检穿刺的筛查模式值得推荐。

2. 乳腺癌防治 乳腺癌是妇女最常见的恶性肿瘤之一，发病率呈上升趋势。在我国一些发达省市，如上海，已经上升为妇女恶性肿瘤的榜首。有乳腺癌高危因素的妇女发生乳腺癌的机会较高，20 岁以后发病率逐渐上升，45 ～ 50 岁较高。乳腺癌可表现为乳房无痛性的单发小肿块，常是患者无意中发现。肿块质地较硬，表面不光滑，与周围正常组织分界不很清楚，在乳房内不易被推动。有时出现乳头溢液，多为血性液体。部分患者有无痛腋下肿块。若累及韧带可使其缩短而致肿瘤表面皮肤凹陷，即"酒窝征"。也可出现乳头内陷，为乳腺癌的较早期征象。如发现有乳腺肿块或乳腺腺体增厚，或乳头溢液，或乳头内陷等应及时就诊，高度怀疑为癌时，可做乳腺超声、钼靶检查或磁共振检查，乳管内窥镜检查和肿块穿刺细胞学检查等，最后确诊常需切除肿块行病理学检查。早期发现的乳腺癌，及时治疗多可获得终生治愈。治疗以手术为主，根据不同病情辅以化疗、放疗、内分泌治疗或靶向治疗。

乳腺癌的发生与遗传因素、内分泌因素、饮食因素、环境因素、病毒因素、社会心理等因素有关。致病因素中有些是无法改变的，如家族史、月经状况等；而相当一部分是可以通过我们有意识的行为改变而避免的，如生育、哺乳、生活饮食习惯、积极治疗相关疾病等。

其预防措施包括：

（1）避免精神刺激，保持情绪稳定，培养良好的心理素质，可以增强机体抗癌能力。

（2）获得足够的阳光，可以使人体取得所需要的维生素 D，而维生素 D 具有预防乳腺癌的作用。

（3）避免接受过多的放射线照射，尤其是在经期、妊娠期等对放射线敏感时期。

（4）提倡哺乳，断奶要缓慢进行。

（5）及时治疗乳房的癌前病变。

（6）适当节制动物脂肪的摄入，少饮酒。

（7）35 岁以上妇女应该定期进行乳房自我检查和乳房超声或 X 线检查。

（8）易发人群要加强自我保护意识，包括有乳腺癌史或家族史者、月经初潮早（12 岁以前）或绝经晚（55 岁以后）者、30 岁以后生第一胎、未曾生育或未婚者、反复多次接受放射线者、常吃高脂肪食物且肥胖者。

（朱丽均）

参考文献

1．中华医学会妇产科学分会产科学组．孕前和孕期保健指南（2018）．中华围产医学杂志，2018，21（3）：145-152．

2．World Health Organization．WHO recommendations on antenatal care for a positive pregnancy experience．Geneva：World Health Organization，2016．

3．US Preventive Services Task Force，Bibbins—Domingo K，Grossman DC，et a1．Folic acid supplementation for the prevention of neural tube defects：an update of the evidence of the US Preventive Services Task Force Recommendation Statement．JAMA，2017，317（2）：1 83-189．

4．WHO．WHO recommendations：intrapartum care for a positive childbirth experience．2018．https：//www．who．int/reproductivehealth/publications/intrapartum-care-guidelines/en/

5．钱序，陶芳标．妇幼卫生概论．北京：人民卫生出版社，2014．

6．World Health Organization Department of Reproductive Health and Research（WHO/RHR）and Johns Hopkins Bloomberg School of Public Health/Center for Communication Programs（CCP），Knowledge for Health Project．Family Planning：A Global Handbook for Providers（2018 update）．Baltimore and Geneva：CCP and WHO，2018．

7．Simms KT，Steinberg J，Caruana M，et al．Impact of scaled up human papilloma virus vaccination and cervical screening．Lancet Oncology，2019，20（3）：394-407．

8．中华预防医学会妇女保健分会．子宫颈癌综合防控指南．北京：人民卫生出版社，2017．

9．Ogilvie GS，Krajden M，van Niekerk D，et al．HPV for cervical cancer screening（HPV FOCAL）：Complete Round 1 results of a randomized trial comparing HPV-based primary screening to liquid-based cytology for cervical cancer．Int J Cancer，2017，140（2）：440-448．

10．中华医学会感染病学分会，GRADE 中国中心．中国乙型肝炎病毒母婴传播防治指南（2019 年版）．中华传染病杂志，2019，37（7）：388-396．

第五章 | 妇幼卫生信息管理

信息化是现代社会的重要标志，是推动社会经济发展的重要力量，已成为人类进步不可缺少的因素。在信息时代背景下，卫生信息化已经成为卫生事业发展的新引擎。妇幼卫生信息化是妇幼卫生事业发展的必然趋势，也是我国妇幼卫生事业发展的战略重点。近30年来，国际社会高度重视发展中国家妇女儿童健康水平的提高，先后制定了《联合国千年发展目标》和《联合国可持续发展目标》，提出了明确的妇幼卫生发展核心目标，对妇幼卫生信息建设起到了推动作用。我国妇幼卫生信息工作也在此背景下得到快速发展，在国家妇幼卫生决策、工作监督指导、服务质量提高、健康改善等方面发挥了不可替代的作用。

第一节　妇幼卫生信息及信息管理系统概述

在国家卫生健康委的领导下，我国逐渐建立了各种覆盖全国或部分地区的卫生信息系统。妇幼卫生信息系统作为卫生信息系统的一个有机组成部分，从20世纪80年代起步，30多年取得了长足的进步，成为规模庞大、体系完备、具有自身特色的信息系统，极大地推动了我国妇幼卫生工作的全面发展。

一、妇幼卫生信息

（一）信息及妇幼卫生信息

1. 信息　目前对信息的定义有两种观点：一种观点认为信息是事物运动的状态和方式，即信息不是事物本身，但反映事物的特征和特性，不同的事物有不同的特征，并在不同的条件下发生变化，这种特征与变化就是信息；另一种观点认为信息就是一组具有意义的事实或数据。我们将信息定义为反映客观事物特征及其发展变化情况的各种情报、资料和数据的总称。

2. 妇幼卫生信息　广义的妇幼卫生信息是指与妇幼卫生工作直接相关联的各种社会经济信息、科学技术信息、文化教育信息以及妇女儿童健康状况信息等。狭义的妇幼卫生信息是反映与妇幼卫生相关的医疗卫生机构及相关领域的各种活动发生、发展、变化情况及其影响因素的量化和抽象的数据、情报等。具体来说包括健康与疾病，影响健康的各种因素，卫生服务活动信息，疾病筛查、诊断、治疗和处置信息，卫生资源配置和利用信息等。

（二）妇幼卫生信息的种类

按妇幼卫生的表现形态分类，可分为数据信息、文字信息和音像信息。

1. 数据信息　数据信息主要反映妇幼卫生工作的规模、水平、总量、结构、层次、强度、速度等方面的特征。数据信息具体可分为两种：统计数据信息和计划数据信息。统计数据信息是根据业务统计手段或专门调查而获得的数据，它所提供的是实际状况信息。计划数据信息是按照卫生部门的目标要求，根据有关方针政策的具体规定而制定的控制性指标。计划数据信息均具有一定的指令性、权威性，是一种决策信息，而统计数据信息具有超前性和预见性。

2．文字信息　文字信息主要是通过文字描述来反映妇幼卫生工作的有关状态和基本要求的信息，反映妇幼卫生工作出现的新情况、新问题、归纳总结出的新经验、新方法、新思路，创作出的新成果、新技能、新理论等。文字信息主要包括各种有关卫生法律条文、政策规定、规章制度、各种组织管理措施、办法、经验总结报告、会议文件、情况汇报以及各种记录妇幼卫生工作活动的文字资料。

3．声音信息　主要是指人们以听觉接受的信息形式。如采用录音设备记录、反映和传播妇幼卫生工作情况和相关知识的信息资料。

4．图像信息　图像信息是人们以视觉接受的信息形式，包括动态图像和静态图像。录像设备记录下的信息是动态图像，而照片或者绘制的图片则是静态图像。

各种形式的信息可以相互转化。每种形式的信息都有各自的特点和适用场合。数据是最常见的信息形式，而文本信息比较容易使人得到感性认识，声音和图像信息最为生动，但是对设备和技术的要求也比较高。应该根据实际需要选择各种形式的信息，也可以同时采集多种形式的信息以达到相辅相成的作用。

（三）妇幼卫生信息的特点

1．广泛性　妇幼卫生工作涉及全民族人口素质和国家的前途，工作范围广泛，不仅涉及卫生部门，也涉及社会各部门，所以其信息具有广泛性。

2．普遍性　妇幼卫生信息能够反映妇女、儿童人群的总体健康特征，反映其健康状态的综合变化趋势。

3．客观性　信息包含的内容客观存在，是人们的主观愿望所不能改变的，信息客观性要求信息能够反映实际情况，从而对妇幼卫生工作起指导作用。

4．动态性　妇幼卫生信息不是一成不变的，随着妇幼卫生事业的发展以及各种社会问题的演变，对妇幼卫生信息的需求也会有所改变。

5．针对性　妇幼卫生信息要针对妇女儿童最主要的健康问题和健康促进。

6．专业性　妇幼卫生工作关系到妇女儿童的健康和生命，妇幼卫生服务的内容具有较强的专业特色，服务技术及操作具有专业标准化和规范化的特点。

7．复杂性　由于妇幼卫生工作涉及的部门多、专业多，而这些又处于动态变化之中，因此使妇幼卫生工作呈现多维复杂的特点。

8．可传递性　妇幼卫生信息同其他类型的信息一样、通过信息流通渠道进行收集、整理和分析，并可成为共享资源，为各级卫生部门和其他相关部门的政策制定提供依据。

（四）妇幼卫生信息的来源

妇幼卫生信息一方面来自卫生系统内部，包括卫生系统各级行政管理部门，医院、妇幼保健院等卫生业务单位，以及卫生研究机构的技术资料和专题调查等；另一方面可以来自卫生系统外部，如公安、民政、统计等相关部门，或社会各界的各种学术报告、研究成果等。

妇幼卫生信息的原始资料主要分为两大类：经常性资料和一时性资料。

1．经常性资料　妇幼卫生系统有不同内容的各种日常工作记录和统计报表。经常性资料是各级妇幼卫生及行政管理部门掌握的最基本资料，其便于进行妇女儿童健康状况和保健服务情况的动态分析。经常性资料分为两种：日常工作记录和定期归纳整理的统计报表。

（1）日常工作记录：包括卫生部门的原始资料，以及公安、计生、民政、机关单位等部门的各种人口登记、有关妇女儿童健康登记和服务记录。具体如下：①出生登记和出生证明。全国统一规定，凡出生活产应报出生登记；接生人员或医院有责任填写出生报告单；婴儿出生后不久死亡者，应报一个出生和一个死亡。②死亡登记和死亡报告。居民死亡时，应由生前就医的医疗单位或诊所的医生填写死亡报告卡。死亡报告卡包括死者的姓名、年龄、性别、死亡地点、死因等。③婚前医学检查报告和婚姻登记。婚前医学检查报告是由开展婚前医学检查的妇幼保健机构出具。婚姻记录主要由民政部门负责。通过对婚前医学检查和婚姻登记的统计，可以了解婚前医学检查对象患有对婚育有影响的疾病的情况；了解不同地域、年龄、民族、文化程度、职业等妇女的婚姻状态、结婚次数等，也可以用来分析婚姻对妇女身心健康的影响。④孕产妇保健卡／册。孕产妇经诊断确诊妊娠时由保健人员为其建立保健卡／册，该保健卡／册是用来记录孕产妇产前检查、分娩及产后访视等保健服务内容。孕产妇保健卡／册是统计孕产妇系统管理的关键资料。⑤儿童保健卡／册。主要用于记录儿童接受保健服务情况以及儿童生长发育及健康状况，是统计3岁以下儿童系统管理和7岁以下儿童健康管理等指标的基础资料。⑥住院和门诊的病例记录。日常医疗、卫生工作中有各种记录，如门诊病例、住院病历、出院登记、化验报告等。这些记录主要是为完成某项医疗工作设置的，大量的病例记录可以进行分析利用。⑦计划生育卡和计划生育技术服务登记。已婚育龄妇女从初婚开始由居委会、村卫生室或单位发给计划生育卡片，登记婚姻、生育及节育的情况。计划生育技术服务的内容主要包括放置和取出宫内节育器、输精管和输卵管绝育术、手术人工流产术、药物流产、放置或取出皮下埋植术、输精管和输卵管吻合术等。计划生育技术服务的登记是由施行计划生育技术服务的机构负责完成。

（2）统计报表：2018年国家统计局批准了21张有关妇幼卫生和计划生育内容的法定报表／卡。具体如下：孕产妇保健和健康情况年报表、住院分娩情况月报表、产妇分娩信息登记表、孕产妇死亡个案报告表、7岁以下儿童保健和健康情况年报表、非户籍儿童与孕产妇健康状况年报表、妇女常见病筛查情况年报表、计划生育服务情况年报表、婚前保健情况年报表、母婴保健技术服务执业机构与人员情况年报表、出生医学信息报告卡、出生医学证明入库登记表、出生医学证明出库登记表、孕产妇死亡报告卡、孕产妇死亡监测表、儿童死亡报告卡、5岁以下儿童死亡监测表、医疗机构出生缺陷儿登记卡、围产儿数季报表、居委会（村）出生缺陷儿登记表、出生情况及婴儿随访登记表。上述不同报表上报周期不同，有月报、季报、半年报和年报。这些报表数据可以比较全面反映全国及我国不同地区妇女儿童保健服务利用情况和健康状况。

2．一时性资料　主要指通过专门组织、针对某一个或数个问题进行调查研究获取的信息，如国家卫生服务调查和全国千分之一人口生育率抽样调查。日常工作记录大多内容比较局限，不能满足这些专门问题研究的需要，研究资料往往需要通过专门调查得到。

二、妇幼卫生信息管理及其意义

（一）妇幼卫生信息管理

信息管理是人类为了有效开发和利用信息资源，以现代信息技术为手段，对信息资源进行计划、组织、领导和控制的社会活动。信息管理是指在管理过程中，人们收集、加工、输入和输出信息的总称。信息管理过程包括信息收集、信息传输、信息加工和信息储存。

妇幼卫生信息管理就是对妇幼卫生信息资源和相关信息活动的管理。也就是说，妇幼卫生工作中对信息的组织和控制过程，其主旨是为领导决策提供准确、及时、全面的信息资料。

（二）管理的意义和作用

妇幼卫生信息是国家和各级地方部门制定社会经济发展和妇幼卫生计划的依据，妇幼卫生信息管理有利于及时、全面、准确地了解妇女儿童健康水平，掌握妇幼卫生活动情况，为各级部门制定社会经济发展规划和妇幼卫生工作计划提供依据。

妇幼卫生信息管理是妇幼卫生工作的重要手段，妇幼卫生工作包括医疗服务、预防保健、健康教育、医学研究等方面，如何围绕这些工作设置机构、分配资源、协调发展、提高工作效率和效益等，解决这些问题都离不开各种妇幼卫生信息。加强妇幼卫生管理、重视信息利用，才可能实现妇幼卫生工作的有效管理。

妇幼卫生信息是沟通相关各级组织、连接各项工作的纽带，在我国，妇幼卫生工作涉及多部门工作合作，各级相关妇幼卫生行政部门和业务部门均需要获取信息、掌握情况，相关各部门通过交流和共享妇幼卫生信息的平台，紧密地联系在一起。

三、妇幼卫生信息管理应该注意的问题

要充分有效地利用妇幼卫生信息，更多更好地创造并合理配置卫生资源，促进妇幼卫生事业的全面发展，需注意以下几个方面的问题：

1. 确保信息真实性　信息是决策的基础，信息的真实性直接关系到卫生决策的成败；信息的真实性也关系到信息的价值，真实性越强，信息的利用价值越高。保证信息的真实性，最关键的是提高信息工作人员的素质，培养他们严肃认真的工作态度和负责的精神。另外，对信息的处理不能凭主观臆想，应真实客观描述。

2. 强调信息时效性　信息处理的过程要经过收集、传递、加工整理，最后得以分析利用。从收集信息到使用信息的时间越短，时效性越强。只有及时掌握信息，才能使人们的主观认识跟上客观发展，才能做出迅速判断和正确决策，从而使工作具有主动性。保证信息的时效性，首先要保证信息输送渠道的畅通，并不断提高和时刻保持信息工作的效率。

3. 力求信息系统性　信息的系统性体现在：信息应该是完整和全面的，能够从多方面完整地反映卫生活动的变化和特征；信息处理是连续的过程，从收集、传递、整理、分析到反馈是一个不断进展的循环过程。

4. 充分认识信息的作用　信息直接为妇幼卫生事业的发展服务，信息能否发挥其应有的作用关键在于人的因素，信息工作者能否按科学方法加工储存和利用信息，需要卫生工作部门和决策部门对信息的充分认识以及对信息工作给予足够的重视。

四、妇幼卫生信息系统

（一）妇幼卫生信息系统概念

信息系统（information system，IS）是进行信息处理的系统。信息系统是与信息加工、信息传递、信息存储以及信息利用等有关的系统。任何一类信息系统都是由信源、信道和信宿（通信终端）三者构成的。传统的信息系统并不涉及计算机等现代技术，但现代通信与计算机技术的发展使信息系统的处理能力得到很大的提高，现代各种信息系统已经离不开现代通信与计算机技术，我们现在所说的信息系统一般均指人、机共存的系统。由于信息系统是人机系统，因此必须有合理的组织机构、人员分工、管理方法和规章制度等一套管理机制。功能部分是针对各项业务进行计算机处理的各项业务信息系统，包括人事管理业务信息系统、业务信息系统，或由若干个业务信息系统组成管理信息系统。

妇幼卫生信息系统（information system on maternal and child health，ISMCH）是指将现代

信息系统理念和技术用于妇幼卫生信息管理，以支持妇幼卫生决策的系统。从信息技术的层面来说，信息系统有 5 个基本功能：输入、存储、处理、输出和控制。从广义的信息系统层面来说，信息系统有 3 个维度：组织维度、管理维度和信息技术维度。因此，信息系统不只是计算机和网络，或者说不仅是一个技术系统，而且是一个社会系统。妇幼卫生信息系统是一个复杂的社会组织系统，涉及到政府机构、医疗保健服务机构、专业研究机构、信息技术提供方等各种社会组织，其使用和服务人群数量庞大，情况复杂。我国妇幼卫生信息系统是部署在妇幼卫生服务点（即直接面向服务对象具体提供各项妇幼卫生服务的有关医疗卫生服务机构）和妇幼卫生行政部门，面向妇幼卫生服务提供者，实现对辖区妇幼卫生服务工作进行全面、动态监管，以及预警预测和综合决策的业务管理系统。

（二）妇幼卫生信息系统管理基本要素

妇幼卫生信息是通过建立、完善妇幼卫生信息系统而进行管理的，信息管理包括 5 个基本要素。

1．机构 信息管理机构是指自上而下相互对应的独立实体。不同性质和不同任务的部门单位，其机构的组成也不一样。机构的组成是否合理，直接关系到信息管理能否顺利进行。妇幼卫生信息管理的任务由妇幼卫生行政部门与相关业务机构完成。主要任务包括：①制定／执行妇幼卫生统计工作制度和妇幼卫生统计报表；②负责并执行全国／地区有关统计调查；③负责收集、管理、分析和发布妇幼卫生统计资料；④指导妇幼卫生信息统计工作。中国妇幼卫生信息管理组织机构及关系见图 5-1。

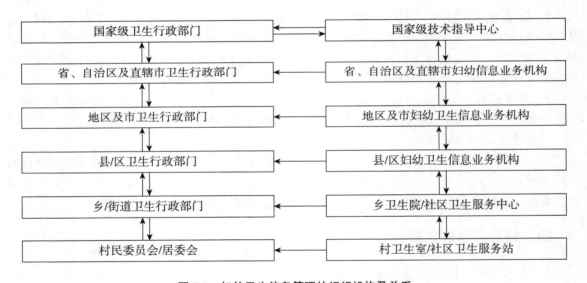

图 5-1 妇幼卫生信息管理的组织机构及关系

2．人员 人员是信息管理活动中最重要、最活跃的因素，主要指管理人员和专职或兼职的统计人员。管理人员负责组织机构建设、政策法规的制定、信息管理过程中的组织和协调以及控制等工作；统计人员负责登记、收集、上报、整理、传输数据和统计分析等工作。由于人力资源的限制，有时管理人员也兼统计人员。目前我国乡级及以上各级妇幼卫生相关业务机构已有兼职或专职的妇幼卫生统计人员。统计人员，特别是县级以上的统计人员，应具有卫生统计学、流行病学、计算机应用、妇幼卫生和卫生经济等方面的基本知识，或在一个机构由上述相关专业技术人员共同协作完成信息统计工作。

人员要保证足够的数量和质量。由于妇幼卫生工作服务对象分布地域广阔，而且医疗及妇幼保健机构所提供的保健服务项目多。因此，需要较多的人员进行信息的收集和处理，如果人员不足就不能保证及时地收集和处理信息，而且也会影响信息的质量。另外，做好信息统计工作，需要信息统计人员具有一定的妇幼卫生业务知识，同时还需掌握统计和计算机等相关领域的专业知识。因此需要对信息工作人员进行培训，以提高他们的知识和技能；另外，应制定政策确保统计人员队伍的稳定。

3．法规制度　建立规范严格的制度和制定相应的法律是促使方针政策贯彻落实的重要保障。有关法规制度的内容广泛，包括宪法等国家法律规定以及地方制定的具体实施办法。例如《中华人民共和国母婴保健法》《统计法》《中华人民共和国妇女权益保障法》《中国妇女发展纲要》《中国儿童发展纲要》以及各省制定的妇幼卫生年报、监测上报制度等。

法规制度发挥作用取决于两个方面。一是有法可依。健全的法规制度规定了妇幼卫生工作的目标方向，规定了机构之间的关系，规定了各级人员的责任、权利和义务，规范了各级机构及机构内人员的工作秩序和联系方式。二是有法必依。已经制定的法律法规、规章制度要有一定的法规效应，必须做到严格贯彻和执行。

4．设备　设备主要包括硬件设备和软件设备。硬件设备主要是指计算机以及具有打印、传送数据功能的主要设备。软件是指妇幼卫生数据处理所需的软件。计算机软件除了基本的操作平台外，还需要具备数据库管理和分析功能的软件、文字处理软件等，在特殊情况下（如处理声音、图像信息）还需要某些专业软件。

5．指标体系　指标体系是由一系列反映事物某一方面状况及发展变化的指标组成。这些指标应尽可能与国际上通用的指标一致，便于国际间比较；同时也应当结合我国国情，能够反映我国特色，以满足我国妇幼卫生信息管理工作需要。各级妇幼卫生管理者对信息的了解是通过指标体系来实现的。妇幼卫生指标体系具体内容见本章第三节。

（三）妇幼卫生信息系统的特点

妇幼卫生信息来源广泛、覆盖人群庞大、参与机构和人员众多，除具有一般信息系统的特点外，妇幼卫生信息管理系统在以下几方面表现出自身的特点。

1．公益性　妇幼卫生信息系统主要服务于政府机构和研究机构，不以盈利为目的。系统具有公共卫生属性，获得的信息主要用于政府决策、疾病防治、预防保健和科学研究。

2．制度依赖性　妇幼卫生信息系统的管理一般由政府行政部门承担，大量卫生业务机构和研究机构参与运行，需要制订行之有效的政策和制度来保证其良好运行和可持续发展。

3．数据来源多样性　妇幼卫生信息一是来自卫生系统内部，包括卫生系统各级行政管理部门，医院、妇幼保健机构、防疫机构和计划生育技术服务机构等卫生业务单位，以及各卫生研究机构的技术资料和专题调查等；另外可以来自卫生系统外部，如公安、民政、统计等相关部门，或社会各界的各种学术报告、研究成果等。

数据收集方法有常规工作数据上报、专题抽样调查以及自卫生系统外部获取等，后者如来自公安、民政、统计等相关部门的数据。

4．用户差异性　系统管理从个体到群体，从地方到中央，不同用户和管理机构具备不同的权责。既有总系统又有子系统，既有个案数据又有群体数据，系统表现为多层次性。国家级妇幼卫生信息系统覆盖全国，用户分布在所有区县，存在较大的地区差异和城乡差异。在实施信息系统设计和管理的过程中，必须考虑到这些差异，提高系统的兼容性以适应不同的用户终端，尽量降低对基层用户的硬件要求；设计简洁易用的用户界面，使电脑应用水平较低的用户也能轻松学会使用。

（四）妇幼卫生信息系统种类

为适应妇幼卫生工作的需要，我国发展了多种类型的妇幼卫生信息系统。与妇幼卫生信息相关的信息系统主要有以下几类：

1. 全国性妇幼卫生信息系统 包括全国妇幼卫生年报系统、全国妇幼卫生监测系统、全国妇幼卫生机构监测系统、"降消"项目数据网络直报系统、全国妇幼重大公共卫生服务项目信息系统、出生医学证明系统、新生儿筛查及产前筛查信息系统等。这类系统收集全国妇幼卫生重要指标，主要为中央政府决策提供支持。

2. 地方性妇幼卫生信息系统 一般由省级建立，包括地方妇幼卫生年报系统、地方妇幼卫生监测系统等，目的是根据当地政府需要收集本地妇幼卫生重要指标，为本地政府决策提供支持，同时为国家妇幼卫生信息系统提供数据。

3. 区域妇幼卫生信息平台 主要指省以下各级卫生行政部门或业务部门建立的妇幼卫生综合信息系统，服务于孕产妇和儿童保健，收集、储存每个个案的医疗保健信息，并为上级妇幼卫生信息系统提供数据。近年来各地积极建设区域妇幼卫生信息平台，获得了大量个案信息，取得了令人瞩目的进展。

4. 其他相关妇幼卫生信息系统 除妇幼卫生信息系统外，其他公共卫生领域的信息系统也采集部分妇幼卫生信息，例如全国疾病监测系统可提供孕产妇和儿童死亡信息，全国法定传染病报告系统可提供新生儿破伤风和乙肝等信息，基本公共卫生服务系统可提供基于个案的妇幼卫生信息等。

五、我国妇幼卫生信息系统

我国妇女保健信息与儿童保健信息合并管理形成中国妇幼卫生信息系统。经过40余年的发展，我国建成了全球规模最大的妇幼卫生信息系统，依托完备的三级保健网，收集中国全人口妇幼卫生数据。数据全面，覆盖妇女全生命历程，提供全国的活产数、孕产妇死亡率和儿童死亡率等反映国家社会经济进步的重要指标。目前，我国妇幼卫生信息系统主要包括妇幼卫生年报系统和妇幼卫生监测系统。

（一）妇幼卫生年报系统

妇幼卫生年报系统（annual report system on maternal and child health，ARMCH）是我国最早建立的妇幼卫生信息系统，目的是收集妇幼卫生常规信息，从20世纪80年代初开始建立，最初的报表为手工收集和汇总。随着电子信息化的发展，90年代初，在卫生部妇幼卫生司的支持下开发了妇幼卫生年报数据管理软件，在全国各省、市、自治区逐步推广使用。90年代中期，妇幼卫生年报数据开始利用电子邮件通过因特网上报。随着妇幼卫生事业的发展，妇幼卫生年报的指标从1995年到2018年进行了多达9次的修改，报表从5张增加到10张，并实现了数据的网络直报。

1. 妇幼卫生年报系统的特点

（1）收集国家法定指标：妇幼卫生年报系统依据《全国妇幼卫生调查制度》，收集该制度制定的年报指标。这些指标由国家卫生行政部门依据我国当前妇幼卫生工作状况，考虑我国未来妇幼卫生工作目标和中长期规划，为满足政府决策需要，召集相关领域专家制定。由于年报指标均为国家法定指标，要求所有地区必须上报，而且限定了上报期限，具有明显的强制性。

（2）全人群覆盖：妇幼卫生年报系统覆盖我国所有区县，要求以区县为单位，上报当地全部妇幼保健服务对象的数据。由于这个特点，使得年报系统可提取代表每一个区县级或以上地区的数据。

（3）以保健服务指标为主：年报系统不仅收集生命指标如活产数、孕产妇死亡数、儿童死亡数等，也收集妇幼保健服务的相关指标，如孕产妇保健、儿童保健、妇女病普查、婚前医学检查和计划生育技术服务等。由于全国各地区妇幼卫生信息工作存在较大的差异，现阶段年报系统仍主要集中在保健服务指标。

（4）群体性数据：虽然年报数据源来自个案登记，然而全国个案数据庞大，个案接受保健的周期长，产生海量的数据，收集并报告所有个案信息如全国活产数个案、全国妇女病筛查个案现阶段尚存在技术和成本的障碍。因此，全国年报系统目前只收集以区县、乡镇（街道）、医疗卫生机构为单位的群体数据。由于各地经济、卫生发展水平不同，一些省级及以下地方性年报系统中可以先行收集个案信息。

（5）指标来自常规工作：年报系统并不收集需要专题调查的指标，而只收集我国目前在医疗卫生机构和计划生育技术服务机构广泛开展的常规工作中所产生的指标。

2．妇幼卫生年报管理　妇幼卫生年报工作实行多层次垂直管理（图5-1）。妇幼卫生年报工作由国家卫生健康委员会妇幼健康司负责管理，北京大学全国妇幼卫生年报办公室负责全国年报数据的收集和业务指导。在省级，由省级卫生健康委员会负责，指定业务单位负责数据的收集和管理，业务单位通常为省级妇幼保健院（所）。地市级和区县级的管理模式与省级相同，乡镇级一般由乡卫生院负责收集指标，村级较少直接上报数据，但提供年报所需部分信息。

国家卫生健康委员会妇幼健康司定期组织指标修订，形成并不断完善《全国妇幼卫生调查制度》，全国各级妇幼卫生年报管理机构和业务执行机构依此执行。该制度确定了指标和指标定义，规定了数据收集上报单位，上报时间和频率，填报人群和范围等。

3．妇幼卫生年报指标体系和数据结构　妇幼卫生年报的指标选择一是根据各级医疗保健机构常规工作形成的既有信息，特别是孕产妇系统管理信息和儿童系统管理信息；二是根据各级政府行政部门的决策需求，特别是为《中国妇女发展纲要》和《中国儿童发展纲要》所确定的目标提供指标信息。

妇幼卫生年报的指标为国家法定上报指标，由国家卫生健康委员会妇幼健康司主持修订、国家统计局批准备案，2018 年共有 7 张年报表和 3 张月报表，273 个指标，具体如表5-1 所示。

表5-1　全国妇幼卫生年报表和指标数

报表	指标数
1．孕产妇保健和健康情况年报表（卫健统 52 表）	46
2．住院分娩情况月报表（卫健统 52-1 表）	6
3．产妇分娩信息登记表（卫健统 52-2 表）	42
4．孕产妇死亡个案报告（卫健统 52-3 表）	50
5．7 岁以下儿童保健和健康情况年报表（卫健统 53 表）	32
6．非户籍儿童与孕产妇健康状况年报表（卫健统 54 表）	22
7．妇女常见病筛查情况年报表（卫健统 55 表）	13
8．计划生育手术情况年报表（卫健统 56 表）	28
9．婚前保健情况年报表（卫健统 57 表）	22
10．母婴保健技术服务执业机构与人员情况年报表（卫健统 58 表）	12
合计	273

来源：全国妇幼卫生调查制度（2018）。

L5-2e
全国妇幼卫生统计调查制度

如前所述，虽然年报系统数据为全人口覆盖，由于我国人口规模庞大，全部上报个案数据并不现实，因此年报系统主要上报以区县为单位的统计合计数，每个区县一条记录，全国每年共计 3000 余条记录。以区县级及以上为单位进行数据集中，均为以区县为单位的社区数据集；在县级以下，则是以乡镇（街道）、村（居委会）为单位的社区数据集，以及以医疗卫生机构为单位的机构数据集。这些数据最终合并进入区县级数据库。根据各地的不同情况，可直接录入区县级数据，也可以通过乡镇级数据和机构来源数据合并形成。

4．数据来源　妇幼卫生年报数据的来源主要是妇幼医疗保健服务的常规工作记录，同时也采集一些其他部门的数据。

（1）医院产科记录。提供高危管理、住院分娩活产、孕产妇死亡、新生儿健康状况、围产儿死亡等信息。

（2）医院儿科记录。提供儿童健康和死亡信息。

（3）妇女保健记录。由提供保健服务的保健院、医院和乡镇卫生院和社区卫生服务中心等机构提供孕产妇产前保健记录、产后访视记录和其他工作记录。指标主要有产前检查、产后访视、孕产妇系统管理、婚前医学检查、妇女病查治等。

（4）儿童保健记录。由提供保健服务的保健院、医院、乡镇卫生院和社区卫生服务中心等机构提供儿童保健记录。指标主要有 7 岁以下儿童健康管理、3 岁以下儿童系统管理、母乳喂养和 5 岁以下儿童营养评价等。

（5）计划生育服务记录。由提供计划生育技术服务的医疗和计生技术服务机构提供数据，包括宫内节育器放置、绝育手术、流产、皮下埋植、计划生育咨询、病残儿和手术并发症等数据。

（6）其他部门来源数据。各地根据当地的实际情况，从其他部门获取一些数据，例如从公安部门获取当地 7 岁以下儿童人数，从某些专业检测机构获取孕产妇人类免疫缺陷病毒（human immunodeficiency virus，HIV）感染人数等。

5．数据上报流程　在 2013 年之前，数据由县区级妇幼保健机构收集整理后，利用单机版年报管理软件录入，通过电子邮件上报到地市级管理机构，地市级合并本辖区所有区县的数据后上报到省级，再由省级合并全省数据后上报到国家级。全国妇幼卫生年报办公室对全国的数据进行检查、核对后合并生成全国数据，进行分析处理，完成国家级统计报表，并将最终结果提供给国家卫生健康委。

为适应信息化变革的大背景，2013 年全国妇幼卫生年报办公室开发了妇幼卫生年报网络直报系统，并在 2014 年开始全国范围应用。全国所有区县将本辖区数据直接录入或上传到国家级服务器，然后由地市级和省级管理人员逐级进行数据审核和报告。该系统的开通极大地节省了数据的管理和上报时间，提高了工作效率和质量。

6．妇幼卫生年报网络直报系统　全国妇幼卫生年报办公室组织开发的全国妇幼卫生年报网络直报系统基于浏览器 / 服务器架构，只设置国家级中央服务器，全国各级用户通过网络浏览器访问服务器，所有数据管理工作都通过浏览器完成，无需安装终端软件。这一架构便于管理，系统的维护、修改和升级无需用户参与。地市级以上较高权限的用户需要申请数字安全证书，采用电子秘钥访问系统，降低了数据泄露的风险。

本系统在设计上同时兼顾使用的简单性和灵活性。区县级用户是唯一的数据录入者，可直接录入区县级数据，也可录入乡镇级和机构来源数据，然后由系统自动合并生成区县级数据。地市级和省级用户承担审核任务，不录入数据。审核不通过者驳回下一级进行修改，审核通过后提交到上一级管理者。每一级用户均可利用该系统进行数据分析，形成报表，下载数据。

目前全国已经有多个省市开发了辖区内的妇幼卫生信息管理系统，能够获取年报系统所需数据。为减少重复工作，充分利用现有资源，全国妇幼卫生年报网络直报系统提供了数据导入功能，各级用户均可将本辖区的数据导入本系统，实现了系统间的数据传输，大大减少了工作量。

7．质量控制　中国幅员辽阔，地区间经济发展水平差异较大，卫生服务水平不均衡，年报工作和数据质量参差不齐。为提高数据质量，年报系统采取多种应对措施。

（1）管理软件逻辑检错。无论是单机版软件还是网络直报系统，均内置了指标间的逻辑检查，对不符合逻辑要求的数据提供出错提示，并拒绝输入。

（2）数据质量评分。全国妇幼卫生年报办公室每年对各省上报的数据进行质量评分，包括上报及时性、数据完整性、指标间逻辑性。各地也用类似方法对下级的年报数据进行评估，取得了较好的效果，多年来年报数据质量逐渐提高。

（3）现场质量控制。国家级年报管理人员每年到部分省市进行现场调查，以发现年报工作存在的问题并提出改进建议。地方各级均要求按一定人口比例进行现场质量控制，发现并改正漏报、虚报和错报数据。全国年报办公室要求各省每年上交本省的质量控制报告，并对报告进行评分，以督促提高质量。

（4）人员培训。每一级年报工作人员都要定期接受培训，熟练掌握年报工作的各个环节，清晰了解每个指标的定义和收集方法。在县、乡、村三级基层机构普遍建立月、季例会制度，用来进行数据交换、核实，同时进行必要的培训。

（二）妇幼卫生监测系统

由于我国人口众多，各地卫生医疗水平发展不平衡，导致通过基于全人口信息的妇幼卫生年报数据质量有待于进一步改进，为更好获得反映我国孕产妇死亡、儿童死亡和出生缺陷的真实水平，我国从1986年开始先后开展了全国出生缺陷医院监测、孕产妇死亡监测和5岁以下儿童死亡监测工作，形成了三个独立的国家级监测网。三网合并后形成妇幼卫生监测系统（maternal and child health surveillance system，MCHSS）。

1986年在卫生部领导下，中国出生缺陷监测中心开始在全国29个省（区、市）945所医院对120多万例围产儿进行出生缺陷监测，1987年又将出生缺陷监测转为常规的监测工作。此后，1989年和1991年北京妇幼保健院和首都儿科研究所又分别建立了全国孕产妇死亡监测网和全国5岁以下儿童死亡监测网。1996年，为了加强对全国妇幼卫生监测工作的管理，卫生部将全国出生缺陷医院监测网与全国5岁以下儿童死亡监测网、全国孕产妇死亡监测网进行了监测点的统一，实行"三网合一"的监测模式。整合后的监测网络覆盖了全国31省、市、自治区的176个监测区县。2006年，在中央加强对公共卫生投入力度的支持下，全国妇幼卫生监测规模得到了进一步的扩大，全国妇幼卫生监测网规模扩大至336个监测区县、780所监测医院，覆盖人口达1.4亿。在多年的良好运行基础上，为了适应国家妇幼信息需求，在2006～2012年间又陆续增加了中国出生缺陷人群监测、儿童营养与健康监测和危重孕产妇医院监测等内容。

1．妇幼卫生监测系统的特点

（1）收集国家法定指标：和年报信息系统一样，监测系统中的报表和指标也属于国家法定指标，要求所有监测点及时上报，具有强制性。

（2）抽样调查：与年报系统的全人口覆盖不同，监测系统是以最小样本量来获取反映国家水平的系统，实际上是一个哨点监测，全国大约10%的区县和部分医疗保健机构参加调查，为具有全国代表性的抽样调查。通过该系统可以获得代表全国和地区水平的数据，后者包括城市与农村、东部中部及西部水平，但不能获取反映省级或以下地区水平的数据。

（3）专项调查：监测系统有的指标是医疗卫生机构日常工作中得到的，例如孕产妇死亡和儿童死亡，但详细的死因、出生缺陷分类、危重孕产妇信息等则属于专项调查内容。这就要求额外投入人力、物力开展调查，每年我国投入了大量经费用于该监测系统的运行。

（4）以生命指标为主：与年报系统不同，监测系统常规不收集服务性指标，主要收集孕产妇死亡、儿童死亡等重要生命指标。由于采取了较高的质量控制措施，监测系统收集的孕产妇死亡率、婴儿死亡率和 5 岁以下儿童死亡率作为我国政府对外发布的数据来源。

（5）个案数据：监测系统与年报系统在数据收集方面最大的不同是收集个案信息，虽然调查范围有限，然而所收集的个案数据量仍然很大。每个孕产妇死亡和儿童死亡个案包括该死亡个案的个人信息、医疗保健服务信息、死亡时间、地点、就诊情况、死因诊断、死亡评审等。出生缺陷登记包括产妇情况、缺陷儿情况、出生缺陷诊断以及家庭史等情况。

2．妇幼卫生监测工作管理　与妇幼卫生年报系统工作一样，妇幼卫生监测系统工作实行多层次垂直管理（图 5-1）。妇幼卫生监测工作由国家卫生健康委员会妇幼健康服务司负责领导和组织，四川大学全国妇幼卫生监测办公室承担业务指导和监测质量管理工作，负责全国监测数据的收集和业务指导。在省级，由省级卫生健康委员会负责该项监测工作的行政管理，指定业务单位负责监测数据的收集和管理，业务单位通常为妇幼保健院（所）。地市级和区县级的管理模式与省级相同。

在各级卫生行政部门的领导下，省级妇幼保健机构负责本省监测工作的人员培训、质量控制、死亡评审、资料收集及技术指导工作；地市级妇幼保健机构负责本地区监测机构的资料审核、死亡评审、人员培训和质量控制等工作；区县级妇幼保健机构负责本地区监测单位的资料收集、死亡评审、人员培训和质量控制等工作。

3．妇幼卫生监测对象和监测内容

（1）监测点：妇幼卫生监测的目的是获得具有全国代表性的数据，监测地区和对象采用随机抽样的方法确定，抽样方法为分层整群抽样。在 2006 年以前，全国共有 176 个区县被选为监测点，2006 年扩展到 336 个区县（其中城市 126 个区，农村 210 个县）。在全部 336 个区县同时开展 5 岁以下儿童死亡监测、孕产妇死亡监测、出生缺陷医院监测。在此监测基础上，其中 64 个区县又同步开展出生缺陷人群监测，80 个区县开展儿童营养与健康监测，418 所出生缺陷监测医院开展危重孕产妇监测。

1）5 岁以下儿童死亡监测在监测区县所抽样的社区 / 街道（乡镇）中开展。

2）孕产妇死亡监测在监测全区县人群范围内开展。

3）出生缺陷医院监测在监测区县的区县级或以上的医院开展。

4）出生缺陷人群监测在监测区县全人群范围内开展。

5）儿童营养与健康监测在监测区县抽样社区 / 街道（乡镇）中的抽样村（居）委会开展。

6）危重孕产妇监测在监测地区确定的区县级或以上的医院开展。

（2）样本量：妇幼卫生监测收集每个个案的信息，根据测算，孕产妇死亡监测活产数样本量约需 160 万，其他指标所需样本量小于孕产妇死亡监测样本量。监测点实际监测的人群满足所需样本量。

（3）主要监测内容

1）5 岁以下儿童死亡监测：活产数、5 岁以下儿童死亡数及死因。

2）孕产妇死亡监测：活产数、孕产妇死亡数及死因。

3）出生缺陷医院监测：围产儿数、缺陷儿数及诊断。

4）出生缺陷人群监测：同上。

5）儿童营养与健康监测：5 岁以下儿童的生长发育和营养状况。

6）危重孕产妇监测：危重孕产妇个人信息、处理措施和结局。

4．数据上报流程

（1）上报流程：5 岁以下儿童死亡和孕产妇死亡监测在城市建立"居委会→社区 / 街道→区→地市→省→国家"流程，农村建立"村→乡→县→地市→省→国家"流程。出生缺陷医院监测和危重孕产妇医院监测建立"监测医院→区县→地市→省→国家"流程。出生缺陷人群监测、儿童营养与健康监测建立"村（居）委会→乡镇（社区/街道）→区县→地市→省→国家"流程。

（2）上报频率

1）月报：监测区县妇幼保健机构每月向地市级、省级妇幼保健机构上报危重孕产妇监测的孕产妇个案调查表，每月审核儿童营养与健康监测乡镇（社区/街道）录入的新生儿家庭访视记录表、5岁以下儿童营养与健康监测记录册、1岁以内儿童健康检查记录表、1～2岁儿童健康检查记录表、3～6岁儿童健康检查记录表。

2）季报：监测区县妇幼保健机构每季度向地市级、省级妇幼保健机构上报5岁以下儿童死亡监测表（季报表）、孕产妇死亡监测季报表、孕产妇死亡报告卡及孕产妇死亡报告调查附卷、围产儿数季报表和医疗机构出生缺陷儿登记卡、出生情况及婴儿随访登记表、出生缺陷儿登记表。每季度由省级妇幼保健机构将5岁以下儿童死亡监测表、孕产妇死亡监测报表、出生缺陷监测报表等寄至全国妇幼卫生监测办公室。

3）半年报和年报：监测区县妇幼保健机构每半年对监测乡镇（社区/街道）进行现场质量控制并填写、上报儿童营养与健康监测质量控制表。每年11月，区县级妇幼保健机构把妇幼卫生监测报告卡、年报表和区县级质量控制表、妇幼卫生监测区县基本情况年报表上报地市级、省级妇幼保健机构。省级妇幼保健机构经质量检查后，于每年12月10日前，将妇幼卫生监测报告卡、年报表及区县级、地市级、省级质量控制表和妇幼卫生监测区县基本情况年报表等，上报全国妇幼卫生监测办公室。

5. 妇幼卫生监测网络直报系统 顺应我国卫生信息化发展趋势，全国妇幼卫生监测办公室开发了中国妇幼卫生监测数据网络直报系统，并于2006年正式投入使用。该系统实现由各监测区县直接到全国妇幼卫生监测办公室的数据直报，缩减工作环节，提高监测数据的时效性；根据用户等级和权限，国家级、省级主管单位实现数据审核、反馈和确认的功能；不同等级用户享有分级统计和数据提取功能；通过网站提供信息咨询和业务指导。该系统的功能和使用方法与全国妇幼卫生年报直报系统类似，但收集的是个案数据，数据量大，对系统的负荷和网络带宽的要求也相应较大。随着信息化过程的不断提高，该网络直报系统已经进行了3次的修改和完善，功能得到了较大的提升。

6. 质量控制 保证资料质量，提供准确、可靠的监测资料是做好监测工作的根本。为提高数据质量，监测系统制定了行之有效的措施。

（1）建立逐级质量检查制度：利用例会制度，社区卫生服务中心对社区卫生服务站、乡镇对村级数据进行质量检查。县区、地市、省级以及国家每年在本辖区内组织一次全面质量检查。县区、地市、省级在年度质量控制后填写"儿童生命监测质量调查表""孕产妇死亡监测质量调查表""出生缺陷医院监测质量调查表""出生缺陷人群质量调查表""全国儿童营养与健康监测质量控制表"以及"全国危重孕产妇医院质量调查表"，网络直报至全国妇幼卫生监测办公室。

（2）定期开展漏报调查：通过多源数据途径，查询医院原始记录和各种登记如出生登记、孕产妇登记、计划生育登记、公安部门登记、预防接种卡等，相互核对，相互补漏。

（3）原始表卡质量检查：包括完整性、各种表卡填写方法的正确性以及各项目数据范围和逻辑关系的正确性。

（4）培训指导：人员培训是监测工作成败的关键，监测系统提供了"直通车"式的培训（由国家级直接培训到监测区县级人员）和逐级培训（从国家级、省级、地市级到区县级逐级）模式。培训内容包括监测管理、监测对象、指标解释、诊断标准、填表要求和质量控制等。

（5）死亡评审：由于新生儿死因和孕产妇死因诊断难度较大，监测系统对新生儿死亡实行区县级、地市级、省级和国家级4级逐级评审，同时孕产妇死亡评审也实行区县级、地市级、省级和国家级 4 级逐级评审。

（三）其他妇幼卫生信息系统

我国在国家和地方实施了许多妇幼卫生促进项目，随之建设了相关的业务信息系统，例如出生医学证明登记信息系统、妇女两癌（乳腺癌和宫颈癌）筛查项目、新生儿疾病筛查项目、"降低孕产妇死亡率和消除新生儿破伤风"项目（简称"降消"项目）。许多地方也先后地建立了儿童保健和妇女保健信息系统。下面介绍几类主要的信息系统。

1. 全国妇幼保健机构监测系统 自 2005 年开始，根据国家卫生部关于妇幼保健机构规范化建设项目的总体思路，中国疾病预防控制中心妇幼保健中心组织开展全国妇幼保健机构监测工作，通过每年定期收集、分析和反馈省市县各级妇幼保健机构人员、床位、设备资源配置和服务运营等信息数据，动态掌握我国妇幼保健机构的发展状况和履行职能情况，对妇幼保健机构的发展进行监测和评估，为国家和各级妇幼卫生计生行政部门科学决策提供参考依据。机构监测工作得到了全国各级妇幼卫生行政部门和妇幼保健机构的支持，监测工作不断完善。从 2015 年开始，全国 31 个省（自治区、直辖市）的所有 3000 余所妇幼保健机构全部参与了该监测工作。2017 年开始试行基于大部制模式妇幼保健机构监测新版信息系统的上报。

妇幼保健机构监测的填报范围是全国全部省（自治区、直辖市）、地市、县区三级辖区内的所有承担群体妇幼保健工作职能的妇幼保健机构（包括妇幼保健院、所、中心、CDC 下属的妇幼保健机构），每年按自然年度填报上一年机构统计数据。监测内容分为 7 张报表，分别填报妇幼保健机构基本情况、机构人力资源情况、省/地市级科室及服务情况、区县级机构科室及服务情况、服务质量安全评价、辖区群体保健工作开展情况、科研和教学管理情况。数据收集方法由每个机构通过网络直报系统进行数据的在线填报，然后逐级在线审核和汇总。

妇幼保健机构监测工作经过近 10 余年的发展，已经形成了相对成熟、完善的报告系统，每年为国家妇幼卫生决策提供了有价值的机构运行和变化情况。

2. 出生医学证明信息系统 《出生医学证明》是《中华人民共和国母婴保健法》规定的具有法律效力的重要医学文书，完善的出生医学证明管理体系是实施人口管理的重要基础。各地医疗保健机构与户口登记机关密切配合，使全国的《出生医学证明》使用率和出生人口登记率逐年提高。为促进《出生医学证明》管理水平的提高，我国从 2006 年开始启动出生医学证明信息系统试点工程，由点到面逐步推进。2014 年起，我国启动新版出生医学证明，同时加快了信息化建设的速度。2015 年，全面推进出生医学证明管理信息系统建设，完成了国家级出生医学证明信息管理系统开发与部署，在 2017 年 6 月底实现所有省（区市）与国家级平台的对接，实现国家平台证件管理、数据汇总分析，省级平台证件申领、业务管理，助产机构登陆套打出生医学证明等功能。我国于 2018 年启动了出生医学证明信息共享试点工作，以满足公安户籍管理部门、卫生行政部门对出生医学信息及出生医学证明签发信息的跨省查询、真伪鉴定等信息共享需求以及信息安全要求。

3. "降消"项目数据网络直报系统 2000 年，卫生部、国务院妇女儿童工作委员会和财政部联合在西部 12 个省、自治区、直辖市 378 个项目县开始实施"降低孕产妇死亡率和消除新生儿破伤风"项目（简称"降消"项目），经过几年的发展，2009 年"降消"项目覆盖全国中西部 22 个省、自治区、直辖市和新疆生产建设兵团的 2214 个项目县，8.3 亿人口。

为及时、准确地反映"降消"项目实施的效果，为政府决策提供科学依据，全国妇幼卫生监测办公室建立了全国"降消"项目数据网络直报系统。该系统与年报系统和监测系统类似，采用浏览器/服务器模式，前台通过 web 页面实现数据采集、编辑、浏览、检索、统计、审核和上报功能。该系统以区县为单位进行数据录入，直接进入中心服务器数据库，区县、地市级和省级进行逐级审核，缩减了上报时间，提高了数据的准确性。

4．地方性妇幼卫生综合信息平台　目前绝大多数省市依据全国妇幼卫生监测网络的运作模式，建立了本省市的妇幼卫生监测系统，通过最小样本量收集代表本省市的重要妇幼卫生指标。许多省陆续建立了妇幼卫生综合信息网络平台，并将年报和监测数据系统管理纳入其中，实现了基层数据网络直报。以天津市妇幼卫生信息网为例，全市所有医院的产科和儿科、孕产妇保健和儿童保健服务提供机构均纳入数据报告单位。这些机构在提供服务时登陆中心服务器调取个案历史信息以指导保健服务，同时将本次服务的内容实时输入中心服务器。服务对象在任一个机构均可方便地得到服务和系统管理，极大地方便了服务提供方、接收方和管理方。该系统采集到的信息可及时形成妇幼卫生年报和监测所需的数据，数据的及时性、完整性和准确性得到了保证。

这类地方性信息系统对于提高工作效率、加快数据上报、实现信息共享起到了良好的作用。但各地区的网络平台在结构、功能和管理上存在很大的差异，不利于区域间的数据交换和未来的升级和整合。基于此，卫生部于 2010 年印发了《基于区域卫生信息平台的妇幼保健信息系统建设技术解决方案（试行）》的通知，该通知在 2009 年发布的《健康档案基本架构与数据标准（试行）》（卫办发〔2009〕46 号）和《基于健康档案的区域卫生信息平台建设技术解决方案（试行）》（卫办综发〔2009〕230 号）基础上，为各地区域卫生信息化建设提供更为专业、细致的业务指导。这一系列指导性文件旨在建设基于个案管理的信息系统，推进以健康档案为核心的区域卫生信息化建设，促进卫生领域各业务应用系统互联互通和信息共享。

第二节　妇幼卫生指标体系与评价指标

妇幼卫生指标体系是由一系列反映妇幼卫生某一方面的状况及发展变化的指标组成。它是反映妇女儿童生存和发展状况，妇女儿童健康水平的指标；是评价妇幼卫生工作质量、干预效果的客观指标；是制定妇幼卫生政策、规划和计划的主要科学依据。

一、基本概念

（一）指标

1．定义　从统计学来说，指标的概念有两种。一种是反映总体现象数量特征的概念及其具体数值，其构成要素包括指标名称、计量单位、计算方法、统计的时间界限和空间范围及其指标数值。例如，2013 年某医院的剖宫产率为 30%，就是一个完整的指标。另一种是反映总体现象数量特征的概念，其构成要素主要包括指标名称、计量单位、计算方法，不包括统计的时间界限、空间范围及其具体数值。其在表现形式上仅为一个指标名称，例如剖宫产率。

2．指标描述　为保证同一指标在不同地区、不同时期等条件下指标数值的可比性，通常应用标准化的元数据对指标属性进行规范性的描述，并在日常工作中要求应用此规范性描述对指标进行统计。例如，我国《全国妇幼卫生调查制度》中，即对妇幼卫生指标进行规范性描述，以便于不同地区、不同机构的妇幼卫生信息管理人员应用统一的标准进行数据的收集和指标的统计，以保证指标统计结果的客观性和可比性。

3．指标分类　为深入理解指标的特性，便于对指标进行正确的统计处理，通常会根据指标的特性对其进行分类。指标的分类有很多种，比如依据指标的表现形式不同，可以将指标分为绝对数指标、相对数指标和平均指标；依据指标值的特征，将指标分为定性指标和定量指标；按照研究对象分类，可以分为儿童保健指标和妇女保健指标，等等。

（二）指标体系

1. 定义 单一的指标可以反映事物某一具体特性，无法反映事物的全部特质。当需要对事物进行全面了解时，则需要建立并应用指标体系对其进行研究。指标体系（indication system）是由一系列反映事物某方面特性的指标所组成的有机体，是一系列指标的组合。指标体系可包括研究目标、具体指标、指标权重、评估标准等要素。

2. 结构分类 指标体系大体可分为直线结构和树状结构两种。直线结构由一个一级统计指标和若干个二级统计指标组成，用于描述、评价微观领域不太复杂的事物。树状结构由若干个一级统计指标组成，每个一级指标下又可细分为若干个二级统计指标，二级指标下还可细分为若干个三级统计指标，形成这种递阶结构，用于综合评价宏观领域较为复杂的问题。

（三）妇幼卫生指标与指标体系

1. 妇幼卫生指标 妇幼卫生指标是在开展妇幼卫生服务与管理活动过程中，将采集到的个体数据信息，应用统计学方法经由统计分析生成的，反映妇幼人群健康状况、妇幼保健服务管理状况及其服务利用程度等内容的统计指标。不同的妇幼卫生指标反映不同侧面的妇幼保健工作状况。

2. 妇幼卫生指标分类 妇幼卫生指标可以依据指标不同的特性进行分类。例如，按照妇幼卫生项目管理分类，可以分为投入指标、过程指标、产出指标和结局指标；按照研究对象分类，可以分为儿童保健指标和妇女保健指标；按照指标反映的内容分类，可以分为反映妇幼人群健康状况的指标和反映妇幼保健服务提供与利用的指标。国家层面监测的妇幼卫生指标可以应用世界卫生组织推荐的国家卫生信息体系的基本框架进行分类，该框架主要包括3个领域：①健康影响因素：主要包括人口学、社会经济因素、环境因素、行为因素等指标。②卫生体系：主要包括反映卫生体系的投入、产出和结果指标。卫生体系投入指标具体可分为卫生政策、卫生经费、卫生人力资源、卫生设施等管理指标；卫生体系产出指标包含向家庭提供的信息、服务可及性、可获得性、服务质量等指标；卫生体系结果指标主要指卫生服务覆盖率、利用率等指标。③健康状况：包括死亡、患病、残疾、生长发育及幸福感等指标。

3. 妇幼卫生指标集 由多个不同的妇幼卫生指标组成的集合称为妇幼卫生指标集。不同级别的妇幼卫生行政与业务管理部门对妇幼卫生工作管理的范围和内容不同，从国家级到省、地、市、县（区）级，妇幼卫生管理的区域越来越小，管理的内容越来越具体。因此，各级用于描述、评价妇幼卫生工作的指标集不同，指标集数量的分布呈金字塔形状，即上一级指标集的指标数量少于下一级指标集的指标数量，下一级指标集包含上一级指标集。

4. 妇幼卫生指标体系 与妇幼卫生指标集不同，妇幼卫生指标体系不是简单的指标的集合，而是应用科学的遴选方法、围绕明确的研究目标、将研究目标层层分解获得的、综合反映某项妇幼卫生工作状况的、由一系列妇幼卫生指标组成的有机整体。妇幼卫生指标体系用于监测、比较、评估、预测具有不同地域、时期、人群特点的妇幼卫生工作状况，为制定妇幼卫生政策与规划提供客观依据。

二、指标体系构建

（一）遴选原则

构建指标体系是将研究对象按照其本质属性和特征的不同，将研究的各个方面的标识分解为具有行为化、可操作化的结构的过程。简单说，就是将研究目标分解为一系列可操作、可衡量的具体指标的过程。指标体系不是若干指标的简单堆积，为了使指标体系更加科学化与规范化，在构建指标体系时，需要遵循一些通用的原则：

1. 目标一致性　构建指标体系首先需要明确目标，然后围绕目标和具体实施策略对指标进行选择，以保证研究目标、实施策略和构建指标体系的一致性。

2. 系统性　要求指标体系可以从不同侧面客观地反映研究对象的总体同时又具有代表性。指标体系中的各指标之间既相互独立，又彼此联系，共同构成一个统一的有机整体。指标体系的构建具有层次性，自上而下，从宏观到微观层层深入，形成一个不可分割的指标体系。指标体系中的各项指标相互配合，全面、系统地反映研究对象的特性。

3. 科学性　指标体系的构建必须以科学理论为指导，在理论上科学可行，在实践上可行有效。选取的指标能够真实、客观反映研究对象的本质与特性。构建指标体系时通常应用信度和效度的检测来评价指标体系的科学合理性。

4. 可比性　必须明确指标体系中每个指标的描述属性，包括指标的定义、数据来源、测量方法等，以确保评价结果能够进行横向和纵向的比较，便于更好地反映不同研究对象的实际水平和变化趋势。为了确保可比性，评估指标应尽可能采用相对数指标，少用绝对数指标。

5. 可行性　该原则要求指标体系应具备 3 个特性：数据资料的可获得性，数据资料可量化，指标尽可能少而精。纳入的指标应在实际工作中易于获取，指标尽可能采用可量化的定量指标，如需采用定性指标，可通过多阶段评分标准将其量化，以增强测量的客观性和准确性。此外，应控制指标的数量，过多的指标会影响测评的效率、减弱指标的效用。

6. 导向性　确保纳入指标具有持续性、导向性功能。研究的目的不是仅仅为了评价，更重要的是引导，通过研究能够客观地了解现状、发现问题，进而通过不断地改进得以提高，向既定的目标发展，以此体现并发挥指标体系的导向功能。

（二）构建流程

构建指标体系，就是将研究目标层层分解，分解为若干方面的具体可测的若干个具体指标。首先依据实际情况确定研究目标与研究方向（即分类框架）；然后应用专业知识进行筛选，通过文献检索、问卷调查、观察、测量、访谈等方法对相关指标进行初筛，建立一个较粗但较为全面的指标体系。接着再借助定性分析、定量分析或将二者相结合的筛选方法，对指标进行进一步的筛选。定性分析方法中用得较为普遍的是德尔菲法；定量分析方法较多，主要有基于指标区分度、相关性、代表性、回归方程等方法。最后应用实例数据对指标体系进行信度效度的测试与修订，最终建立一个具有代表性、灵敏性、特异性、层次性、可操作性的评价指标体系。

三、我国妇幼卫生指标体系

我国妇幼卫生指标体系是针对妇幼卫生管理和业务的主要工作，通过对国内外现有妇幼卫生指标的梳理，并参考国际国内卫生指标的分类框架而确定的我国妇幼卫生指标体系的分类框架及入选指标。

1. 妇幼卫生指标体系框架　我国妇幼卫生指标体系框架是参考了 WHO、欧盟、加拿大、中国卫生统计年鉴等健康指标体系框架，并对相关文献中所有妇幼卫生指标进行梳理，全面咨询专家意见而确定的。我国的妇幼卫生指标体系框架见表 5-2，其中一级类目包括健康决定因素、健康状况、卫生服务覆盖、卫生系统投入和卫生系统产出 5 方面。二级类目包括人口学、行为因素、患病、死亡等 14 小类。

2. 入选指标　在选择能反映妇幼卫生指标体系的 5 个方面 14 小类的指标时，采用如下入选原则：①满足我国妇幼卫生常规工作需求；②国际上比较常用的反映妇幼卫生状况指标；③适合我国国情、能反映我国妇幼卫生工作的指标。根据上述原则确定了 106 个妇幼卫生指

妇幼卫生指标定义和
数据收集方法

标入选。在此基础上，需进一步确定核心指标。通过对入选的 106 个指标中每一个指标的必要性、科学性、可比性、可行性和稳定性 5 方面综合评定，确定核心指标 34 个，非核心指标 72 个，具体见表 5-3。

表5-2　妇幼卫生指标体系框架

一级类目	二级类目	核心指标	非核心指标	总计
健康决定因素（10）	人口学	4	1	5
	行为因素	1	4	5
健康状况（34）	患病	4	12	16
	死亡	3	7	10
	生长发育	1	7	8
卫生服务覆盖（57）	孕产妇保健	10	13	23
	儿童保健	8	11	19
	出生医学证明管理	0	1	1
	妇女常见病	2	5	7
	婚前保健	1	4	5
	计划生育技术服务	0	2	2
卫生系统投入（3）	人员	0	1	1
	设施	0	2	2
卫生系统产出（2）	卫生服务可获得性和公平性	0	2	2
总计		34	72	106

表5-3　妇幼卫生指标体系

一级类目	二级类目	核心指标	序号	中文名称
健康决定因素	人口学	✓	1	活产数
		✓	2	3 岁以下儿童数
		✓	3	5 岁以下儿童数
		✓	4	7 岁以下儿童数
			5	青少年女性生育率
	行为因素	✓	6	6 个月内婴儿纯母乳喂养率
			7	6 个月内婴儿母乳喂养率
			8	早开奶率
			9	6～8 个月儿童辅食添加率
			10	育龄妇女避孕率
健康状况			11	孕产期贫血患病率
		✓	12	孕产期中重度贫血患病率
		✓	13	5 岁以下儿童贫血患病率
		✓	14	5 岁以下儿童中重度贫血患病率
			15	5 岁以下儿童肺炎两周患病率
			16	5 岁以下儿童腹泻两周患病率

续表

一级类目	二级类目	核心指标	序号	中文名称
健康状况	患病	✓	17	孕产妇 HIV 感染率
			18	孕产妇梅毒感染率
			19	孕产妇乙肝表面抗原阳性率
			20	宫颈癌患病率
			21	乳腺癌患病率
			22	妇女常见病患病率
			23	婚前医学检查检出疾病率
			24	新生儿破伤风发病率
			25	出生缺陷发生率
			26	神经管缺陷发生率
	死亡	✓	27	孕产妇死亡率
			28	孕产妇死亡死因构成
		✓	29	5 岁以下儿童死亡率
		✓	30	婴儿死亡率
			31	新生儿死亡率
			32	5 岁以下儿童死因构成
			33	5 岁以下儿童死亡中新生儿死亡的比例
			34	围产儿死亡率
			35	死胎死产率
			36	新生儿破伤风死亡率
	生长发育	✓	37	5 岁以下儿童生长迟缓率
			38	5 岁以下儿童低体重率
			39	低出生体重儿百分比
			40	5 岁以下儿童消瘦率
			41	5 岁以下儿童超重率
			42	5 岁以下儿童肥胖率
			43	巨大儿百分比
			44	早产发生率
卫生服务覆盖	孕产妇保健		45	产妇建卡率
		✓	46	孕早期检查率
		✓	47	产前检查率
		✓	48	5 次及以上产前检查率
		✓	49	产后访视率
		✓	50	孕产妇系统管理率
		✓	51	住院分娩率
		✓	52	剖宫产率
			53	非住院分娩中新法接生率

续表

一级类目	二级类目	核心指标	序号	中文名称
卫生服务覆盖	孕产妇保健		54	高危产妇占总产妇的百分比
			55	高危产妇管理率
			56	高危产妇住院分娩百分比
			57	产妇血红蛋白检测率
		✓	58	孕产妇 HIV 检测率
		✓	59	产妇梅毒检测率
			60	产妇乙肝表面抗原检测率
		✓	61	HIV 感染孕产妇获得抗病毒治疗的比例
			62	梅毒感染孕产妇获得治疗的比例
			63	产前筛查率
			64	产前筛查高危百分比
			65	产前诊断率
			66	产前诊断确诊率
			67	叶酸服用率
	儿童保健	✓	68	新生儿访视率
		✓	69	3 岁以下儿童系统管理率
			70	7 岁以下儿童健康管理率
			71	5 岁以下儿童血红蛋白检测率
		✓	72	新生儿甲状腺功能减退筛查率
		✓	73	新生儿苯丙酮尿症筛查率
		✓	74	新生儿听力筛查率
		✓	75	HIV 感染孕产妇所生婴儿预防性应用抗病毒药物的比例
		✓	76	梅毒感染孕产妇所生儿童采取预防母婴传播干预措施比例
		✓	77	乙肝表面抗原阳性母亲所生儿童注射乙肝免疫球蛋白的比例
			78	5 岁以下腹泻儿童接受口服补液疗法的比例
			79	1 岁儿童乙肝疫苗全程接种率
			80	新生儿乙肝疫苗首针及时接种率
			81	新生儿卡介苗接种率
			82	1 岁儿童麻疹疫苗接种率
			83	1 岁儿童脊髓灰质炎疫苗接种率
			84	1 岁儿童白百破疫苗接种率
			85	3 岁以下儿童家中有 3 本及以上图画书的比例
			86	0 ～ 3 岁儿童神经心理发育筛查覆盖率
	出生医学证明管理		87	出生医学证明首次签发率

续表

一级类目	二级类目	核心指标	序号	中文名称
卫生服务覆盖	妇女常见病	✓	88	宫颈癌筛查率
		✓	89	乳腺癌筛查率
			90	妇女常见病筛查率
			91	宫颈癌早诊率
			92	宫颈癌治疗率
			93	乳腺癌早诊率
			94	乳腺癌治疗率
	婚前保健	✓	95	婚前医学检查率
			96	婚前卫生咨询率
			97	指定传染病占检出疾病百分比
			98	性病占指定传染病百分比
			99	严重遗传性疾病占检出疾病百分比
	计划生育技术服务		100	计划生育手术并发症发生率
			101	某项计划生育手术服务百分比
卫生系统投入	人员		102	每千人口助产技术人员数
	设施		103	每千人口产科实有床位数
			104	每千人口儿科实有床位数
卫生系统产出	卫生服务可获得性和公平性		105	孕产妇医疗保障覆盖率
			106	5 岁以下儿童医疗保障覆盖率

3．妇幼卫生指标体系中指标内涵　妇幼卫生指标的内涵，参考了国际上卫生统计指标的属性描述、国内卫生统计指标数据元编制规范及妇幼工作的实际需要，最终确定包括指标名称、定义、计算公式、指标说明、数据来源、调查方法、计量单位和备注等方面来描述每一个指标。目前，中国 CDC 妇幼保健中心已经制定出上述 106 个指标的定义、计算公式和指标说明等内涵性内容。

四、妇幼卫生评价指标

在国内医疗卫生领域，人们谈到的评价主要包括卫生项目评价和卫生服务评价，在国际评价研究领域，评价主要指项目评价。卫生服务评价也是卫生项目评价的一部分。要做好项目评价首先要清楚项目和评价的概念，项目就是有组织、有资源（人力、物力和财力）投入来解决一个或多个问题或实现一个或多个目标所确定的方案、计划和程序等。评价就是对一个或多个人、物体、事、观点、计划、项目和政策等，应用一个或多个评判的标准和水准判断它们的价值。

（一）妇幼卫生项目评价的作用

妇幼卫生项目评价是指已完成项目的目标、执行过程、效益、作用和影响进行系统、客观分析。妇幼卫生项目评价的作用包括以下 4 个方面。

1．提高项目管理水平　项目实施单位完成项目后，项目管理机构通过对项目目标、执行过程、效益、作用和影响进行全面系统分析，客观说明计划的价值、判定计划达到预期目标的程度，总结项目经验教训，从而使决策者、管理者和实施者总结正反两方面的经验教训，提高项目决策、管理和实施水平。

2．为投资决策服务 虽然项目评价对完善已建项目、改善在建项目和指导项目有重要意义，但更重要的是为了提高决策服务；项目评价是一种改善计划对决策者施加影响的管理工作，用事实开发领导。

3．作为监督机制 项目评价是对一个投资活动的监督过程，项目评价的监督功能与项目的形成评价、实施监督结合在一起，构成了对投资活动的监督机制。

4．扩大项目影响 通过项目评价，可以使公众了解项目的效果，扩大项目的影响。

（二）妇幼卫生项目评价指标

建立妇幼卫生项目评价指标体系是实施评价工作的前提。对卫生项目的计划、实施进展和效果进行客观、正确、可靠、综合评价，必须采用一套适宜的指标体系。评价指标体系所包含的指标既要能够比较全面反映卫生项目的整体状况，又要尽量少而精，以免增加评价的难度和复杂性。对评价指标的筛选通常有如下几条原则。

1．评价指标的筛选原则

（1）重要性和实用性：所选指标是较为公认的重要而实用的指标，能反映某一方面的情况。

（2）有效性：所选指标能确切反映评价目标的内容和实现的程度，一般可根据实际情况和经验进行判断。

（3）特异性：所选指标能从一定角度有针对性地反映某个方面的信息，不能被其他指标所代替。

（4）敏感性：所选指标灵敏，区分度好，能迅速鉴别事物的变化水平。

（5）代表性：所选指标包含的信息量大，能在一定程度上反映其他指标（如落选指标）的信息。

（6）可靠性：所选指标真实可靠，能准确反映实际情况。

（7）可获得性：所选指标容易获得，能尽可能利用常规登记报告资料。

（8）可比性：所选指标国内外、历史上概念及计算口径相同。

2．妇幼卫生项目评价指标 妇幼卫生项目一般从结构、过程和结果3方面来进行评价。结构是指提供服务的机构所有相对稳定的特征（如物质的和组织的）；过程指提供服务者作了什么，服务技能如何；结果是指提供的服务所产生的结果。

（1）结构指标：通常包括政策制定、经费保障、组织机构建设和资源配置4个方面。

1）政策制定方面：主要考察为了更好实现项目目标而制定的政策以及现有相关政策执行情况，例如是否将妇幼卫生工作纳入地方经济和社会发展计划中、是否建立稳定的妇幼卫生经费投入政策和机制、是否建立有利于促进妇女儿童健康的政策或措施以及这些政策的执行情况。根据项目的具体情况可进一步明确政策指标和评价标准。目前比较通用的指标包括人均妇幼卫生费用、妇幼卫生经费占该地区卫生经费的比例、年内新增妇幼卫生经费的比例等。

2）经费保障：主要包括反映项目专项经费数量、落实情况以及逐年变化趋势方面的指标。

3）组织机构建设：通常可以从妇幼卫生网络建设以及医疗卫生服务提供机构的相关科室设置方面进行评价，具体指标要根据具体项目进一步明确。如妇幼卫生三级网络是否健全、各级职责分工、功能运行如何；为了保证项目有效顺利完成，相应的科室（组织）设置和运行情况。

4）资源配置：从业务用房、设备、人员数量及其技能方面评价。如业务用房面积、布局是否符合规范，基本设备是否齐全并处于功能状况，人员数量及不同专业水平人员构成是否合理。常用的资源配置指标有妇幼卫生必备设备装备率、每千人口妇幼卫生床位数、每万人口妇幼卫生技术人员数、大专（或中专）以上妇幼卫生技术人员的比例、每千人口助产技术人员数、年内新增妇幼卫生技术人员占新增卫生技术人员比例等。

（2）过程指标：妇幼卫生项目过程评价一般包括保健服务提供和利用以及监督和管理。

1）保健服务提供和利用指标：在妇幼卫生指标体系中健康决定因素的行为因素指标以及卫生服务覆盖中的绝大部分指标均可以反映保健服务的提供和利用情况，如孕早期检查率、产前检查率、住院分娩率、剖宫产率、6 个月内婴儿母乳喂养率、新生儿苯丙酮尿症筛查率、新生儿甲状腺功能减退筛查率、新生儿听力筛查率、妇女常见病筛查率、婚前医学检查率等指标在此不再赘述。还有比较常用的以下指标，两癌筛查率和两癌治疗率、两周每千妇女就诊人数、两周每千儿童就诊人数、每年每千妇女住院次数、每年每千儿童住院次数、每年每千妇女住院日数、每年每千儿童住院日数、每个妇女每年就诊次数、每个儿童每年就诊次数、每个妇女每年住院日数、每个儿童每年住院日数、妇幼卫生必备设备使用率、妇幼卫生床位使用率。

2）保健服务监督管理指标：保健服务的监督管理主要是为了促进保健服务人群覆盖率以及了解和评价保健服务质量。常用指标有产妇建卡率、高危产妇管理百分比、孕产妇医疗保障覆盖率、儿童健康档案建立率、5 岁以下儿童医疗保障覆盖率、出生医学证明首次签发率、爱婴医院合格率和 5 岁以下儿童死亡评审率和孕产妇死亡评审率等。

（3）结果指标：包括健康行为和健康结果两个方面指标。

1）健康行为指标：出生后 1 h 开奶率、6 个月内婴儿纯母乳喂养率、6 ～ 9 个月婴儿适时辅食添加率等。

2）健康结果指标：从儿童生长发育状况、儿童和妇女患病以及死亡 3 个方面描述妇女儿童健康状况。具体指标包括 5 岁以下儿童低体重患病率、5 岁以下儿童生长迟缓率、5 岁以下儿童肥胖率、5 岁以下儿童超重率、5 岁以下儿童贫血患病率、5 岁以下儿童中重度贫血患病率、每千儿童两周患病率，孕产期贫血患病率、孕产期中重度贫血患病率、孕产妇 HIV 病毒感染率、孕产妇梅毒感染率、孕产妇乙肝表面抗原阳性率；妇女常见病患病率、阴道炎患病率、宫颈炎患病率、尖锐湿疣患病率、子宫肌瘤患病率、宫颈癌患病率、乳腺癌患病率、卵巢癌患病率、每千妇女两周患病率，新生儿死亡率、婴儿死亡率、5 岁以下儿童死亡率、围产儿死亡率、孕产妇死亡率等指标。

第三节　妇幼卫生信息的利用与决策影响

卫生管理的决策者面临着如何将有限的资源进行合理、及时的分配和提供的问题，信息是决策的基础和依据。在信息大爆炸的时代，大量的、原始的信息并不能满足特定决策的需求，只有经过科学加工才能转化成为辅助决策信息。例如，在制定我国千年发展目标中有关孕产妇、儿童死亡率 2015 年目标时，对我国近 20 年的孕产妇和儿童死亡率进行趋势分析的同时，还结合我国近 20 年妇幼保健服务利用的发展变化情况，以及参考我国的经济发展水平和预期；同时借鉴了西方发达国家的相关发展历程的相关信息资料，采用多种信息分析方法结合专家咨询法，最终确定我国儿童和孕产妇死亡的千年发展目标。

一、妇幼卫生信息利用的领域

在妇幼卫生事业管理、医学科研、妇幼保健服务及与妇幼卫生相关的各种活动中均要利用妇幼卫生信息。

(一) 妇幼卫生管理领域

妇幼卫生作为公共卫生的重要组成部分，政府管理部门是最主要的信息利用者，妇幼卫生信息可以为妇幼卫生事业宏观管理和科学决策提供信息、咨询、监督和评价，适用于妇幼卫生管理工作的各个方面，主要包括：①制定政策、规划和决策；②监督指导和控制；③服务过程管理；④评价质量与效果。

(二) 医学科学研究领域

医学科学研究工作的基本规律就是提出问题、验证假说、得出结论。其基本程序包括：选题立题、课题设计、实验观察或调查、研究资料的加工整理与数据处理、总结分析、提出研究结论、撰写研究报告及其推广应用等。在选题立题过程中就需要大量的医学信息，需要通过深入细致的国内外文献调研，摸清所提问题的理论依据、价值和意义、国内外研究动态和发展趋势。做好这一步工作是避免低水平重复的关键。

(三) 妇幼保健服务

妇幼保健服务的内容和质量需要进行评价，以便找出不足，完善或更新服务内容，提高保健质量。妇幼卫生服务评价是对妇幼卫生服务活动中的治疗、保健、预防和管理服务等方面的过程和效果进行分析与评价，内容包括以下几个方面：①社会因素对妇幼卫生系统的影响；②评价妇女、儿童卫生服务需要；③评价卫生资源配置；④妇幼卫生系统的组织结构与功能；⑤妇幼卫生服务利用；⑥妇幼卫生服务的效益。完成这些评价内容均需要妇幼卫生信息及与妇幼卫生相关的信息支持，如人口学信息、妇女儿童健康状况信息及妇幼卫生服务信息等。

(四) 其他领域

除了妇幼卫生领域需要利用妇幼卫生信息外，与妇幼卫生相关的一些领域同样需要妇幼卫生信息，如卫生经济学研究领域。卫生经济学是研究卫生服务、人民健康与社会经济发展之间的相互制约关系、卫生领域内的经济关系和经济资源的合理使用，以揭示卫生领域内经济规律发生作用的范围、形式和特点的学科。卫生经济学研究以大量的卫生信息为基础的，这些卫生信息就包含了妇幼卫生信息。

二、妇幼卫生信息利用的方法

(一) 指标描述

妇幼卫生信息产生丰富的指标，包括健康指标、服务指标、管理指标等，可进行：①指标的动态变化分析，指将当年指标与往年指标进行比较，观察指标的动态变化及发展趋势。根据指标的上升或下降，分析发生变化的原因，及时发现存在的问题。②地区间比较，将本地区内的单位按一定的特征（如地理、行政划分、经济条件等）进行分类，比较指标在各类地区的水平，从而发现工作中的重点地区及薄弱环节。③地区与国际间比较，将本地区指标与有关国家和地区水平比较，明确本地区妇幼保健方面在全国或国际上所处位置，以及与先进国家或地区相比存在的差距。

(二) 相关分析

相关关系是指现象或概念之间的密切程度。在医学研究中常常分析两个变量之间的关系（如体重与肺活量、年龄与血压之间是否存在线性关系，它们的关联程度如何）或一个变量与多个变量之间的数量关系。

相关关系的分类：按设计的因素多少可以分为简单相关和复相关，按相关表现形态可以分为线性相关和非线性相关；而按相关关系表现程度则可以分为零相关、部分相关和完全相关。

（三）预测

预测是利用历史数据，对事物未来的发展趋势进行估计和推测。预测按预测期限分为长期（10年以上）、中期（5年左右）和短期（1年左右）预测。长期预测一般是宏观的、战略性的，其精确度和准确度不是很高；而短期预测的时间短，未知干扰因素较少，精确度和准确度比长期预测高。

（四）综合评价

妇幼卫生信息的综合评价是利用妇幼卫生指标体系，结合各种资料，构建综合评价模型，运用综合方法求出综合评价值，对评价对象进行评定，排出优劣顺序并得出相应结论的一类统计分析方法。近年来，随着电子计算机的发展而发展起来的多元统计分析方法，如多元回归分析、判别分析、因子分析、时间序列分析等，已经在很多疾病的诊断、治疗、预后估计等方面得到成功应用，无疑可作为综合评价的方法加以运用。此外，在卫生工作实践中，人们还采用了一些较为简单、快速、实用而具有非参数色彩的综合评价方法，如秩和比法、综合评分法、逼近理想解排序法（technique for order preference by similarity to an ideal solution，TOPSIS）、功效系数法、交叉积差法、综合图形法、层次分析法等，尽管这些方法在理论上还不够完善，但已经应用于医疗卫生的各个领域，展示了这些方法可观的应用情景。

（五）卫生信息转化与循证决策

妇幼卫生信息如何相互转化，并最终转化成为指导实际工作的妇幼卫生政策，是妇幼卫生信息得到充分利用的重要方面。转化医学的发展为妇幼卫生信息在这个方面的利用提供了可能。转化医学的成功主要依赖于对信息的充分收集和利用，包括：①如何充分利用大量的、先前研究所积累的各类知识；②如何整合不同类型数据库中相关信息；③如何从生物技术所得的数据中提取信息。妇幼卫生信息技术的发展和数据的积累为妇幼卫生信息转化提供了可能。

卫生研究者对各种卫生问题进行了大量的研究，但这些研究绝大部分以论文的形式出现，而没有被卫生决策者所采用；另一方面，决策者面对浩如烟海的研究报告也无所适从。循证决策提供了利用海量研究结果进行科学决策的方法，世界各国的卫生决策模式正逐渐由传统领导加专家式决策向新的循证决策模式转变。

循证公共卫生决策（evidence based public health policy）是慎重、准确和明智地应用现有的最佳研究证据，同时结合当地实际情况和群众的服务需求，将三者有机结合，制定出切实可行的卫生政策。这个概念中的研究证据、实际情况和服务需求均是信息，在决策中利用这些信息就是信息的二次利用。妇幼卫生决策是公共卫生决策的一部分，同样需要利用妇幼卫生信息进行循证决策。

三、妇幼卫生信息对决策的影响

目前，国内外现代信息管理的重点在于获取最大的社会和经济效益，获得这两个效益的关键在于决策。决策的前提在预测，而预测的基础是信息，通过对信息的利用将特定的信息加工处理，能对管理决策和决策目标的实现起到参谋作用，正确的决策源自有效的信息和信息利用。

（一）决策

决策是管理者针对需要解决的问题，运用科学的理论和方法，系统地分析各种条件，提出可行方案并从中选择出最优方案的过程。简而言之，决策是在分析利用信息的基础上对行动方案做出的选择。可见，决策并不是一个瞬间做出决定的问题，而是为了解决某个问题，收集情况、确定目标、拟订文案、分析评价、选择方案等等的一个完整的活动过程。

（二）决策的特征

决策一般包括以下特征：①决策是为了达到一个预定的目标；②决策是在某种条件下寻求优化目标和优化达到目标的手段；③决策是在若干个有价值的方案中选择一个作为行动方案；④决策要付诸实施的、准备实施的方案中可能出现的几种后果是可以预测或估计的。

决策是管理的核心，管理功能实质上是决策方案实施过程的体现。因此，决策贯穿于管理过程的始终，也是组织各级、各类管理人员的主要工作，只是决策的重要程度或影响范围不同而已。

（三）决策的分类

1．根据决策的主体构成分类　可以分为个人决策和群体决策。个人决策是由领导者凭借个人的智慧、经验及所掌握的信息进行的决策。决策速度快、效率高是其特点，适用于常规事务及紧迫性问题的决策。群体决策是指由会议机构和上下相结合的决策，其优点是能充分发挥集体智慧，集思广益，决策慎重，从而保证决策的正确性、有效性，缺点是决策过程较复杂，耗费时间较多。

2．根据决策问题的性质和重要程序分类　可以分为战略决策、战术决策和业务决策。战略决策是涉及全局性、长远性、方向性的重大决策。战术决策是根据战略目标的要求，为某一阶段的重大问题做出的决策，也称策略决策。业务决策是围绕具体业务问题的决策。

3．根据决策活动的特征分类　可以分为结构化决策、非结构化决策和半结构化决策。对某一个决策过程的环境及原则，能用确定的模式或语言描述，能建立适当的模式产生决策方案，并能从多种方案中得到最优化解的决策称为结构化决策。有一定的决策规则，但不是很明确，也可以建立适当的模型来产生决策方案，但由于决策的数据不精确或不全，不可能从那些决策方案中得到最优化的解，只能得到相对优化的解，这样的决策称为半结构化决策。不可能用确定的模型和语言来描述其决策过程，更无所谓最优化解的决策称为非结构化决策。

4．根据决策过程信息的完备程度分类　可以分为确定型决策、风险型决策和不确定型决策。确定型决策是指决策过程各备选方案在确知的客观条件下，每个方案只有一种结果，比较其结果优劣做出最优选择的决策。风险型决策是指决策过程事先能预知各备选方案在几种可能约束状态下产生的几种不同结果及其出现概率情况下做出的决策。不确定型决策是指决策过程事先仅能预知各备选方案在几种可能的客观状态下产生的几种不同结果，在其出现概率不明确情况下做出的决策。

（四）决策的步骤

决策受决策者智慧、学识、经验和偏好的影响，其本质是一个过程，这一过程由多个步骤组成。传统的凭直觉、经验的拍脑袋决策方式往往是主观的、片面的，风险大。任何决策者，当面临决策时，特别是某些非常重要的决策时，应寻求一种更好的科学决策方法。科学的决策，不仅要使用科学分析的方法和现代化的工具，而且要遵循科学的程序，将一个决策过程分成若干阶段，明确各个阶段的任务，按照一定的顺序和客观规律有计划有步骤地进行。任何一个科学决策过程都是一个动态过程，往往不可能一次就完成，而需要在各个阶段之间多次往返循环，才能达到较理想的决策效果。一个完整的决策过程粗略地可分为确定目标、拟订方案及方案选择等 3 个主要阶段。如果详细划分，整个决策过程可以分为发现问题、确定目标、价值准则、拟订方案、分析评估、方案选择、试验证实及实施执行等 8 个阶段。

（五）妇幼卫生决策

1．发挥信息的基础性作用　在妇幼卫生决策过程中，信息是最重要的因素。信息与决策之间的关系是：①信息和决策密切相关，信息作为决策最重要的资源，已经成为决策必不可少的条件，信息又是通过决策来体现其自身价值的；②信息是决策的基础和依据，正确的决策有赖于足够的、可靠的信息，决策的科学性需要以准确、及时和全面的信息利用作为支撑；③获取和利用信息往往需要花费一定的费用成本，正因为如此，决策者就需要考虑到他们的花费对于改进管理带来的功效是否合算，以决定是否获取和利用该信息；④同样的信息，对于不同的人，不同的分析，其结果不一样。信息的敏感性以及正确的理解、及时处理和利用可以提高决策的科学性，减少盲目和失误。

2．健全妇幼信息管理系统　在妇幼卫生领域，妇幼工作者只有及时收集和准确利用现有的妇幼卫生方面的信息，具体分析和评价妇幼卫生工作的状况，才能做出科学合理的各项长期战略性或常规性的妇幼卫生决策，采取针对性强的有效措施，解决当地妇幼卫生工作的优先问题。例如，某地新生儿破伤风死亡率明显高于周围地区，在对当地妇女儿童的健康状况、生存条件和社会经济状况进行分析、评价以后，发现新生儿破伤风死亡率高的原因是由于居住分散，交通不便，妇女不能住院分娩，而村里接生员水平低，没有合格消毒设备，所以造成新生儿破伤风发生率和死亡率高的结果。针对这种情况，提出如下几种解决方案：①为本地乡卫生院配备汽车接孕妇住院分娩；②给乡卫生院盖房子让临产孕妇都能提前住院待产；③培训村卫生员，提供消毒产包。在这些方案中选出一种或几种方案相结合的最佳方案就是决策的过程，为此，需要有相应的信息来支持这个决策过程。

由于我国社会经济发展不平衡，各地卫生状况、人群健康水平差异较大，面对的社会问题也不尽相同，探讨和研究各地社会经济发展不平衡及其有关影响因素造成的妇幼卫生状况的明显差异，了解不同类型地区妇幼卫生事业的发展水平、妇幼卫生资源的分布、结构和利用情况和不同类型地区妇女儿童对卫生服务的需要，评价卫生资源的合理开发、利用和布局，掌握不同类型地区卫生状况的差异特征和主要社会卫生问题，是卫生事业宏观管理和科学决策的基本出发点。我国的妇幼卫生信息系统建设已经取得了巨大的进步，尤其是妇幼卫生年报系统覆盖全部地区和全部人口，可以了解和分析不同地区和人群的妇幼保健和健康水平，发现问题，提出解决方案，支持中央和地方各级政府决策，为我国降低孕产妇死亡率等重大卫生项目从立项到效果评估提供数据支撑。

【妇幼卫生决策案例分析】

妇幼卫生信息在"降消"项目中的应用

孕产妇死亡率是评价某一地区社会发展状况的重要指标，它的高低与社会经济状况、孕产妇生活环境及卫生保健服务有直接关系。新生儿破伤风发病率是反映妇女儿童卫生保健工作好坏的重要指标之一。

1．项目背景　20 世纪 90 年代《中国儿童发展纲要》和《中国妇女发展纲要》（以下简称"两纲"）中提出"2000 年孕产妇死亡率下降到 47/10 万"和"1995 年新生儿破伤风发病率降到 1‰以下"的目标（新生儿破伤风发病率以县/区为单位统计达到 1‰以下）。但 1998 年的全国妇幼卫生监测信息系统显示，全国孕产妇死亡率为 56.2/10 万，且农村明显高于城市；全国妇幼卫生年报信息系统显示，仍有179个县新生儿破伤风率高于1‰，它们大多分布在西部偏远贫困地区，距离目标实现尚有一定距离。要想降低全国孕产妇死亡率，关键首先要针对高发地区采取有效措施。分析1998年我国农村孕产妇死亡的主要死因发现，产后出血是第一位死因，约占孕产妇死亡的50%，其次是妊娠高血压综合征、妊娠合并内科疾病、羊水栓塞等，以上产科并发症一旦出现，必须及时进行抢救和处理，对出现并发症的孕产妇在最佳时间内进行有效的抢救，是母亲生存的关键。进一步对我国农村地区孕产妇死亡率居高不下的原因进行研究，发现主要存在以下因素：①产妇及家庭的延误，主要是由于产妇及家庭没有及时做出住院分娩的决定；②就医途中的延误，产妇由于所在地区交通不便或家庭距离医疗保健机构遥远，没有及时得到医疗支持；③医疗保健机构的延误，西部农村地区由于医疗保健机构专业技术人员文化水平低，专业技能差，另外部分机构缺乏必备的医疗设备，所以难以提供安全优质的助产服务。以上原因直接导致了孕产妇住院分娩率低，母婴死亡率高。新生儿破伤风产生的原因与孕产妇不安全分娩密切相关，由于家庭分娩或自产自接，卫生条件差，消毒不严，增加了感染的机会，造成新生儿破伤风难以得到有效的控制。

根据妇幼卫生信息系统提供的数据所发现的妇幼健康主要问题，卫生部提出了实施降低孕产妇死亡率和消除新生儿破伤风项目（以下简称"降消"项目）的建议。

2. 项目目标　经过反复研究与商讨，国务院妇女儿童工作委员会、财政部制订下发了《关于在12个省、自治区、直辖市实施降低孕产妇死亡率和消除新生儿破伤风的方案的通知》，"降消"项目开始在我国西部贫困地区和少数民族地区启动，并提出了具体的方案以达到降低孕产妇死亡率和消除新生儿破伤风的目的。

（1）提高住院分娩率：根据年报数据，1998年全国住院分娩率仅为66.2%，农村较低为58.1%，降消12省的农村住院分娩率更低至50.7%。为精准提高住院分娩率，在西部贫困地区农村大力推广村医或接生员护送产妇到乡级及以上医院分娩的措施，逐步减少直至杜绝家庭接生，保护母婴健康。

（2）消灭新生儿破伤风：妇幼卫生年报信息显示，有179个县新生儿破伤风率高于1‰，它们大多分布在西部偏远贫困地区。新生儿破伤风是可以控制的疾病，要求未实现消除新生儿破伤风的省、自治区、直辖市要把消除新生儿破伤风的措施落实到乡和村，杜绝出现不按新法要求的接生，保证育龄妇女及孕妇接种两针以上破伤风类毒素。省级卫生行政部门要与未实现消除新生儿破伤风的县，签订限期消除新生儿破伤风的责任书。

（3）专家指导：妇幼卫生信息显示，产科出血等可避免死亡比例最高，提示基层助产机构的产科质量薄弱。为了提高基层助产机构的助产技能，要求加强驻县妇产科专家的选派，选派有副高职称以上、有临床和教学经验的省级专家到项目县蹲点开展助产及相关业务工作，同时对基层人员进行业务培训和指导，每期专家到项目县蹲点不少于1个月。

（4）加强项目监督指导：为了保证项目质量，在项目实施过程中，国家级对项目县的监督指导每年进行2次，共4次（其中包括项目的中期审评），覆盖1/4的加强县。同时要求省级组织专家组定期对项目县进行督导。在"降消"项目监督指导过程中，督导专家赴基层开展项目监督指导，发现问题及时解决并总结经验，予以推广。

3. 项目实施一年后成效　全国妇幼卫生信息系统显示，2000年我国孕产妇死亡率同1998年相比，除西藏外，其余11个省（市、自治区）都有不同程度的降低，江西、四川、甘肃、贵州、重庆、内蒙古6省（市、自治区）孕产妇死亡率比1990年降低接近

1/2。2000 年新生儿破伤风发生率，以省为单位，除新疆、贵州外，其余 10 个省（市、自治区）已经控制在 1‰以下。

（罗树生　安　琳）

参考文献

1. 钱序，陶芳标．妇幼卫生概论．北京：人民卫生出版社，2014.
2. 朱军，陈辉．妇幼卫生信息学．北京：人民卫生出版社，2014.
3. 国家卫生健康委员会．国家卫生健康统计调查制度．北京：中国协和医科大学出版社，2018.

社会经济地位（socioeconomic status，SES） 46
神经发育障碍（neurodevelopmental disorder） 33
生命历程理论（life course theory） 6
生殖道感染（reproductive tract infection，RTI） 123
顺应喂养（responsive feeding） 72

W

围绝经期（perimenopause） 115
围绝经期综合征（perimenopausal syndrome） 116

X

性传播性感染（sexually transmitted infection，STI）
    124
循证公共卫生决策（evidence based public health policy）
    157

Y

医源性感染（iatrogenic infection） 124
易受孕期知晓法（fertility awareness methods） 120
营养不良（malnutrition） 73
营养不足（undernutrition） 26
孕产期保健（maternal health care） 98

Z

甾体激素类避孕方法（hormonal contraceptive
    methods） 119
诊断性评估（diagnostic assessment） 58
指标体系（indication system） 148